儿童罕见病（第一辑）

主 编　巩纯秀

副主编　曹冰燕　苏　畅

编 者（按姓氏笔画排序）

丁　圆　王　峤　王　毅　巩纯秀　任潇亚

刘　敏　苏　畅　李乐乐　李晓侨　吴　迪

何子君　宋艳宁　张贝贝　范丽君　孟　曦

施玉婷　秦　淼　高芬琦　曹冰燕　程　明

魏丽亚

编写秘书　李晓侨

科学出版社

北 京

内 容 简 介

本书系统地讲解了儿童罕见病的诊断与治疗，主要包括染色体异常综合征和以生长障碍、面容特殊、器官或性腺畸形、内分泌激素和遗传代谢异常为主要特征的综合征。分别介绍了每种疾病的流行病学、遗传学、发病机制、临床表现、实验室检查、诊断和鉴别诊断、治疗、遗传咨询、预防、预后等。特别宝贵的是，本书中每种疾病后附有表型特征性图片，读者通过图片可更直观、更容易地识别患者，从而全面认识疾病。本书条理清楚，图文并茂，科学实用，既有罕见病各个疾病特点的介绍，又收录了罕见病国内外最新治疗指南的内容。

本书可供广大儿科临床工作者识别、诊断罕见疾病时阅读参考。

图书在版编目（CIP）数据

儿童罕见病. 第一辑 / 巩纯秀主编 . —北京：科学出版社，2020.11
ISBN 978-7-03-066468-6

Ⅰ.①儿… Ⅱ.①巩… Ⅲ.①小儿疾病—疑难病—诊疗 Ⅳ.①R72

中国版本图书馆 CIP 数据核字（2020）第 203069 号

责任编辑：王灵芳 / 责任校对：张　娟
责任印制：赵　博 / 封面设计：蓝正广告

科学出版社 出版
北京东黄城根北街 16 号
邮政编码：100717
http://www.sciencep.com
北京虎彩文化传播有限公司 印刷
科学出版社发行　各地新华书店经销
*
2020 年 11 月第 一 版　　开本：787×1092　1/16
2024 年 2 月第四次印刷　　印张：12　1/2
字数：304 000
定价：98.00 元
（如有印装质量问题，我社负责调换）

罕见病在世界各地的定义不一，发病率也不确切。世界卫生组织给出的定义是患病人数占总人口 0.065% ~ 0.1% 的疾病。它是全人类共同面临的重大医学难题。我国《"健康中国2030"规划纲要》中指出，全民健康是建设健康中国的根本目的。罕见病人群的健康将是实现这一目的不可忽视的部分。

至今，全球已经发现并确认的罕见病病种达 7000 多种，占人类已知疾病的 10%。随着科技进步和生物技术的提高，发现的罕见病逐渐增多。罕见病诊断困难、缺乏治疗手段、死亡率高，成为亟须研究和解决的焦点。

罕见病由于罕见，研究和诊治经验积累不足。国家儿童医学中心、首都医科大学附属北京儿童医院内分泌遗传代谢中心经过几十年的积累，特别是近 10 年来，在巩纯秀教授的带领下，系统研究和总结了罕见病的诊断方法、治疗手段，将这些经验总结著书，以飨医学同仁。本书介绍了每种疾病的流行病学、遗传学、发病机制、临床表现、实验室检查、诊断与鉴别诊断、治疗、遗传咨询、预防及预后，而特别宝贵的是，本书每种疾病都附有疾病的特征性图片，通过图片可使读者更直观、更容易地学习和认识疾病。

本书凝聚了首都医科大学附属北京儿童医院内分泌遗传代谢中心各级医师的心血，而且在今后工作中，他们将不断扩展疾病谱，不断丰富完善和总结他们的随访经验。作为中华医学会儿科学分会主任委员，我非常荣幸能够推荐此书，愿它成为儿科医师研究罕见病的重要参考工具。

中华医学会儿科学分会主任委员

国家儿童医学中心

首都医科大学附属北京儿童医院

王天有

2020 年 6 月

　　罕见病是指发生率低的疾病，根据世界卫生组织的定义，患病人数占总人口 0.065% ～ 0.1% 的疾病称为罕见病。由于不同国家和地区的总人口数不同，所以全世界各个地方和地区对罕见病的定义、发病率并没有一个统一的定义，但它却是全人类共同面临的重大医学难题。党的十八大以来，我国罕见病卫生事业的发展取得了长足进步。《"健康中国 2030"规划纲要》中指出，全民健康是建设健康中国的根本目的。罕见病人群的健康将是实现这一目的不可忽视的部分。至今全球已经发现并确认的罕见病已达 7000 多种，占据人类已知疾病的 10%。因此，虽然罕见病的单病种患病人数少，但是因病种繁多，所以罕见病患者实际并不罕见。其还具有遗传为主、长期性、严重性且诊治困难、影响生活质量、死亡率高等特点，不仅社会整体缺乏对罕见病的认知，医务人员也缺乏对这类疾病诊断和治疗的经验与研究。

　　随着遗传学的发展，越来越多的罕见病的致病机制得以逐渐明确，使其诊断分型精准、治疗有进展，因此，预防同一疾病的再发成为可能。

　　首都医科大学附属北京儿童医院内分泌遗传代谢中心作为疑难病收治中心，近 10 余年来，诊治了不少罕见病患儿并发表了临床或研究论文。本书系统地讲解了儿童罕见病的诊断与治疗，主要包括染色体异常综合征和以生长障碍、面容特殊、器官或性腺畸形、内分泌激素和遗传代谢异常为主要特征的综合征。分别介绍了每种疾病的流行病学、遗传学、发病机制、临床表现、实验室检查、诊断和鉴别诊断、治疗、遗传咨询、预防、预后等。特别宝贵的是，本书中每种疾病后附有表型特征性图片，读者通过图片可更直观、更容易地识别患者，从而全面认识疾病。

　　本书只包含了目前相对常见、临床诊治资料完整的疾病，并非覆盖所有罕见病，我们将在工作中不断扩展疾病谱，不断丰富完善资料，并吸纳更多的同道参与本书的修订。衷心感谢首都医科大学附属北京儿童医院领导的大力支持，首都医科大学附属北京儿童医院内分泌遗传代谢中心全体同事的辛勤付出，最后要特别感谢所有提供临床资料的家长和孩子们！

国家儿童医学中心

首都医科大学附属北京儿童医院

内分泌遗传代谢中心主任

巩纯秀

2020 年 6 月

目　录

第1章　染色体异常综合征

第一节　Klinefelter 综合征

【概述】

Klinefelter 综合征（Klinefelter syndrome, KS）又称精曲小管发育不全，1942 年由波士顿麻省总医院的 Klinefelter 医生及其同事首次报道[1]。1959 年 Jacobs 等发现这一临床综合征是由染色体核型异常所引起。最常见的染色体核型为 47, XXY，占全部患者的 80%；其次为 46, XY/47, XXY 嵌合型；其他罕见核型还包括 48, XXYY/48, XXXY/49, XXXXY 等[2]。Klinefelter 综合征临床表现为睾丸小而硬、外生殖器及第二性征发育不全、不育或生精障碍、男性乳房发育、身材过高和骨骼比例失常（类无睾症体型）、学习认知功能障碍、神经心理发育异常等，可伴有多种出生缺陷，如隐睾、尿道下裂、腹股沟疝、腭裂等，成年后易发生各种并发症，如糖尿病、肥胖、代谢综合征、骨质疏松等[3]。

【流行病学】

本病发病率在活产男婴中为 0.1%～0.2%，是引起原发性睾丸功能不良和男性不育的最常见的先天性疾病，也是最常见的原发性性腺功能减退。Klinefelter 综合征在流产儿中的发生率约为 1%，在男性不育症患者中占 3%～4%，在无精症男性患者中占 10%～20%[4]，在智力低下男性中占 0.45%～2.5%，是最常见的染色体异常疾病，其在男性人群中估计发病率为 1：（500～1000）[5]。近年来，由于检测技术及认识水平提高，该病发病率呈上升趋势[6]。

【遗传学和发病机制】

该病染色体核型特征是出现至少 2 条 X 染色体和 1 条 Y 染色体。发病机制推测是卵子或精子发生减数分裂时同源的 X 和（或）Y 染色体不分离，或者早期胚胎细胞或受精卵在有丝分裂时同源性染色体不分离，从而导致胎儿多出 1 条 X 染色体，前者占多数[7]。母源性患者 XXY 核型主要是由第一次减数分裂期（M Ⅰ 期）、第二次减数分裂期（M Ⅱ 期）或有丝分裂早期的错误所致，其中主要是由 M Ⅱ 期的差错所致（图 1-1）。卵子在进行减数分裂时不分离，形成一个异常的 XX 卵子，与一个正常的 Y 精子结合，从而出现 XXY 核型的受精卵；父源性患者则仅仅是由 M Ⅰ 期错误所致（M Ⅱ 期或卵裂早期的错误只会导致 47, XXX 或 47, XYY），精子在减数分裂时不分裂，形成一个异常的 XY 精子，与一个正常的 X 卵子结合，从而出现 XXY 核型的受精卵；较少见的情况是，

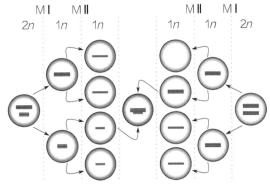

图 1-1　Klinefelter 综合征核型形成原因示意图
M Ⅰ 为第一次减数分裂；M Ⅱ 为第二次减数分裂

若一个 XY 受精卵在有丝分裂时不分离，则出现 XXY 和 Y 这 2 种子细胞，XXY 细胞存活并继续分裂，而 Y 细胞不能存活而死亡。

目前的研究认为，XXY 核型由母体减数分裂而染色体不分离引起者更为常见，X- 连锁遗传分析发现 53% 的第二条 X 染色体为母源性，卵子在 M I 期不分离者占 34%，在 M II 期不分离者占 9%，第二条 X 染色体仅 0.075% 为父源性。研究也发现，该病的发生和父方的年龄没有明显相关性[8]，而母方高龄是重要的危险因素，并且风险随母亲年龄的增长而增加。因此，对高龄孕妇进行有针对性的产前诊断可以降低其发病率。遗传因素（如阳性家族史）、致突变因素（如病毒感染、环境和农药污染、放射、化学药物）及自身免疫异常等对该病的影响尚不明确。

【临床表现】

Klinefelter 综合征的患者从出生前到成年，每个阶段都有相应的临床特点。正确认识疾病在不同时期的临床特点有助于做出正确的诊断，从而给予及时的治疗，以便改善患者的预后。

1. 胎儿期　患者在胎儿期无特征性的临床表现，但睾丸退化的过程从胎儿期就已经开始，对妊娠中期的胎儿进行睾丸活检发现已有生殖细胞的减少，不过，生精小管的数量及睾丸间质的结构是正常的。

2. 新生儿期及婴儿期　患者在出生时多无异常表现，但发生某些出生缺陷的概率高于正常新生儿及婴儿，较常见的出生缺陷有隐睾、阴囊裂、尿道下裂、腭裂、腹股沟疝等。部分患者在婴儿期就有小阴茎的表现。

3. 儿童期　患者的总体认知能力和智商水平与正常儿童接近，但常伴有语言功能受损，表现为语言发育较同龄人落后、学习困难、阅读及拼写障碍。患者的语言表达能力较差，社交活动受限，因此，容易出现各种行为异常及心理问题。

4. 青春期　患者特征性表现为小睾丸、小阴茎、身材高大、身材比例异常、第二性征不发育或发育不全、男性乳房发育等。也有患者在青春期前即出现过早出现第二性征发育，下丘脑 - 垂体 - 性腺轴启动，但睾丸不发育或与第二性征及激素的发育程度不相匹配，而随病情进展在后期出现性腺功能低下[9,10]。

5. 成年期　患者青春期中期开始显现的典型临床症状和激素异常延续至成年，进入生育年龄的患者常因不育就诊，精液分析常提示无精子症，极少数表现为严重的精子减少症（少精子症）或隐匿精子症。睾丸组织病理学提示生精小管萎缩及透明样变，间质高度纤维化，生殖细胞基本消失，但部分患者的睾丸组织内有少数发育相对正常的生精小管并且存在正常的精子生成。成年患者长期的性腺功能减退及雄激素缺乏，使多种疾病的发病率增高，包括糖尿病、肥胖、代谢综合征、骨代谢异常、自身免疫性疾病、心血管疾病等。

【实验室检查】

Klinefelter 综合征典型的内分泌特征是低睾酮（testosterone，T）和高促性腺激素 [卵泡刺激素（follicle-stimulating hormone，FSH）、黄体生成素（luteinizing hormone，LH）]，即高促性腺激素性性腺功能减退，主要是睾丸间质细胞（Leydig 细胞）和睾丸支持细胞（Sertoli 细胞）功能失调。睾丸病理活检见生精小管壁膜增厚、玻璃样变和硬化。生殖细胞病理改变有较大个体差异，可以是生殖细胞完全缺如或部分小管存在活跃的精子发生，其差异主要与染色体的核型有关。Sertoli 细胞与生殖细胞类似，血抑制素 B 水平非常低则提示 Sertoli 细胞有明显功能障碍。Leydig 细胞相对聚集成堆，个别甚至呈"腺瘤样增长"；但这些 Leydig 细胞存在功能缺陷，不能合成足够的雄激素。

1. 血清睾酮测定　多数病例血清睾酮水平降低。据统计，79% 47，XXY 型患者血清睾酮水平降低；33% 46，XY/47，XXY 型患者血清睾酮水平降低，48，XXXY、49，XXXYY 及 49，XXXXY 患者中几乎血清睾酮水平全部降低。血清睾酮水平降低的程度一般为轻度降低，严重降低者少见。

2. 血清 FSH 和 LH 测定　因为缺乏睾酮对下丘脑和垂体的负反馈抑制作用，下丘脑和垂体功能活跃，垂体促性腺激素细胞分泌大量的 FSH 和 LH。血清 FSH 和 LH 水平均增高。

3. 血清雌二醇（E_2）测定　多数病例增高，有男性乳房发育的患者增高较为明显。

4. 血清性激素结合球蛋白（SHBG）测定　多数病例有不同程度的增高。血清性激素结合球蛋白水平升高可使具有生物活性的游离睾酮水平更低。

5. 人绒毛膜促性腺激素（hCG）试验　多数病例血清睾酮对 hCG 刺激的反应有不同程度的降低。

6. 促性腺激素释放激素（GnRH）试验　血清 LH 及 FSH 对 GnRH 的刺激反应往往为过强反应。

7. 染色体核型分析　核型是诊断该病最重要的依据，Klinefelter 综合征及其变异型染色体核型的基本特征是至少有 2 条及 2 条以上 X 染色体和 1 条 Y 染色体。最常见的核型异常为 47,XXY，其他少见的染色体核型还包括 46,XX/47,XXY、47,XXY/48,XXXY、46,XY/47,XXY/48,XXXY、46,XY/47,XXY/48,XXXY/48,XXYY、48,XXXY、48,XXYY 和 49,XXXXY 等。一般取外周血淋巴细胞做染色体 G 分带，方法简单。巴氏小体检查快速可靠，其敏感度为 82%，特异度为 95%。上述方法也可能得到正常的染色体核型，但不能排除组织特异的 Klinefelter 综合征嵌合型。某些嵌合型患者的异常染色体（染色体嵌合型）仅出现在睾丸中，外周血白细胞的核型可能是正常的，需要用培养皮肤成纤维细胞或睾丸活检样品来做染色体分析。

8. 睾丸活检　典型组织学征象为生精小管萎缩，呈纤维化和透明变性，生精细胞和 Sertoli 细胞缺如或显著减少。固有膜单行纤维缺如反映生精小管发育不良。睾丸活检还可见 Leydig 细胞增生，呈假腺瘤或结节性增生。

【诊断和鉴别诊断】

该病的主要特征有：①睾丸小而硬；②外生殖器及第二性征发育不全；③男性乳房发育；④身材过高和骨骼比例异常；⑤高促性腺激素血症；⑥血清睾酮水平轻度降低或正常；⑦无精子或少精子；⑧生精小管透明变性；⑨染色体核型异常（如 47,XXY）。根据以上临床特征一般不难诊断该病。

到目前为止，并没有针对产前 Klinefelter 综合征胎儿的影像学或血清学筛查手段，只有通过绒毛膜活检或羊水穿刺等有创操作获得胎儿组织细胞后进行染色体核型分析才能明确诊断，因此，只有极少数的患儿在出生前得到诊断。患儿在新生儿期及婴儿期多无异常表现，故此期的诊断率也较低，但当患儿表现出某些遗传缺陷时，应考虑到该病的可能。例如，儿童期患儿可有语言发育延迟及学习障碍，还可伴有行为异常及诸多心理问题，如能进行染色体核型分析，则有可能明确诊断。

该病常需与其他原因引起的性腺功能低下相鉴别，尤其是先天性低促性腺激素性性腺功能减退症（CHH）相鉴别。先天性低促性腺激素性性腺功能减退症睾丸小而软，外生殖器及第二性征发育较差，男性乳房发育较少见，身材亦较高，上下肢均过长，血浆促性腺激素水平减低，血清睾酮水平明显较低，生精小管和 Leydig 细胞均有明显异常，染色体核型正常。根据这些不同的特点可鉴别二者。

【治疗】

Klinefelter 综合征的治疗涉及多学科，包括儿科、内分泌科、泌尿外科、语言康复科等。主要治疗方法是雄激素替代治疗：在婴幼儿期，Klinefelter 综合征的患者可有小阴茎的表现，小剂量睾酮口服或局部应用可以促进阴茎生长，使之达到或接近正常水平；进入青春期 LH 及 FSH 水平开始升高时，应开始进行长期睾酮替代治疗。并根据血清睾酮及 LH 水平调整剂量。需注意由于患者长期高水平合成和分泌促性腺激素，垂体功能有部分自主，甚至可能会使促性腺激素细胞肥大，对血清睾酮的负反馈反应降低，所以不能以 FSH 和 LH 降低到正常水平作为雄激素剂量和疗效判断的指标[11]。

【预防】

该病的发生和父亲的年龄没有明显相关性，而母亲高龄是重要的危险因素，并且发病风险随母亲年龄的增长而增加。因此，高龄孕妇有针对性的产前诊断可以减少其发病率。确诊该病目前尚无有效的预防措施，生育过该病患儿的父母再次生育时建议进行产前诊断。

（李乐乐　巩纯秀）

【参考文献】

[1] Klinefelter HFRE, Albright F. Syndrome characterized by gynecomastia, aspermatogenesis without a-leydigism, and increased excretion of follicle stimulating hormone. J Clin Endocrinol, 1942, 2（11）：615-627.

[2] Lizarazo A H, McLoughlin M, Vogiatzi MG. Endocrine aspects of Klinefelter syndrome. Curr Opin Endocrinol Diabetes Obes，2019，26：60-65.

[3] Bonomi M, Rochira V, Pasquali D, et al. Klinefelter syndrome（KS）：genetics, clinical phenotype and hypogonadism. J Endocrinol Invest, 2017, 40（2）：123-134.

[4] Forti G, Corona G, Vignozzi L, et al. Klinefelter's syndrome：a clinical and therapeutical update. Sex Dev, 2010, 4（4-5）：249-258.

[5] Bojesen A, Juul S, Gravholt C H. Prenatal and postnatal prevalence of Klinefelter syndrome：a national registry study. J Clin Endocrinol Metab, 2003, 88（2）：622-626.

[6] Morris J K, Alberman E, Scott C, et al. Is the prevalence of Klinefelter syndrome increasing? Eur J Hum Genet, 2008, 16（2）：163-170.

[7] Tomas N S. Hassold T J. Aberrant recombination and the origin of Klinefelter syndrome. Hum Reprod Update，2003，9（4）：309-317.

[8] Li R H, Zhuan L Z. Study on reproductive endocrinology of human placenta：culture of highly purified cytotrophoblast cell in serum-free hormone supplemented medium. Sci China B, 1991, 34（8）：938-945.

[9] Li LL, Gong C X. Central precocious puberty as a prelude of gonad dysplasia. wileyonlinelibrary.com/journal/ped4（2019）. DOI：10.1002/pediatr Investig, 2019,3（1）：50-54.

[10] Gong C X, Li L L, Chen J H, et al. Central precocious puberty as a prelude to hypogonadism in a patient with Klinefelter syndrome. Pediatr Invest, 2019,3（2）：127-130.

[11] 焦阳，李小英 . Klinefelter 综合征的诊疗现状及进展 . 中华内分泌代谢杂志，2013，29（3）：增录 3a1-3a4.

第二节　Turner 综合征

【概述】

Turner 综合征（Turner syndrome, TS），又称性腺发育不全，是常见的人类染色体疾病之一，由美国医生 Turner 在 1938 年首次描述[1]。其临床表型个体差异较大，可表现为伴有多种异常体征的典型病例，也可表现为无明显或仅有轻微体征，甚至也不存在身材矮小体征的病例[2]。因此，给临床医生在遗传、发育、内分泌、心血管、社会心理和生殖方面提出了一系列挑战。该病累及多个系统，故需要多学科医生的综合管理。

【流行病学】

欧洲、日本和美国的流行病学和新生儿遗传筛查数据显示，每 2000 ～ 2500 例活产女婴中就有 1 例 Turner 综合征患者，它是女性中最常见的性染色体异常疾病之一[3]。不过，Turner 综合征确切的患病率很难确定，因为可能会漏诊一些轻症患者，还有一些表型较轻者可能成年后才确诊[4]。Turner 综合征在不同种族和不同国家的患病率大致相同。但一些国家出生时统计的患病率可能在持续下降,这可能与产前超声检查的广泛应用,以及部分 Turner 综合征胎儿的母亲选择终止妊娠有关 [5]。另外,大部分(很有可能超过 99%)具有单体 X(45,X)的胎儿自然流产,据悉,自然流产的胎儿至少 10% 的基因型为 45,X。

【遗传学】

Turner 综合征表型必须为女性,且必须具有一个完整 X 染色体,而第 2 条性染色体完全或部分缺失。Turner 综合征的染色体异常有下列类型(表 1-1)。

(1)45,X 单体型:活产的 Turner 综合征患儿中约 45% 的基因型为 45,X,2/3 患者的 X 染色体来源于母亲,1/3 患者的 X 染色体来源于父亲。

(2)45,X 嵌合体:约 50% 的 Turner 综合征患者为 45,X 嵌合体(如 45,X/46,XX 或 45,X/47,XXX,或 45X/46,XX/47,XXX);这种现象是由合子后细胞在分裂间期性染色体不分离导致。是否存在嵌合及嵌合的程度在不同组织中可能表现不一致。外周血样本中核型没有嵌合现象并不一定能排除其他组织中也无嵌合体。

(3)X 染色体异常:以下几种类型的 X 染色体异常可导致 Turner 综合征,X 染色体异常伴或不伴嵌合现象。

1)等臂染色体 Xq[46,X,i(X)q]:这是一种结构异常的 X 染色体,由 2 条 X 染色体长臂组成,它们头对头连接,中间有一些着丝粒或短臂染色体物质。很显然,46,X,i(X)q 基因型患者的 X 染色体短臂为单体型。患者发生甲状腺炎等自身免疫性疾病的风险较高。

2)环状染色体 X(rX):如果 X 染色体的短臂和长臂的末端均部分缺失,则可形成环状染色体 X(rX);此改变在功能上类似于短臂远端部分的缺失(Xp 缺失)。

3)Xp 或 Xq 缺失:一些患者的 X 染色体短臂部分缺失 [del(X)p],伴或不伴 45,X 细胞系嵌合;而另一些患者呈 45,X/46,X,del(X)q 嵌合。

(4)Y 染色体嵌合:10% ~ 12% 的 Turner 综合征患者可能含 Y 染色体物质的嵌合现象。患者通过标记染色体成分(不确定来源的性染色体物质)而检出或因某些男性化特征表现而被发现。因为会增加患性腺母细胞瘤的风险,这类患者需要接受进一步检测以确定是否存在 Y 染色体。

Turner 综合征不能单纯依靠染色体核型进行诊断,需要结合临床,无论何种核型,临床表型为男性均应被排除在 Turner 综合征的诊断之外。

【发病机制】

X 和 Y 染色体短臂的末端是 Turner 综合征相关基因的关键位点,因为性染色体在拟常染色体区域内进行减数分裂重组,且通

表 1-1 Turner 综合征的染色体核型及出现概率 [6]

染色体核型		出现概率(%)
45,X 单体型		40 ~ 50
45,X 嵌合体	45X/46,XX	15 ~ 25
	45,X/47,XXX;45,X/46,XX/47,XXX	3
X 染色体异常	46,XX,del(p22.3);46,X,r(X)/46,XX	
	46,Xi(Xq);46,X,idic(Xp)	0.1
	X- 常染色体非平衡易位	罕见
Y 染色体嵌合	45,X/46,XY	10 ~ 12

常会逃逸 X 失活。Turner 综合征的一些表型特征与特定的基因相关。

（1）就身材矮小而言，同源异形框基因 *SHOX*（X 染色体上的身材矮小同源异形框基因）与 Turner 综合征身材矮小相关。

（2）性腺功能不全相关的基因包括：X 染色体短臂（Xp）上的骨形态发生蛋白 15（*BMP*15）基因，以及长臂（Xq）上编码脆性 X 智力发育迟滞蛋白的两个基因（*FMR*1 和 *FMR*2）[7]。

（3）甲状腺功能减退、心脏缺陷可能与 X 染色体短臂上的某些位点相关，但尚未明确特定基因。

Turner 综合征的表型形成还存在着其他机制。X 染色体来源于母系的个体与 X 染色体来源于父系的个体之间存在差异，提示印迹现象可能发挥了重要作用。胚胎器官发育过程中淋巴水肿导致的机械效应与蹼状颈（翼状颈）、盾状胸相关，甚至也可能与耳畸形、肾畸形和某些心脏缺陷相关，但严重淋巴水肿形成的具体遗传机制仍有待阐明。

【临床表现】

Turner 综合征临床表型个体差异较大，可以伴有多种体格异常的典型表现，也可无明显或仅有轻微的可观察到的临床特征。患者并不是普遍存在身材矮小的现象。常见的临床表现见表 1-2。

由于患者年龄的差异，临床特征定义的可变性及不同组织中嵌合程度的不确定性，即使在大型研究中，Turner 综合征核型和表型的相关分析也非常困难。有足够的病例系列研究和实践经验表明，在个体患者中，特定的核型并不总能预测表型。然而，可以对不同的核型亚组进行一些总结。与具有 45,X 核型的患者相比：

（1）45,X/46,XX 嵌合体患者表型轻微，先天性心脏病和淋巴异常的发生率低，且不严重。

（2）45, X /46,XX 嵌合体和各种其他形式的嵌合型更有可能自发妊娠。虽然生育力更强，但经常出现早期流产。

（3）45,X/46,XX 嵌合体在出生后诊断者临床表现较产前确定的更严重，因为很多产前即确定的患者均是由于其他适应证的核型分析而偶然发现的，如高龄产妇。

（4）45,X/47,XXX 嵌合体患者具有较轻的表型。

（5）通过标准核型或荧光原位杂交（fluorescence in situ hybridization, FISH）检测到 Y 染色体的患者性腺母细胞瘤的风险增加。

（6）环状 X 染色体有时与智力异常有关，而智力异常并不总是与环状 X 染色体的存在或 X-非活性特异性转录物的缺失相关联。

（7）代谢相关并发症的发生率相似，但是非 45,X 单体型的多种代谢相关并发症同时出现的发生率较低。

（8）45,X/46,XY 患者身高受损、甲状腺疾病和严重听力受损的发生率低。

（9）环状染色体的 Turner 综合征患者代谢综合征的发生率增加。

（10）45,X/46,XX 嵌合体患者原发性闭经、肥胖和高血压的患病率低。

（11）等臂染色体核型与 45,X 单体型组临床表现相似。

基因型 - 表型之间的相关性可以指导临床管理，但目前建议所有 Turner 综合征患者均应进行全面检测。

【实验室检查】

1.外周血染色体核型分析　外周血染色体核型分析是 Turner 综合征确诊的重要指标。美国医学遗传学会建议，外周血染色体核型分析至少需要分析 30 个细胞。但当嵌合体比例 < 10% 时，则不易被诊断。若高度怀疑存在嵌合体，则至少需要计数 50 个处于间期和更多的分裂中期的细胞，或行 FISH 分析以排除嵌合体。若临床高度怀疑为 Turner 综合征，而外周血染色体核型分析正常，则需要行第二种组织如皮

表 1-2　Turner 综合征相关的常见临床表现及发生率[6]

临床表现	发生率（%）	临床表现	发生率（%）
生长障碍和成人身高受损	95 ～ 100	胸部（图 1-2）	
性腺发育不良	100	盾状胸	30
出生 1 年后死亡	50	乳头凹陷	5
内分泌		皮肤、指甲和头发	
糖耐量异常	15 ～ 50	皮肤皱褶增多	30
2 型糖尿病	10	手足淋巴水肿	25
1 型糖尿病	?	多发色素痣（图 1-2）	25
甲状腺炎和甲状腺功能减退	15 ～ 30	指甲发育不全 / 营养不良	10
高血压	50	白癜风	5
男性化	?	脱发	5
胃肠道和肝脏疾病		骨骼	
肝酶升高	50 ～ 80	骨龄延迟	85
乳糜泻	8	骨密度下降	50 ～ 80
炎性肠病	2 ～ 3	肘外翻（图 1-2）	50
表型特征		第 4、5 掌骨短（图 1-2）	35
眼		膝外翻	35
内眦赘皮（图 1-2）	20	先天型髋关节脱位	20
近视	20	脊柱侧弯	10
斜视	15	马德隆畸形	5
上睑下垂	10	心脏	
耳		二叶主动脉瓣	14 ～ 34
中耳感染	60	主动脉缩窄	7 ～ 14
听力异常	30	主动脉扩张 / 主动脉瘤	3 ～ 42
外耳畸形	15	肾脏	
口腔		马蹄肾	10
小颌畸形（小下颌）	60	肾盂、输尿管或血管位置异常或重复	15
高腭弓	35	肾发育不全	3
牙齿发育异常	?	神经认知和社会心理问题	
颈部（图 1-2）		情绪异常	0 ～ 40
低后发际线	40	特定（非语言）学习障碍	0 ～ 40
颈短粗	40	心理和行为异常	0 ～ 25
蹼状颈（翼状颈）	25		

肤成纤维细胞或颊黏膜细胞的核型分析[8]。

有标记染色体和环状染色体的患者，必须明确标记染色体或环状染色体的来源。可采用 DNA 分析、含有 X 或 Y 染色体着丝粒探针的 FISH 分析、基因芯片等进行是否含有 Y 染色体物质或其他染色体异常的检测。在 45,X 患者中不常规应用 FISH 或 PCR 筛查 Y 染色体物质。不推荐的理由是所有 Turner 综合征患者（包括没有 Y 染色体序列的患者）性腺母细胞瘤的发病率较低（约 1%）。 因

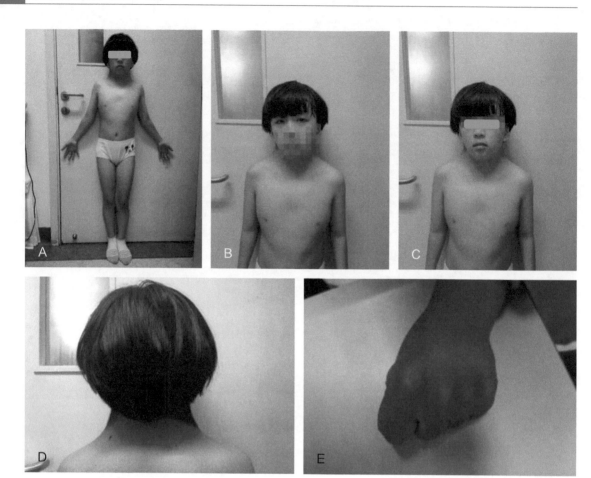

图 1-2　11 岁女童，Turner 综合征

A. 蹼状颈、颈短、盾状胸、乳距宽、肘外翻；B. 内眦赘皮；C. 面部多痣；D. 颈短、后发际线低；E. 第 4、5 掌骨短

此，目前仅在具有男性表型，且在通过常规细胞遗传学和 FISH 分析未检测到 Y 染色体物质的 Turner 综合征个体中推荐使用检测 Y 染色体序列的分子筛选。

2. 垂体促性腺激素水平检查　患者血清 LH、FSH 水平一般明显升高，雌激素水平低。

3.B 超检查　显示子宫、卵巢发育不良，严重者见始基子宫，性腺呈纤维条索状。

4. 其他检查

（1）心血管系统：约 50% 的 Turner 综合征患者存在先天性心血管异常。主动脉夹层动脉瘤与二叶主动脉瓣或主动脉其他异常（主动脉缩窄、主动脉扩张）、系统性高血压等有关。因此，Turner 综合征患者确诊后需要行心血管的基线评估。

1）心脏彩超：可发现心脏结构异常及主动脉瓣异常。蹼状颈与左心异常显著相关，有蹼状颈的患者尤应注意检查是否存在心血管异常。

2）心脏 MRI 检查：通常可发现主动脉瓣异常（包括瓣膜异常、二叶主动脉瓣）、主动脉弓成角或延长、永存左上腔静脉等。

3）心电图：50% 左右的 Turner 综合征患者可出现心电图异常，表现为电轴右偏、T 波异常、AV 传导加速、QT 间期延长等。对伴 QT 间期延长者，建议行 24h 心电图监测和运动试验。

4）血压监测：系统性高血压是主动脉

扩张和主动脉夹层的主要危险因素。

儿童及青少年 Turner 综合征患者发生系统性高血压的比例为 20% ～ 40%，多为特发性或与肾脏畸形有关。故须常规监测血压，并积极治疗高血压。

（2）泌尿系统：30% 左右的 Turner 综合征患者有先天性肾结构异常，如马蹄肾、部分和整个肾重复、肾缺失、多囊肾、异位肾、集合管输尿管异常。肾脏集合管异常者常有尿路感染，应注意筛查。

（3）肝肾功能：Turner 综合征患者常见无症状的肝功能异常，且发病率随年龄增长而增加（ 20% ～ 80%），但发病机制不详。肝酶升高通常是持续性的或进行性的，极少可恢复正常[9]。Turner 综合征患者肝硬化的发生率是正常人群的 6 倍，但极少进展成危及生命的并发症。Turner 综合征患者虽泌尿系统畸形相对常见，但肾功能一般正常。

（4）眼科检查：40% 的 Turner 综合征患者可出现屈光不正。斜视和弱视的发生率均为 30% 左右。Turner 综合征诊断后或 1 ～ 1.5 岁幼儿就应该由医院眼科评估有无视力问题。

（5）耳科检查：1/3 左右的 Turner 综合征患者可出现听力丧失。一些患者可早至 6 岁左右出现传导性耳聋和进行性感音神经性耳聋。由于颅底解剖结构异常可导致咽鼓管和中耳的关系异常，Turner 综合征患者中耳炎的发生率较高。因此，Turner 综合征患者在 7 ～ 8 岁即应开始加强中耳渗出的监测。

（6）自身免疫性疾病：自身免疫性甲状腺疾病以桥本甲状腺炎多见，诊断后须检测甲状腺功能和甲状腺自身抗体，以确定有无甲状腺功能低下及是否存在甲状腺自身抗体。4 岁后幼儿应常规每年检测甲状腺功能。Turner 综合征患者患糖尿病的风险增高。无糖尿病的 Turner 综合征患者中也发现高胰岛素血症、胰岛素抵抗、胰岛素分泌障碍、糖耐量降低等异常，此时可进行空腹血糖、胰岛素、C 肽、糖化血红蛋白、糖耐量试验等

的检测。国外报道，4% ～ 6% 的 Turner 综合征患者可出现乳糜泻。乳糜泻可在儿童早期出现。因此，国外推荐患者 4 岁开始筛查组织转谷氨酰胺酶 IgA 抗体，每 2 ～ 5 年定期进行筛查。我国乳糜泻患病率低，尚无特殊推荐。

（7）生长激素激发试验：Turner 综合征患者通常生长激素分泌模式正常，一般不推荐生长激素激发试验，而仅仅在生长明显偏离 Turner 综合征患者特异性生长曲线时进行。

【诊断和鉴别诊断】

Turner 综合征患者偶尔会在产前检查中被偶然诊断出，但更为常见的是根据有特征性临床表现而怀疑该病。确诊 Turner 综合征需要进行核型分析。及时诊断对于并发症的管理很重要，包括对身材矮小的有效治疗。

女性患者出现以下表现，可考虑诊断 Turner 综合征。

（1）难以解释的生长落后。

（2）有性腺发育不良表现：缺乏第二性征、青春发育或初潮延迟、原发性闭经和不孕。

（3）具有以下一项或多项临床特征：①新生儿期手足水肿、项部皮肤增厚；②特殊躯体特征：蹼状颈，后发际线低，耳位低，小下颌，肘外翻，指甲发育不良，色素痣，高腭弓，第 4/5 掌骨短，脊柱侧凸、先天性心血管异常（如左心异常、主动脉瓣异常、主动脉扩张、主动脉缩窄、主动脉弓延长），肾发育异常，慢性中耳炎，传导性或感音性耳聋，学习障碍特别是视觉空间或非语言技巧障碍等。

（4）染色体核型分析发现有一条 X 染色体，另一条性染色体完全或部分缺失，或存在其他结构异常，伴或不伴细胞系的嵌合体。

（5）促性腺激素水平升高，雌激素水平低。

（6）盆腔 B 超提示子宫、卵巢发育不良。

【治疗】

Turner 综合征的治疗目的是：①提高患者最终成人身高；②诱导性发育，维持第二性征，使子宫正常发育；③提高骨密度，

促其达到峰值骨量；④防治各种并发症。Turner 综合征可累及多器官系统；部分并发症的发生风险随年龄增长而增加；不同年龄段患者会面临不同的神经心理问题，因此，为提高 Turner 综合征患者的预后及生存质量，患者的治疗需要多学科合作，团队诊疗。

1. 促生长治疗

（1）重组人生长激素（recombinant human growth hormone, rhGH）：美国食品药品监督监督管理局（Food and Drug Administration, FDA）于 2003 年批准将 rhGH 用于改善 Turner 综合征患者成人期身高。目前已证实 rhGH 可有效增加 Turner 综合征患者的成人身高，但身高的获益程度取决于治疗开始时的身高、遗传身高、治疗时的年龄、疗程及剂量等因素。

（2）rhGH 开始治疗年龄：目前世界范围内尚未建立统一的 Turner 综合征开始 rhGH 治疗的最佳起始年龄。建议 Turner 综合征患者一旦出现生长障碍或身高位于正常女性儿童生长曲线的第 5 百分位数以下时，即可开始 rhGH 治疗。一般在 4 ～ 6 岁，甚至可在 2 岁时开始治疗。

（3）rhGH 治疗剂量：推荐剂量为每周 0.35 ～ 0.47mg/kg，相当于 0.15 ～ 0.2U/（kg·d）。最大量不宜超过每周 0.47mg/kg，相当于 0.2U/（kg·d）。治疗过程中可根据患者的生长情况及血清胰岛素样生长因子 -1（insulin-like growth factor-1, IGF-1）水平进行剂量调整。

（4）rhGH 治疗终止：达到满意身高或生长潜能已较小时（骨龄 ≥ 14 岁，年生长速率 < 2cm），可考虑停止 rhGH 治疗。

（5）rhGH 治疗监测：rhGH 治疗需要在儿科内分泌医生的指导下进行，并且每 3 ～ 6 个月进行生长发育、性发育、甲状腺功能、血糖和胰岛素、糖化血红蛋白、IGF-1 水平、脊柱侧凸和后凸等监测。建议在 rhGH 治疗期间，IGF-1 水平不宜持续高于 2 倍的标准差积

分（standard deviation score, SDS），若 IGF-1 > 3SDS，应减量使用 rhGH 甚至暂停使用并观察；若 IGF-1 为 2 ～ 3 SDS，应根据临床情况调整 rhGH 剂量并注意监测 IGF-1 水平。若 rhGH 治疗开始时脊柱异常已经存在，或治疗过程中加重，须与整形外科合作商议治疗对策。部分患者可因 rhGH 治疗致颅面部比例改变，应定期至口腔正畸科随访。

2. 联合用药

（1）蛋白同化类固醇制剂：该类药物与 rhGH 有协同促生长作用。国外多用氧甲氢龙，国内已有制剂为司坦唑醇。联合治疗适用于年龄 ≥ 10 岁，或单独应用 rhGH 治疗不能获得满意成人身高者。氧甲氢龙的剂量 0.03 ～ 0.05 mg/（kg·d）。治疗过程中，须注意患者男性化倾向（如阴蒂肥大、声音低沉、多毛、痤疮）和乳腺发育延迟等表现，并注意监测肝酶。司坦唑醇剂量与氧甲氢龙类同，建议以 0.03mg/（kg·d）为宜。

（2）雌激素：不推荐在青春期前常规给予极低剂量雌激素来进一步促进生长。

3. 诱导性发育 雌激素替代治疗可诱导性发育，维持第二性征，使子宫正常发育，还可提高患者骨密度，促使其达到峰值骨量。雌激素替代治疗开始的时间及药物的剂量、递增方案、剂型均需要模拟正常的青春期发育进程。

（1）开始雌激素替代治疗的年龄：早期诊断的患者，推荐骨龄 11 ～ 12 岁时开始雌激素治疗。对诊断较晚，特别是青春期年龄诊断的患者，可权衡生长潜能和性发育的情况，采取个体化治疗。

（2）雌激素替代治疗前的监测：开始雌激素治疗前（11 岁或更早），需要每年监测 LH、FSH 水平，了解有无自发性性发育的可能性（有研究显示，12 岁时 FSH < 10U/L 提示可能出现自发性月经且周期规律）。

（3）雌激素剂型：主要为经皮和口服雌激素。其中经皮雌激素因不经过肝脏代谢，是较好的激素替代药物。炔雌醇是合成雌激

素，目前已较少应用。结合雌激素因含有多种雌激素、黄体酮、雄激素，可干扰乳腺和子宫发育，不建议将其应用于儿童患者。经皮雌激素目前国内应用较少，多采用口服戊酸雌二醇或 17β- 雌二醇。尽量避免应用口服避孕药来达到青春期发育的目的。

（4）雌激素替代治疗的剂量及疗程：开始剂量为小剂量（成人替代剂量的 1/10 ～ 1/8，然后每 6 个月增加 1 次剂量（25% ～ 100%），2 ～ 3 年后逐步达到成人剂量（表 1-3）。大多数患者治疗 6 个月内出现乳腺硬结，2 年左右可至 Tanner 4 期。子宫容积与所用雌激素的类型无关，与剂量和疗程有关。

但若患者仍有潜在的生长空间，低剂量雌激素可使用更长时间；若开始治疗时年龄已经偏大，至成人剂量的过程可适当缩短。

为维持正常的乳腺和子宫发育，推荐开始雌二醇治疗 2 年后或有突破性出血发生后，考虑加用孕激素建立人工周期，即模拟正常月经周期，每月服用雌激素 21 d，在第 12d 或第 2 周周末联用孕激素，联用 8 ～ 10 d 后同时停药，以产生撤退性出血。最好选用天然或接近天然的孕激素，如地屈孕酮或微粒化黄体酮。

（5）雌激素替代治疗终止时间：雌激素替代治疗需要持续至正常绝经期，以维持女性化和防止骨质疏松。

（6）雌激素替代治疗中的监测：治疗过程中除了需要注意随访、监测生长发育和乳腺、外阴、子宫发育情况及子宫厚度外，还应注意监测血压、肝功能、血脂及凝血功能

等。在雌激素替代治疗期间，不建议常规监测 LH、FSH 水平。

4. 其他治疗

（1）并发症治疗

1）针对骨质疏松的治疗：由于雌激素暴露不充分，Turner 综合征患者可有骨量减少或骨质疏松。为帮助患者获得足够的骨矿物质自然生长，推荐青春期前常规口服钙剂。25- 羟基维生素 D 低的患者，可给予维生素 D 制剂口服以维持 25- 羟基维生素 D 的水平正常。不建议应用双膦酸盐和抗骨质疏松药物治疗年轻 Turner 综合征患者的骨量减少。

2）针对自身免疫性疾病的治疗：若出现甲状腺功能低下，给予左甲状腺素钠补充治疗。存在糖尿病、空腹血糖受损或糖耐量受损的患者按已有相关指南处理。Turner 综合征患者肥胖发生率高于普通人群，建议给予积极的生活方式指导及干预，以控制体重；合并代谢综合征时，按代谢综合征诊疗相关共识进行诊疗。

3）针对心血管异常的治疗：动态观察升主动脉直径 1 年，若 Turner 综合征特异性 Z 分数增加＞ 1 或主动脉直径增加＞ 0.5cm（对 15 岁以上的 Turner 综合征患者有意义），则需要积极药物治疗和外科咨询。16 岁以上患者，升主动脉直径＞ 4 cm 或升主动脉的动脉大小指数≥ 2.5 cm/m²；16 岁以下患者，Turner 综合征特异性 Z 分数≥ 4.0，建议择期外科手术治疗。有主动脉扩张和（或）二叶主动脉瓣的 Turner 综合征患者，若出现急性主动脉夹层的症状，如胸、颈、肩、背、肋骨不适，

表 1-3　Turner 综合征患者雌激素替代治疗药物种类及剂量 [6]

雌激素种类	初始替代剂量	成人剂量
经皮雌激素	3 ～ 7μg/d	25 ～ 100μg/d
17β- 雌二醇或戊酸雌二醇	0.25mg/d	1 ～ 4mg/d
炔雌醇	2μg/d	10 ～ 20μg/d
长效雌二醇	0.2mg/ 月	2mg/ 月

特别是突然出现或症状较严重，应寻求积极诊治。没有心脏结构疾病的 Turner 综合征患者，需要每年评估血压。若有高血压，可积极采用 β 受体阻滞剂、血管紧张素受体阻滞剂治疗。若心电图提示存在明显的 QT 间期延长，应避免使用延长 QT 间期的药物。

4）针对眼、耳、口腔等畸形或视力、听力等问题：建议至相应科室就诊、随访监测。

5）针对外周淋巴水肿的治疗：建议观察随诊，严重者可给予绷带处理。利尿剂效果有限且可导致水、电解质失衡，应避免长期应用；避免血管外科手术。

6）针对神经心理问题的治疗：注意筛查神经心理的异常。及时进行性发育治疗和积极筛查诊治听力受损等，可促进性心理和社会心理的适应过程。

7）性腺保护：2%～5% 的 Turner 综合征患者可有自发月经来潮及自然受孕，但随着年龄的增长，自然受孕的可能性迅速下降，故对于有生育机会的患者应考虑在年轻时提供生育治疗。受伦理限制，国内目前尚无合法供卵系统，故不能自然受孕的 Turner 综合征患者几乎无生育可能。国外研究显示，Turner 综合征患者早期可有少量卵子，但卵子可快速凋亡，因此，多数患者确诊时检测不到卵泡或卵子。对确诊较早且能检测到卵子存在的 Turner 综合征患者进行卵子的收集及冷冻，届时通过辅助生殖技术实现生育目的。

（2）预防性性腺切除：Turner 综合征患者本身性腺母细胞瘤的发生率较低（约 1%），但若患者含有 Y 染色体或来源于 Y 染色体的片段，其发生性腺恶性肿瘤的风险增加 5%～30%。及时检出 Y 染色体或来源于 Y 染色体的片段，预防性切除双侧性腺，可预防性腺恶性肿瘤的发生。

【遗传咨询】

除了一般染色体异常的常规遗传咨询外，应注意针对 Turner 综合征的特殊性进行咨询。主要包括解决患者生育能力的问题。

由于智力正常，患者对身材矮小、第二性征发育不良、生育力缺乏等问题特别敏感并经常为此感到痛苦。因此，有目的地向患者解释疾病的特点并介绍患者到有关专科进行治疗是遗传咨询的重点。

【预防】

该病目前尚无有效的预防措施，生育过该病患儿的父母，建议再次生育时进行产前诊断。

（秦　淼　巩纯秀）

【参考文献】

[1] Turner H H. A Syndrome of infantilism, congenital webbed neck and cubitus valgus. Endocrinology, 1938, 23（2）：566-574.

[2] Davenport M L. Approach to the patient with Turner syndrome. J Clin Endocrinol Metab, 2010, 95：1487-1495.

[3] Bondy C A, Turner Syndrome Study Group. Care of girls and women with Turner syndrome：a guideline of the Turner Syndrome Study Group. J Clin Endocrinol Metab, 2007, 92：10.

[4] Gunther D F, Eugster E, Zagar A J, et al. Ascertainment bias in Turner syndrome：new insights from girls who were diagnosed incidentally in prenatal life. Pediatrics, 2004, 114：640.

[5] Iyer N P, Tucker D F, Roberts S H, et al. Outcome of fetuses with Turner syndrome：a 10-year congenital anomaly register based study. J Matern Fetal Neonatal Med, 2012, 25：68.

[6] Gravholt C H, Andersen N H, Conway G S, et al. Clinical practice guidelines for the care of girls and women with Turner syndrome：proceedings from the 2016 Cincinnati International Turner Syndrome Meeting. Eur J Endocrinol, 2017, 177：G1-G70.

[7] Toniolo D, Rizzolio F. X chromosome and ovarian failure. Semin Reprod Med, 2007, 25：264.

[8] 中华医学会儿科学分会内分泌遗传代谢学组，《中华儿科杂志》编辑委员会. Turner 综合征儿科诊疗共识. 中华儿科杂志, 2018, 56（6）：406-413.

[9] Koulouri O, Ostberg J, Conway G S. Liver dysfunction in Turner's syndrome：prevalence, natural history and effect of exogenous oestrogen. Clin Endocrinol（Oxf）, 2008, 69（2）：306-310.

第2章 以生长异常为主要特征的综合征

第一节 Cornelia de Lange 综合征

【概述】

Cornelia de Lange 综 合 征（Cornelia de Lange Syndrome，CDLS）（OMIM ＃ 122470、＃ 300590、＃ 300882、＃ 610759 和 ＃ 614701）是一种多系统疾病，具有身体、认知和行为异常，以荷兰儿科医生 Cornelia de Lange 命名，他于 1933 年首次描述了 2 名发育障碍的婴儿。经典的（或典型的）CDLS 患者出生时很容易被经验丰富的儿科医生和临床遗传学家识别，因为它具有独特的颅面外观和生长模式，以及肢体畸形。然而，并不是所有 CDLS 患儿个体都有典型的表型，这种疾病的表现可以有很大的不同，从轻度到重度，并且有不同程度的面部和肢体受累，影响多个器官，导致各种临床表现。该病的典型特征包括产前（母妊娠中期）的生长受限、颅面异常、肢体缺陷、多毛症、智力下降。其他特征包括胃食管反流（gastroesophageal reflux, GERD）、泌尿生殖系统畸形和心脏缺陷[1]。

【流行病学】

由于 CDLS 的轻症病例往往没有被报道，其发病率和患病率可能被低估。目前，据报道，美国的估计发病率为每 10 000 ～ 30 000 名新生儿就会有 1 名该病患儿。近几年，大部分病例均为散发病例报道[2]。

【遗传学】

目前报道共有 7 个基因与 CDLS 相关，包括 NIPBL、SMC1A、SMC3、BRD4、HDAC8、RAD21、ANKRD11。其中，5 个主要基因（NIPBL、SMC1A、SMC3、RAD21 和 HDAC8）占 70%[2,3]。这 5 个基因中，5 号染色体上的 NIPBL 基因约占 60%，其余 4 个基因各占 10%[2,4]。其他 30% 的 CDLS 患者被认为是特发性的。NIPBL、SMC3 和 RAD21 基因突变呈常染色体显性遗传模式，而 SMC1A 和 HDAC8 的突变呈 X 染色体显性遗传模式。但临床中大部分病例都是散发性的（新的杂合突变）[1]。约不足 1% 与 NIPBL 相关的 CDLS 患儿有一个受累的父母。不同的基因突变与该综合征的不同临床表型有关。其中多达 20% 的患者具有典型的 CDLS 特征[5]。

1. NIPBL 位于 5p13.2，包含 47 个外显子。其蛋白产物属于染色体黏附素家族，对于胚胎组织和器官的正常发育起重要作用。NIPBL 突变使其蛋白产物表达下调，从而致病。目前报道的基因突变包括错义突变、缺失突变、重复突变、插入 / 缺失突变及插入突变。研究发现，功能丧失突变比错义突变引起的临床特征更严重。该基因突变常与经典的 CDLS 表型有关。

2. SMC1A 5 % 的 CDLS 患者是由位 Xp11.22 的 SMC1A 基因突变导致。目前已经发现 36 个 SMC1A 突变（28 个错义突变、1 个剪接位点突变、7 个框内等位基因缺失）。CDLS 与 SMC1A 蛋白表达减少无关，但是 SMC1A 突变会影响 Cohesin 复合体对基因的调节。该基因突变通常与非经典表型有关。

3. HDAC8 约 5% 的 CDLS 与该基因突

变相关，*HDAC8* 位于 Xq13.1。*HDAC8* 在 *SMC3* 从染色体上分离的过程中起到重要作用，从而促进粘连蛋白复合体的更新。该基因突变个体表现出既有非经典表型也有经典的 CDLS 特征。

4. *SMC3* 位于 10q25.2，基因突变仅在极少数 CDLS 患者中被发现过。目前已经发现的 *SMC3* 基因突变包括 2 个错义突变、2 个基因内缺失及 1 个无义突变。它与典型的 CDLS 表型有关，但以智力低下为主[6]。

5. *RAD21* 位于 8q24.11，其蛋白在粘连蛋白复合体中连接 STAG 亚基和 SMC1/SMC3 异二聚体。病例少，与非经典的 CDLS 表型相关。

6. *BRD4* 病例报道较少，且存在嵌合形式[7]。

7. *ANKRD11* 该基因突变与非经典的 CDLS 表型有关。

【发病机制】

导致该病的基因都因为影响粘连蛋白通路功能而致病。粘连蛋白及其调节因子的蛋白质复合物是有丝分裂所必需的，因为它是姐妹染色单体分离所必需的[8]。此外，该复合物也参与了其他生物过程，包括维持基因组稳定性、调节基因表达、染色质结构和基因组组织。这些基因变异会导致许多生物过程发生根本性改变，如转录、DNA 修复和翻译，从而导致基因表达失调，高水平的氧化应激和基因组不稳定。相反，有些情况是由于编码转录机制成员或参与染色质的基因重塑和组蛋白修饰，进而引起基因表达改变[2]。

【临床表现】

CDLS 患者在子宫内可能存在宫内生长受限。患者在出生时表现出生长迟缓，出生体重往往小于 2.2kg。随着年龄增长，他们的生长仍明显迟缓（通常低于第 5 百分位数）。虽然经典（或典型）CDLS 很容易被识别，但不太明显的临床表现会延误诊断。必须考虑到与该综合征有关的各种临床表现。这些临床表现包括以下几种[2]。

1. 头面部 儿童的一个明显特征是连眉，通常为 2 条浓密的拱形眉毛，在额头中间相连。其次，鼻尖上翘，上唇薄呈朱红色，长而模糊的人中，鼻后孔闭锁，腭裂，齿间距宽，小下颌（图 2-1）[10]。其他特征包括长睫毛、耳位低、外耳道畸形、外耳道闭锁、短头畸形（颅骨较短）、小头畸形（颅骨较小）。由于儿童多毛，故同时出现低额和颈部发际线低的表现。患者也可有短颈（图 2-2）。继发性牙齿萌出延迟、牙齿小或缺失、位置错位、牙龄畸形、上颌面龋齿（由于胃食管反流病）、牙周病和磨牙症。孤立性唇裂与 CDLS 无关。

2. 整体发育延迟 包括生长和发育均落后，典型的 CDLS 患者通常有产前、产后生长发育迟缓及矮小症。男性、女性的青春期启动年龄分别为 15 岁、13 岁。平均出生身长、体重及头围分别为 45.5cm、2.28kg 及 30.9cm，全部位于第 10 百分位数以下。只有 33％的患者有腋毛生长，90％的患者有阴毛生长。约 80％的女性患者有乳腺发育。87％的女性患者有月经来潮，其中 53％表现为月经不规律。

3. 神经及精神心理发育异常 神经发育异常表现为智力低下，以语言影响为著，30％～40％的患儿语言发育迟缓，20％～

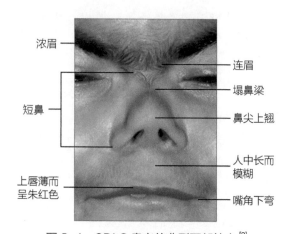

图 2-1 CDLS 患者的典型面部特点[2]

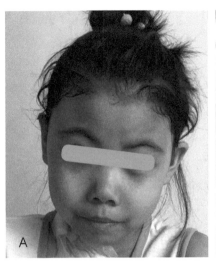
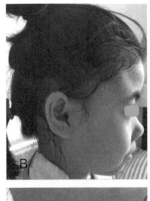
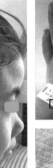
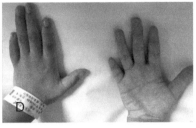
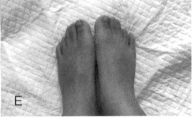

图 2-2　临床诊断为 CDLS 患者的特征
A. 浓眉，毛发多，短鼻，塌鼻梁；B. 鼻尖上翘，发际线低；C. 颈部可见毛发；D. 小手，小指短及通贯掌；E. 小脚，第 4、5 足趾短小

25% 的患儿交流能力受限，只有 3%～4% 的患儿语言能力发育接近正常。患者多有癫痫，伴有自主神经功能障碍和睡眠相关问题（如夜间呼吸暂停和失眠）。精神心理发育异常主要表现为典型的行为异常，包括注意缺陷多动障碍、抑郁障碍、焦虑障碍和强迫症，部分患者还可能有自残行为。

4. 骨骼及肌肉系统异常　上肢骨骼异常几乎可以出现在所有 CDLS 患者中，主要表现为双手短小、第 1 掌骨短、小指内弯畸形、通贯掌、前臂短、桡骨头脱位、桡骨发育不全、桡尺滑膜病、尺桡骨融合及屈肘畸形。下肢肢端异常较少，典型表现包括双足小，第 2、3 足趾部分并趾。此外，CDLS 患者也可表现为髋部脱位或发育不良、脊柱侧凸（39%）、颈部畸形、胸骨短和漏斗胸等。

5. 听力及眼部异常　CDLS 患者常出现听力下降，包括感觉神经性和传导性耳聋。患者常有耳道狭窄，容易并发中耳炎。约 50% 的人出现视力障碍，其眼部异常包括功能性泪道、上睑下垂、斜视、眼球震颤、近视、散光、弱视、白内障、青光眼、视盘周围色素沉着、小角膜、视网膜脱落和眼睑炎。

6. 胃肠道异常　85% 的 CDLS 患者存在胃食管反流，使患者易患 Barrett 食管。喂养困难十分常见，通常由腭裂、小下颌、口腔区域肌张力下降或者胃食管反流引起。幽门梗阻是 CDLS 患者在新生儿期出现持续性呕吐的最常见致病原因[1]。其他胃肠道表现包括恶心、呕吐、腹泻、便秘、喂养困难或食欲缺乏[2]，还包括肠旋转不良和先天性膈疝。

7. 心脏异常　25%～30% 的 CDLS 患者合并有先天性心脏病，包括室间隔缺损、房间隔缺损、肺动脉狭窄，还有心脏杂音、主动脉缩窄等。

8. 泌尿生殖系统异常　表现为生殖器发育不全、隐睾、尿道下裂、膀胱输尿管反流、肾囊肿或肾发育不全。有报道称患有 CDLS 的男性前列腺肥大（BPH）[10]。在 CDLS 的男性患者中，80% 表现为隐睾，37% 有小阴茎，9% 有尿道下裂。在 19% 的女性患者中发现了双角子宫。

9. 其他系统异常　皮肤可出现多毛或角质层变色（皮肤变为紫色）。由于缺乏抗体和（或）T 细胞功能受损，反复感染（慢性耳感染、慢性病毒性呼吸道感染和肺炎）亦可出现。少数可有喉异常。血小板减少症通常是非进展性和无症状，不需要特定检测。

【临床评估】

（1）全血细胞计数。

（2）听觉和视觉评估。

（3）超声心动图、心电图：了解心脏情况。

（4）上消化道系统：了解消化道情况。

（5）泌尿系统超声检查：了解泌尿生殖道情况，典型患者部分产前超声可发现宫内生长迟缓。

（6）颅面部改变（50%）和肢体异常（66%）。

【诊断和鉴别诊断】

1. 诊断

（1）临床诊断：2018年，第一份关于诊断和管理CDLS的国际共识声明引入了诊断该综合征的标准，提出了根据评分系统来研究该综合征的严重程度（表2-1）。

（2）基因诊断：虽然CDLS是一种临床诊断，但对病史和体格检查有可疑发现的患者建议行基因检测以确诊。基因检测也可以证实症状轻微或有不常见表现的儿童的诊断。在具有典型CDLS表型的个体中，一线分子诊断方法应是基于二代测序的筛选（全外显子测序或全基因组测序），重点是NIPBL基因、SMC1A基因、SMC3基因、RAD21基因、BRD4基因、HDAC8基因和ANKRD11基因的检测。对于非典型的CDLS表型患儿，可通过全外显子测序或全基因组测序分析。如果基因检测阴性，仍需考虑嵌合体的可能，需要进一步检测血液外组织，如成纤维细胞、咽拭子或尿液中的膀胱上皮细胞。若这种针对嵌合体检测的方法仍是阴性的，则应使用多重连接依赖探针扩增技术或染色体微阵列进行缺失和重复检测。

2. 鉴别诊断　CDLS患者临床表现可能有很大差异，可能与其他遗传性疾病非常相似。因此，建议通过基因检测以明确诊断，排除其他遗传性疾病，特别是非典型CDLS表型[2,9]。

（1）3q部分重复：与CDLS相同的特点包括发育迟缓、存活率低、前发际低、睫毛明显、塌鼻梁、鼻孔前倾、人中较长、小颌征、四肢肢根短和生殖器发育不全。然而，该病患者通常出生体重正常、眉毛浓、眼距过宽、眼裂上斜、内眦赘皮、阔鼻、嘴唇正常。

（2）染色体2q31缺失：HOXD基因簇的区域缺失会导致与CDLS相似的四肢缺陷和生殖泌尿及发育的异常。但染色体2q31缺失的个体并没有CDLS的典型面部特征。

（3）Fryns综合征：是一种罕见的致命性的常染色体隐性遗传性疾病，其临床特点包括先天性膈疝、肺发育不全、特征性面容、

表2-1　CDLS临床表现评分标准[2]

主要表现（每条各2分）	次要表现（每条各1分）
● 连眉和（或）浓密的眉毛	● 整体发育迟缓和（或）智力低下
● 短鼻，塌鼻梁和（或）鼻尖上翘	● 宫内发育迟缓（< 2SD）
● 长和（或）平的人中	● 产后发育迟缓（< 2SD）
● 上唇薄且为朱红色和（或）嘴角下弯	● 小头畸形［产前和（或）产后］
● 手少指或无指	● 小手和（或）脚
● 先天性膈疝	● 小指短
	● 多毛症

临床评分：1）≥ 11分，其中至少3条为主要表现：经典CDLS；2）9或10分，其中至少2条为主要表现：非经典CDLS；3）6～8分，其中至少1条为主要表现：分子检测依据；4）< 4分：分子检测依据不足

唇腭裂、远端肢体异常、严重的智力障碍、生长发育迟缓及多发性先天畸形（主要为中枢神经、心血管、消化及泌尿生殖系统）。该综合征由 Fryns 于 1979 年首次报道，目前为与先天性膈疝相关的最常见的家族遗传性疾病。与 CDLS 不同的是 Fryns 综合征患儿常表现为出生体重正常、短上唇、颊横裂、产前羊水过多且多于产期死亡。

（4）Coffin-Siris 综合征：是一种罕见的以生长发育迟缓、智力障碍、颜面粗糙、喂养困难、以指/趾甲缺失及小指/趾骨远端缺失为特征的先天性畸形。Coffin-Siris 综合征在 1970 年被首次报道，目前发现其与编码 BAF 复合体（也称 SWI/SNF 复合体）的 5 个基因相关，分别为 *SMARCB1* 基因、*SMARCE1* 基因、*SMARCA4* 基因、*ARID1A* 基因及 *ARID1B* 基因。

（5）胎儿酒精综合征：母亲妊娠期酗酒可影响胎儿的脑发育，其中最严重的情况即为胎儿酒精综合征，其可造成胎儿严重的中枢神经系统异常、生长发育迟缓及颅面部形态异常。目前提出的胎儿酒精综合征的可能发病机制包括内向整流钾通道 Kir2.1 异常、神经免疫机制及表观遗传学机制，但以上机制尚未阐明，仍需要进一步探究。胎儿酒精综合征与 CDLS 共同的临床特点包括宫内发育迟缓、头小畸形、面部多毛、睑裂短、鼻孔上翘、人中长且浅、上唇薄及心功能不全。然而，与 CDLS 不同的是，短指/趾及严重的语言功能受损在胎儿酒精综合征患者中较少见，同时胎儿酒精综合征患者母亲通常有妊娠期酗酒史。

（6）Roberts 综合征：是一种由 *ESCO2* 基因突变引起的罕见的常染色体隐性遗传性疾病，临床特点为肢体中部短缩、头面部畸形及产前产后的生长发育迟缓。*ESCO2* 基因是由 11 个外显子构成的，位于 8p21.1。海豹肢畸形即肢体中部短缩是该病最典型的临床表现，通常为对称性且上肢更为严重，在

产前或者出生后即可识别。Roberts 综合征与 CDLS 共同的特点包括小下颌、腭裂、小脑畸形及肢体缺陷。然而，前者还具有 CDLS 较少见的面部特点，包括唇裂、眼球突出、向下倾斜的睑裂、颧骨压扁及发育不良的鼻翼等。

（7）KBG 综合征：为 *ANKRD11* 基因突变引起的一种罕见的先天性畸形，典型表现包括特征性面容（三角形脸、杏仁状睑裂、鼻梁塌陷、鼻尖肥大、颧骨突出、浅长人中、牙齿畸形、前后发际线低）、多毛、前囟闭合延迟、传导性耳聋、反复中耳感染、上腭畸形、喂养困难、认知功能障碍、矮小症、癫痫及心脏畸形等。KBG 综合征与 CDLS 临床特点的不同之处在于前者具有巨牙的典型表现，且一般出生体重正常，出生身长低于第 3 百分位。KBG 综合征患者的认知功能障碍相比典型的 CDLS 要轻。

【治疗】

CDLS 是一个多系统异常的疾病，故给予跨专业的团队治疗是必要的。其包括初级保健、耳鼻喉科、消化科（如治疗胃食管反流病）、神经科、眼科、心脏科、泌尿外科、内分泌科、肾脏科、皮肤科、口腔科。

1. 神经科　运用抗癫痫药物管理癫痫发作的 CDLS 患者。

2. 精神病学/心理学　药物可以治疗患者的自我伤害行为或攻击性行为。其他治疗方式包括个体心理治疗或应用行为分析。

3. 手术　用于喂养困难及有胃肠道并发症、肠旋转不良、膀胱输尿管反流、隐睾或骨骼异常的患者。

4. 康复　因为患者有生长延迟和智力低下，患有 CDLS 的儿童需要物理治疗、言语治疗、职业治疗和特殊教育计划。对于所有患有神经发育障碍的儿童，强烈建议进行听力和视力筛查。另外，可能需要咨询营养学家来解决喂养困难问题。

5. 监测　对 CDLS 患者的管理包括每

年的胃肠评估及对生长和精神运动发育的监测。此外，建议包括例行的眼睛和听力评估及心脏和肾脏功能的监测。

6. 生长激素治疗　仅有 1 篇文献报道过用重组生长激素治疗 CDLS[10]。该报道中的患者具有 *NIPBL* 基因 c.771 ＋ 1G ＞ A 突变及连眉、多毛、双手指骨细小、小指内弯畸形、语言功能障碍、持续性生长发育不良的特点。自 4.3 岁［身高 91.7cm，－ 3.5 标准差比值（SDS）］起，该患者每天应用 0.86mg/m² 剂量的 rhGH 治疗，治疗反应良好，至 12.3 岁（身高 142.6cm，－ 1.8SDS）身高共增长 1.6SDS，并且在治疗过程中未出现不良反应，表明重组生长激素治疗对 CDLS 矮小症患者可能有效。

【遗传咨询】

大部分 CDLS 患者都为新发突变所致的散发病例，遗传咨询可能特别困难。目前还没有进行大规模的研究来确定 CDLS 患者的家族性复发风险。但在以常染色体显性遗传方式的非经典 CDLS 患者的家庭中发现了由于父母生殖细胞突变导致无受累父母生育患病的兄弟姐妹的现象[11,12]。在来自 560 个家庭中的研究发现，在 *NIPBL* 基因突变中，由于性腺嵌合体导致的家族性复发风险为 0.89%[2]。X 连锁 *SMC1A* 基因和 *HDAC8* 基因突变患者家族的复发风险遵循 X 连锁显性遗传规律。故在已生育基因确诊的患者家庭中，父母再生育时建议产前诊断。

【预防】

该病目前尚无有效的预防方式，对于典型 CDLS 患者可通过产前超声进行识别，在 73 例发表的病例中，80% 产前发现提示为 CDLS 的胎儿在妊娠中期提示为对称宫内发育迟缓。66% 的胎儿中发现肢体异常，约 50% 的胎儿有异常的面部轮廓（小颌畸形和上颌骨突出）。其他报道的发现包括颈部厚度增加（51%）、膈疝（28%）和心脏畸形（15%）[13,14]，对于发现这些异常，需

要与胎儿父母充分告知可能情况后由父母决定。对于已生育患者的父母再次生育时建议产前基因诊断。

（李晓侨　巩纯秀）

【参考文献】

[1] Boyle M I, Jespersgaard C, Brøndum-Nielsen K,et al. Cornelia de Lange syndrome. Clin, Genet, 2015, 88（1）: 1-12.

[2] Kline A D, Moss J F, Selicorni A, et al. Diagnosis and management of Cornelia de Lange syndrome : first international consensus statement. Nat Rev Genet, 2018, 19（10）: 649-666.

[3] Liu J, Krantz I D. Cornelia de Lange syndrome, cohesin, and beyond. Clin, Genet, 2009, 76（4）: 303-314.

[4] Infante E, Alkorta-Aranburu G, El-Gharbawy A. Rare form of autosomal dominant familial Cornelia de Lange syndrome due to a novel duplication in SMC3. Clin Case Rep, 2017, 5（8）: 1277-1283.

[5] Huisman S A, Redeker E J, Maas S M, et al. High rate of mosaicism in individuals with Cornelia de Lange syndrome. J Med Genet, 2013, 50（5）: 339-344.

[6] Deardorff M A, Kaur M, Yaeger D, et al. Mutations in cohesin complex members SMC3 and SMC1A cause a mild variant of cornelia de Lange syndrome with predominant mental retardation. Am J Hum, Genet, 2007, 80（3）: 485-494.

[7] Ansari M, Poke G, Ferry Q, et al. Genetic heterogeneity in Cornelia de Lange syndrome（CdLS）and CdLS-like phenotypes with observed and predicted levels of mosaicism. J Med Genet, 2014, 51（10）: 659-668.

[8] Liu J, Krantz I D. Cornelia de Lange syndrome, cohesin, and beyond. Clin Genet, 2009, 76（4）: 303-314.

[9] 李硕，朱惠娟，潘慧 . Cornelia de Lange 综合征 . 中华医学杂志, 2018,98（36）: 2947-2949.

[10] de Graaf M, Kant S G, Wit J M, et al. Successful growth hormone therapy in Cornelia de Lange syndrome. J Clin Res Pediatr Endocrinol, 2017, 9

（4）：366-370.

[11] Weichert J, Schröer A, Beyer D A, et al. Cornelia de Lange syndrome：antenatal diagnosis in two consecutive pregnancies due to rare gonadal mosaicism of NIPBL gene mutation. Matern. Fetal Neonatal Med, 2011, 24：978-982.

[12] Slavin T P, Germline mosaicism in Cornelia de Lange syndrome. Am J Med Genet, 2012, 158A：1481-1485.

[13] Dempsey M A, Knight-Johnson AE, Swope B S, et al. Molecular confirmation of nine cases of Cornelia de Lange syndrome diagnosed prenatally. Prenat, Diagn, 2014, 34：163-167.

[14] Clark D M, Sherer I, Deardorff M A, et al. Prenatal profile of Cornelia de Lange syndrome（CdLS）: a review of 53 pregnancies. Am J Med Genet, 2012, 158A：1848-1856.

第二节　Rubinstein-Taybi 综合征 [1-10]

【概述】

Rubinstein-Taybi 综合征（RSTS）临床上分类为 RSTS1（OMIM#180849）和 RSTS2（OMIM#613684），是由典型的面部异常，扁宽的拇指 / 踇趾，身材矮小及不同程度的智力障碍等一系列表现的罕见遗传疾病，其中主要的面部表现包括睑裂斜向下、喙状鼻、鼻小柱低垂、高腭弓、"鬼脸"样笑容和畸形侧舌尖等。患儿产前发育一般正常，出生后前几个月身高、体重和头围百分比快速下降，儿童期和青少年期可出现肥胖，而成年期表现为典型的身材矮小。其他的临床表现为眼部异常、听力丧失、呼吸困难、先天性心脏缺陷、泌尿生殖系统的异常、胃肠道障碍、反复感染及严重的便秘。

【流行病学】

RSTS 是一种罕见的多器官异常综合征，一般情况下疾病的发生率为 1/720 000 ～ 1/300 000，既往报道荷兰的发生率为 1/125 000 ～ 1/100 000，目前疾病并未发现地域差异，中国亦有报道，但并未明确其发生率。

【遗传学】

最初 RSTS 的发生是由染色体 16p13.3 的微缺失或倒位引起的，1995 年 Petrij 等在染色体 16p13.3 的断点和微缺失序列中锚定了 *CREBBP* 基因突变（50% ～ 70%）并发现其为 RSTS 发生的原因，2005 年 Roelfsema 等在 *CREBBP* 基因突变阴性的患者中检测出 *CREBBP* 基因同源的 *EP300* 基因突变，并提出 *EP300* 基因突变（8% ～ 10%）是导致 RSTS 的另一个原因，也有约 10% 的患者出现染色体 16p13.3 的异常。目前已有 200 多个 *CREBBP* 基因突变位点和 70 多个 *EP300* 基因突变位点的报道，突变类型多以新发的无义突变最常见，此外，还可见移码突变、错义突变、剪接位点的改变及染色体的部分缺失或重复等。

【发病机制】

1. *CREBBP* 基因（OMIM*600140 CREB binding protein） 又称 *CBP* 基因、*RSTS* 基因、*KAT3A* 基因、*MKHK1* 基因、*RSTS1* 基因。该基因（NM_004380.3）位于染色体 16p13 上，共 31 个外显子，编码的是一种与 cAMP 反应元件结合蛋白（CREB）结合的核蛋白，由 2442 个氨基酸组成，其中包含的结构域有 NRID 核受体相互作用区、锌指结构、KIX 结构域、Bromo 结构域、组蛋白作用区、非典型环形结构域、PHD 结构域、组蛋白乙酰化结构域（HAT 结构域）及乙酰辅酶 A 结合区等。由于蛋白具有组蛋白乙酰转移酶活性，同时也与转录复合物相关蛋白有相互作用，因此，在胚胎发育、生长调控和内环境的稳定中发挥非常重要的作用。CREBBP 可以与 400 多种核蛋白相互作用，介导多个启动子的转录激活，因此，CREBBP 也是一种多功能转录辅助激活蛋白。实验发现，*CREBBP* 基因突变后尤其是影响 HAT 结构的功能时，会导致组蛋白 H3 的乙酰化下降，而乙酰化的组蛋白是转录区基因高表达的必备条件，因而基因的正常转录表达等受损从而影响细胞的增殖和分化等活动，同时也作为肿瘤抑制物可以抑制肿瘤的发生，因此蛋白变异后可增加肿瘤的风险，动物实验发现纯合型 *CREBBP* 基因突变可使小鼠胚胎致死，而杂合型 *CREBBP* 基因突变小鼠会出现身体短小、骨成熟延迟、上颌发育不良、长期记忆力减退、心脏畸形和骨骼发育异常等 RSTS 样症状，同时 CREBBP 在免疫细胞、肾脏肾素细胞和原始生殖细胞中也起到非常重要的作用，若 CREBBP 受损，则这些系统的功能也会受损（图 2-3）。

2. *EP300* 基因（OMIM*605894） 又称 *p300* 基因、*KAT3B* 基因、*MKHK2* 基因、*RSTS2* 基因。该基因（NM_001429.4）位于染色体 22q13.2 上，共 31 个外显子，编码的是 E1A 相关蛋白 EP300，由 2414 个氨基酸组成。作为 CREBBP 同源的蛋白 EP300 同样也是 KAT3 蛋白家族的一员，具有与 CREBBP 相同的保守结构域，如 NRID、CH1、KIX、Bromo 结构域、PHD、HAT、ZZ、CH3 等，因此它们功能上也有很大程

度的相似性，如均可以调控 DNA 的转录表达、维持细胞正常的分化、调控内环境稳定及生长发育等。目前 CREBBP 和 EP300 主要有 5 种机制调控转录：①组蛋白 N 末端赖氨酸的乙酰化；②其他转录调节因子上特定赖氨酸的乙酰化；③多泛素化；④招募 Pol Ⅱ 机制的组成成分；⑤作为受体招募其他辅助因子，但目前组蛋白 N 末端赖氨酸的乙酰化是最重要或最普遍的机制。动物实验发现，与 *CREBBP* 基因纯合突变小鼠一样，*EP300* 基因纯合突变也可使胚胎致死，同时发现杂合突变的 *CREBBP* 基因和杂合突变的 *EP300* 基因同时缺失时也会导致胚胎致死，这说明小鼠对 *CREBBP* 基因和 *EP300* 基因有剂量依赖相应，胚胎正常发育需要 *CREBBP* 基因和 *EP300* 基因共同作用，而杂合型 *EP300* 基因突变小鼠可发现生长发育迟缓、鼻梁短小凹陷等颅面部表现、易焦虑、步态异常、运动速度下降、协调能力差等 RSTS 表型，但与 *CREBBP* 基因突变小鼠相比较来看其表型并不典型，病情程度轻，同时出现较多的是神经系统相关的表现，这可能与 EP300 在神经系统中高表达有关，虽然两种蛋白在很大程度上可以相互作用参与细胞中的一些过程，但是两者之间在功能上也有不一样的地方，如 *EP300* 基因突变会影响维 A 酸信号通路，而 *CREBBP* 基因突变并未出现，因此，两种蛋白在生理上并不相互弥补对方的缺失（图 2-3）。

【临床表现】

RSTS 的临床表现变异度较大，涉及的器官和组织较多，特异性的面部表现及短粗的手指和踇趾是疾病的主要识别特征，此外，还涉及心血管、神经系统、胃肠道、泌尿生殖系统和内分泌系统等障碍，主要表现为以下几方面（图 2-4）。

1. 特异性的颅面部畸形 是识别 RSTS 的一项重要的临床表现。主要表现为小头畸

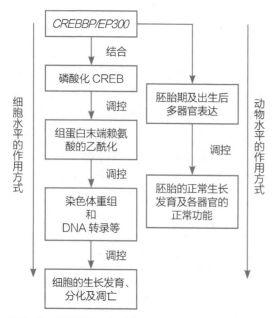

图 2-3 RSTS 中 *CREBBP* 和 *EP300* 致病机制图

形，毛发异常浓密、前发际线低、前额突出、弓形眉、睑裂向下倾斜、上睑下垂、内眦赘皮、斜视、喙状鼻、鼻梁宽、鼻小柱低垂、高腭弓偶伴悬雍垂裂、小颌畸形、牙齿错位、畸形侧舌尖、牙龈炎、牙釉质发育不全、上唇薄、舌尖分叉、耳位低 / 后旋耳、耳朵发育不良、典型的"鬼脸"样笑等。

2. 骨骼畸形　手指 / 足趾的畸形，尤其是拇指和（或）踇趾的粗短扁平（约 96% 患者可见），是 RSTS 被识别的另一项重要的临床表现，虽然该表型并不特异，但可结合其他症状很好地鉴别出 RSTS。该症状在影像学上可见远端指节的增粗，所有指骨远端的增宽仅可见 36% 的患者，其余还可见指 / 趾的异常有拇指外展、小指弯曲、桡侧多指畸形、拇指 / 踇趾成角畸形等，其他的骨骼畸形还有骨龄延迟，脊柱侧凸、后凸、前凸，髋关节脱位，股骨头发育不良，颈椎融合等。

3. 生长发育障碍　RSTS 患者一般胚胎期宫内发育正常，出生时身高 / 体重处于正常水平，但 *EP300* 基因突变患者在妊娠期子痫前期的发生率较高，因此，*EP300* 基因突变者宫内生长发育受限的概率近 50%。Beets 等研究 92 名不同发育时期的 RSTS 患者的生长发育曲线发现，出生时生长发育在正常水平即 0SDS，出生后 1 年下降至 − 2SDS，至青春期时下降至 − 2.5SDS，至成年期男 / 女平均终身高为 162.6cm/151.0cm，此外体重在成年期会升高，女性较男性更显著，男 / 女平均 BMI 为（21.9±3.45）kg/m² /（26.64± 5.5）kg/m²。但该研究数量较小且地域背景比较局限，因此，需要更多数量和不同种族或国家的患者进一步研究。

4. 神经系统障碍　常见的有智力障碍、语言发育延迟和肌张力减退，此外，还可见注意力丧失、自闭症、强迫症、孤独症、癫痫发作、运动刻板症、肢体协调能力差，影像学可见胼胝体发育不全、Amold-Chiari 畸形 I 型伴 / 不伴脊髓空洞症、Dandy-Walker 畸形、脑积水、神经管缺陷、小脑蚓部和嗅球发育不全、髓鞘形成延迟、蛛网膜下腔扩大、脊髓蛛网膜囊肿等。

5. 眼部畸形　患者可表现为斜视、近视、散光、远视、屈光不正、前房异常、上睑下垂、白内障、青光眼、先天性眼球震颤、眼缺损、视神经发育不全、单侧 / 双侧虹膜 / 视网膜缺损、先天性鼻泪管阻塞 / 狭窄、共同泪小管阻塞、泪囊瘘等。

6. 听力障碍　反复的中耳炎等会导致传导性耳聋，还可见感音神经性耳聋的报道。

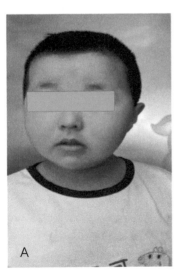
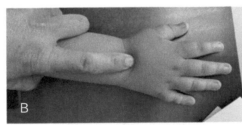
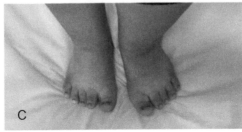
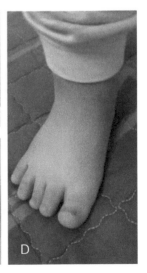

图 2-4　RSTS 的临床表现（首都医科大学附属北京儿童医院内分泌门诊收录）

7. 泌尿生殖系统　包括泌尿系统和生殖系统两方面的异常：①肾脏畸形，如肾盂扩张、马蹄肾、肾积水、膀胱输尿管反流，肾病综合征；②生殖系统的异常如男性的隐睾（较常见，78%～100%），曾报道 1 例女性纵隔子宫。

8. 心血管疾病　先天性心脏疾病如房间隔缺损、室间隔缺损、动脉导管未闭、卵圆孔未闭、主动脉缩窄、二叶主动脉瓣、肺动脉狭窄、心脏发育不全和传导障碍等；血管畸形包括主动脉上动脉自发性剥离和大脑前动脉瘤等。

9. 胃肠道障碍　可见胃食管反流，便秘、先天性巨结肠等疾病，常表现为喂养困难。

10. 内分泌系统　主要表现为甲状腺功能减退、甲状腺发育不良、生长激素缺乏、垂体发育不良，还有高胰岛素低血糖症的报道。

11. 皮肤　临床表现的有多毛症、瘢痕疙瘩、单发性／多发性毛母细胞瘤、甲沟炎、内生趾甲等。有研究发现，RSTS 伴有肿瘤的患者瘢痕疙瘩的发生率比非肿瘤患者高，表明瘢痕疙瘩的发生可能预示着肿瘤的发生概率升高。

12. 免疫系统　通常报道的比较多的是反复发作的中耳炎、上呼吸道感染，此外，还有淋巴细胞减少、低丙种球蛋白血症、特发性血小板减少性紫癜、胸腺发育不全等。

13. 肿瘤的发生率升高　以脑膜瘤、毛细血管瘤、成神经管细胞瘤多见，还有神经母细胞瘤、髓母细胞瘤、少突胶质瘤、嗜铬细胞瘤、横纹肌肉瘤、平滑肌肉瘤、精原细胞瘤、脊索瘤、弥漫性大 B 细胞淋巴瘤、非小细胞肺癌、乳腺癌、结肠癌及血液相关肿瘤等报道，此外，还有少见的腹股沟斜疝等。

【实验室检查】

临床初诊为 RSTS 的患者可进行以下评估。

1. 神经系统　注意评估患者粗细运动、语言发育、认知和行为等，有症状的患者可以进行 MRI 检查，新生儿期的椎管超声有助于筛查脊髓栓系。

2. 生长发育　注意监测患者的身高曲线，注意体重的发展，尤其是青春期左右的身高、体重变化。

3. 眼科检查　注意评估斜视、屈光不正、上睑下垂、鼻泪管阻塞、白内障、眼缺损、青光眼及角膜异常等。

4. 听力监测　推荐监测听觉脑干诱发反应。

5. 呼吸系统　对反复发作性肺炎和呼吸道其他症状进行相关检查，若患者出现打鼾、特殊睡姿、夜间清醒和白天过度困倦则需要检查患者是否出现阻塞性呼吸睡眠暂停综合征。

6. 泌尿生殖系统的检查　肾脏超声可以考虑排尿期膀胱尿道造影（VCUG），注意男性患者是否存在隐睾问题。

7. 消化道检查　需要检测患者的胃食管反流和便秘的情况，同时注意上消化道存在肠扭转不良的症状。

8. 骨科评估　注意关节、脊柱的畸形，对肢体畸形的整形手术等。

9. 口腔科检查。

10. 产前诊断和遗传咨询。

【诊断和鉴别诊断】

1. 诊断　目前 RSTS 还未有相关共识或指南去定义严谨的诊断，主要依赖临床表现诊断，若出现以下症状时应考虑 RSTS：①特异性的面部表现，睑裂斜向下倾斜、弓形眉、高腭弓、喙状鼻伴鼻小柱低垂、"鬼脸"样笑、畸形侧舌尖等；②粗扁的手指／足趾，尤其是拇指／ 趾，并常出现成角现象，影像学可见指／趾骨的远端增粗；③生长发育迟缓，通常妊娠期发育正常，出生后身高、体重、头围迅速下降，成年期身材矮小；④智力障碍，大部分患者表现为不同程度的智力障碍，但也有部分患者智力正常（如 *EP300* 基因突变患者）；⑤遗传学检测发现，*CREBBP* 基因和 *EP300* 基因的突变进一步支持了临床诊断。其中，宫内生长发育正常、拇指 / 姆趾粗扁、畸形侧舌尖和指骨远端的增粗是 RSTS 与其他疾病鉴别的重要表现，妊娠期发生子痫前期是 *EP300* 基因突变的重要识别点。但由于缺乏对临床症状的类型和数量进行统一定义，临床表型的广谱性和较大的变化程度使得临床诊断较为困难，虽然遗传学分析给予了 RSTS 精准诊断，但仍有部分患者因误诊而于成年时才被诊断，从而妨碍了及时的治疗和护理。

2. 鉴别诊断　具体见表 2-2。

【治疗】

目前，RSTS 主要的治疗方式是对症治疗和个体化治疗，有症状者应及早进行专家就诊、早期干预和特殊教育。临床治疗可包括理疗、热疗、管饲、预防呼吸道感染、心脏 / 肾脏 / 生殖系统等影响生命或生活的畸形的手术治疗等。除此外，在动物水平和分子水平上也有一些治疗的进展，如小鼠在胚胎期向子宫内注射骨形态发生蛋白可以逆转 *CREBBP* 基因杂合突变导致的骨骼异常，为子宫内补充生长因子作为治疗骨骼畸形提供

表 2-2　RSTS 与其他疾病的鉴别诊断

疾病	致病基因	遗传方式	临床表现	
			相同点	不同点
Pfeiffer 综合征	*FGFR1* 基因 / *FGFR2* 基因	常染色体显性遗传	拇指 / 姆趾宽扁或成角畸形	颅骨固化或过早闭合导致的头颅和面部特异性表现，如三叶形颅骨
Floating-Harbor 综合征	*SRCAP* 基因	常染色体显性遗传	（1）面部表现：鼻小柱低垂、低位耳等 （2）宽指尖 / 短指 （3）身材矮小 （4）智力障碍	（1）长鼻子 （2）头围正常 （3）无下眼睑低垂 （4）指端未见成角 / 宽扁畸形
Typical Greigcephalopolysyndactyly 综合征	*GLI3* 基因	常染色体显性遗传	拇指 / 姆趾宽扁或成角畸形	（1）大头畸形，轴前轴后混合并指畸形 （2）轻度患者可出现轻微的面部表现 （3）重度患者可出现脑积水、癫痫和智力障碍
Classic Saethre-Chotzen 综合征	*TWIST1* 基因	常染色体显性遗传	拇指 / 姆趾宽扁或成角畸形	（1）冠状缝早闭（单侧或双侧），面部不对称 （2）示指和中指可出现并指 （3）大多数智力正常，但也有轻至中度的智力障碍
Menke-Hennekam 综合征	*CREBBP* 基因第 30 和 31 外显子突变	常染色体显性遗传	小头畸形、上睑下垂、鼻梁塌陷、鼻孔前倾、鼻小柱短、长人中、严重的发育迟缓等	缺乏典型的"鬼脸"样笑及特异性的拇指 / 姆趾粗扁或成角

了依据；向小鼠、海马内注射组蛋白脱乙酰酶抑制剂可以增加组蛋白的乙酰化，增强记忆，从而改善认知障碍。这些研究仅停留在细胞或动物水平，需进一步研究临床适用性，但为临床新治疗方向提供了重要的理论基础。

【遗传咨询】

RSTS 是一种常染色体显性遗传疾病，大多数患者临床呈散发性，仅有少数患者报道有兄弟姐妹受影响。先证者兄弟姐妹受影响的概率取决于父母的遗传情况，若先证者父母存在与先证者一致的致病基因，则兄弟姐妹受影响的概率为 50%，若父母检测结果为阴性，则先证者的致病变异很大程度上是新发变异，但是不排除致病基因来自父母体细胞 / 生殖细胞的嵌合体，因此，兄弟姐妹比一般人有较高的患 RSTS 风险，发生率为 0.5% ～ 1%。而先证者的后代则会有 50% 的概率遗传该病。而其他家族成员取决于父母，若父母有存在致病性变异，则其他成员患 RSTS 的风险增加。

【预防】

由于 RSTS 属于分子遗传性疾病，目前并无有效的预防方法。妊娠期超声检查有助于特异性表型的发现，从而考虑进行分子遗传学相关的产前检测，根据基因结果来决定是否及时终止妊娠及其他遗传咨询。

（张贝贝　巩纯秀）

【参考文献】

[1] Milani D, Manzoni F M P, Pezzani L, et al. Rubinstein-Taybi syndrome : clinical features, geneticbasis, diagnosis, and management. Ital J Pediatr, 2015, 41 : 4.

[2] Stevens C A. Rubinstein-Taybi syndrome. // Adam MP, Ardinger HH, Pagon RA, et al.GeneReviews. Seattle （WA）: University of Washington, 2002.

[3] Petrij F, Giles R H, Dauwerse H G, et al. Rubinstein-Taybi syndrome caused by mutations in the transcriptional co-activator CBP. Nature, 1995, 376 （6538）: 348-351.

[4] Roelfsema J H, White S J, Ariyürek Y, et al. Genetic heterogeneity in Rubinstein-Taybi syndrome : mutations in both the CBP and EP300 genes cause disease. American journal of human genetics, 2005, 76 （4）: 572-580.

[5] Pérez-Grijalba V, García-Oguiza A, López M, et al. New insights into genetic variant spectrum and genotype-phenotype correlations of Rubinstein-Taybi syndrome in 39 CREBBP-positive patients. Mol Genet Genomic Med, 2019, 7 （11）: e972.

[6] Fergelot P, Belzen M V, Gils J V, et al. Phenotype and Genotype in 52 Patients With Rubinstein-Taybi Syndrome Caused by EP300 Mutations. Am J Med Genet A, 2016, 170 （12）: 3069-3082.

[7] Beets L, Rodriguez-Fonseca C, Hennekam R C. Growth charts for individuals with Rubinstein-Taybi syndrome. Am J Med Genet A, 2014, 164A （9）: 2300-2309.

[8] Van-Gils J, Naudion S, Toutain J, et al. Fetal phenotype of Rubinstein-Taybi syndrome caused by CREBBP mutations. Clin Genet, 2019, 95 （3）: 420-426.

[9] Bedford D C, Kasper L H, Fukuyama T, et al. Target gene context influences the transcriptional requirement for the KAT3 family of CRB and EP300 histone acetyltransferases. Epigenetics, 2010, 5 （1）: 9-15.

[10] Banka S, Sayer R, Breen C, et al. Genotype-phenotype specificity in Menke-Hennekam syndrome caused by missense variants in exon 30 or 31 of CREBBP. Am J Med Genet A, 2019, 179 （6）: 1058-1062.

第三节　Silver-Russell 综合征 [1-12]

【概述】

Silver-Russell 综合征（Silver-Russell Syndrome, SRS, OMIM#180860）又称 Russell-Silver 综合征，是一类罕见的与表观遗传相关的疾病。1953 年 Silver 和 Russell 等首次对疾病进行了描述，该病主要的临床表现是胎儿生长受限、小于胎龄儿、出生后生长发育迟缓、喂养困难、身体不对称、特殊的面部表现（如倒三角脸、前额突出等），以及其他非特异性症状如性腺异常（尿道下裂、隐睾等）、先天性心脏疾病（如室间隔缺损等）、脊柱畸形（如脊柱侧弯、驼背等）、生长激素缺乏及唇腭裂和智力障碍等。

【流行病学】

SRS 属于罕见性疾病，国际上既往报道的发生率为 1/100 000 ～ 1/30 000，最近爱沙尼亚回顾性研究发现其最低患病率为 1 ∶ 15 886，而我国国内目前无发生率的统计，但由于对该病的认识不全，因此其发生率可能较之更高。此外，辅助生殖技术的不断应用，可能会进一步影响 SRS 的发生，但需要进一步的统计研究。

【遗传学】

SRS 的发生主要与印记基因的异常有关。临床约 60% 诊断为 SRS 的患者可检测出阳性分子学异常，除去主要的两种病因 11p15 区甲基化异常（30% ～ 60%）和 7 号染色体母源单亲二倍体 [UPD（7）mat]（5% ～ 10%）外，还有报道其可能与其他染色体和基因的异常相关，如 1 号染色体、14 号染色体、15 号染色体或 CDKN1C 基因及 IGF-2 基因的突变等，此外，还应考虑到体细胞的嵌合。虽然 6 号染色体、16 号染色体和 20 号染色体的表观遗传异常也可出现 SRS 的表现，但是这些异常还影响其他疾病的发生，如 Temple 综合征、3M 综合征等，但尚未有充足的证据表明这些染色体的表观异常与 SRS 的发生之间确切的关系。

【发病机制】

1. 染色体 11p15 区甲基化异常　11p15 区的印记基因对胎儿及出生后的生长发育调控至关重要。染色体 11p15 区包括两个重要的调控区：位于端粒端的印记调控区 1（ICR1）-H19/IGF-2 和位于着丝粒端的印记调控区 2（ICR2）-KCNQ1OT1/CDKN1C。ICR1 区正常的甲基化发生在父源染色体上，可以调控 IGF-2 蛋白的表达，母源染色体未甲基化，可阻止 IGF-2 蛋白的表达，从而调控生长发育；ICR-2 区的甲基化主要发生在母源染色体上，从而促进 CDKN1C 表达、抑制 KCNQ1OT1 的表达，进而防止过度生长。

2. UPD（7）mat　主要发生在 7p12-p14 区域，该区域包含了影响胚胎发育的基因如 GRB10、IGFBP1 和 IGFBP3[10]。GRB10 蛋白作为 IGF-1 受体和胰岛素受体的配体，可以结合 E3 泛素连接酶 Nedd4 促进 IGF-1 介导的泛素化，内化和降解 IGF-1R，从而导致 IGF-1R 信号通路衰弱。小鼠实验证实，GRB10 蛋白主要为母源染色体表达的生长发育的抑制因子；其在人的大部分组织中为双等位基因表达，但导致 SRS 的具体原因仍未明确。UPD（7）mat 区的 IGFBP1 基因和 IGFBP3 基因可能也与 SRS 的发生相关，但目前未明确其中联系。

3. IGF-2 基因异常　IGF-2 是胚胎期和胎儿期调控生长发育的主要蛋白，出生后该蛋白的血清水平基本保持稳定，此时 IGF-1 起到主要的调节生长发育的作用，但是如果该基因发生突变等影响蛋白表达时，则会导致胚胎期胎儿生长发育迟缓，同时发现，HMGA2 基因和 PLAG1 基因是 IGF-2 基因的上游调控基因，这两种基因发生突变时，同样会使 IGF-2 蛋白水平下调，从而可能导致 SRS 的发生。

4. HOXA4 启动子区低甲基化　HOXA4 是 HOX 蛋白家族的一员，位于 7 号染色体上。在 SRS 患者甲基化检测时发现，HOXA4 启动子区低甲基化的发生率比 11p15 区低甲基化和 UPD（7）mat 高，但同时发现，在不明原因的生长发育阻滞患者中，HOXA4 启动子区低甲基化亦常见，且在健康孩子中发现，HOXA4 基因与身高有关，因此，考虑 HOXA4 启动子区低甲基化与 SRS 的发生相关，但需要进一步的证据（图 2-5）。

【临床表现】

SRS 的临床特征差异很大，病情严重程度不一，大多数患儿的出生身长体重低于同胎龄正常新生儿的第 3 百分位，而患儿的母亲足月妊娠且并无明显的妊娠期异常。

SRS 临床表现可分为以下几种情况（图2-6）。

1. 宫内生长受限及出生后生长发育迟缓　是 SRS 的主要临床特征之一，即使患儿足月产且未见生产并发症，患儿依然表现为出生时身高和体重低于第 3 百分位，同时出生后无明显生长追赶，尤其是 11p15 区的甲基化异常，因此，即使 SRS 患儿的生长速率与正常人无差异，其身高与同龄人相比仍低于正常平均身高的 3 个标准差（standard deviation,SD），且与生长激素的缺乏无关，但患者可见生长激素脉冲异常。

2. 特征性的头面部表现　患儿出生后前额突出明显，且出生时虽身高、体重低于正常，但头围相对正常，因此有相对巨颅的表现，同时可出现小颌畸形，此时患儿可表现出典型的"倒三角脸"，此外，患儿前囟闭合较晚，嘴巴宽大伴口角向下，可有耳位异常等其他表现。但典型的面部表现会随着年龄的增长而越来越不典型，从而导致大年龄患者诊断较困难。

3. 躯体不对称　除了典型的四肢的不对称外，还可见躯干和头部器官（眼、耳等）的不对称。

4. 喂养困难　亦属于典型的临床表现。患儿缺乏饥饿感及对哺乳的兴趣，表现为食欲差、易激惹、进食缓慢、吞咽功能障碍等，临床症状可表现为胃食管反流、食管炎及厌

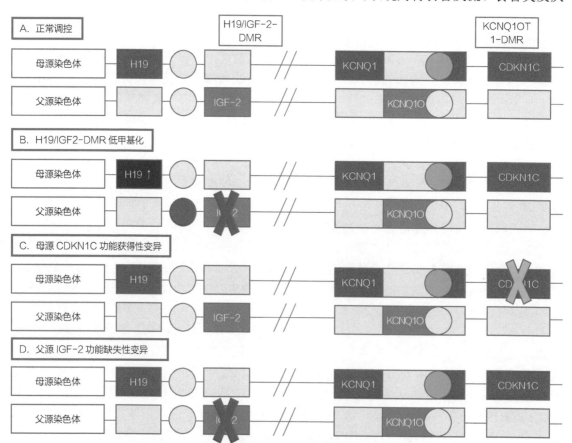

图 2-5　SRS 相关的染色体 11p15 区表观遗传和遗传学异常的致病机制

DMR 表示甲基化差异区；绿色交叉表示母源 *CDKN1C* 基因功能获得性变异；红色交叉表示父源 *IGF-2* 基因缺失

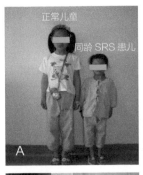
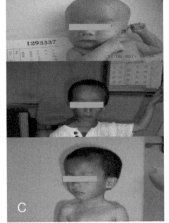
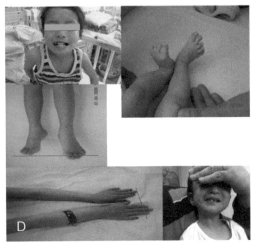

图 2-6　SRS 患者的临床表现（首都医科大学附属北京儿童医院内分泌门诊收录）

A. 生长发育迟缓；B. 小指畸形表现；C. 典型面部表现；D. 肢体不对称及牙龄表现

食症等。研究发现，生长激素治疗的患者进食尚可，考虑生长发育慢与食欲差也相关。

5. **骨骼畸形**　包括小指的弯曲，末梢指间关节的弯曲及第 2、3 足趾并指等，常对称发生。

6. **性腺功能障碍**　男性患者较常见，主要表现为外生殖器异常，如隐睾和尿道下裂，但性腺功能的异常并不常见，11p15 区低甲基化的 SRS 男性患者中会出现 Sertoli 细胞的功能障碍；SRS 女性患者中并不常见性腺的异常，偶有发现女性外生殖器的异常，如子宫和阴道上部的发育不全。因此，SRS 对于生殖系统的影响需要进一步分析。

7. **血清 IGF-2 水平**　大多数不同基因型 SRS 患者的血清 IGF-2 水平是不同的，11p15 LOM 患者的血清 IGF-2 通常在正常水平范围内变动，但由于 11p15 LOM 区域调控 IGF-2 的表达，考虑其在组织中表达可能是降低的，因此，11p15 LOM SRS 患者的血清 IGF-2 水平不能正确反映 *IGF-2* 基因的表达水平；而在年龄相匹配的 UPD（7）mat 和 *IGF-2* 基因突变患者调查显示，SRS 患者血清 IGF-2 水平都是降低的，同时 UPD（7）mat 患者 IGF-1 和 IGFBP-3 表达水平降低得更明显，因此这些蛋白可作为不同基因型的临床标志物。

8. **成年期临床症状**　儿童期糖尿病的发生罕有报道，但是成年后随访过程中可见糖尿病的发生，较常见的是 2 型糖尿病，目前尚有 1 例发生妊娠期糖尿病的报道，同时血糖的异常在 11p15 LOM 中比 UPD（7）mat 更常见；另外，随着年龄的增长，骨质疏松、高脂血症、脂肪肝、高尿酸血症、胃食管反流等也可见于成年 SRS 患者。

【实验室检查】

SRS 患者需要进行以下检查。

（1）生长曲线的评估。

（2）骨骼检查：肢体是否不对称、是否有脊柱侧凸等，必要时进行影像学检查。

（3）泌尿生殖系统的检查。

（4）胃肠道的检查：吞咽检查、胃排空检查、pH 探针、内镜检查等。

（5）内分泌检查：性早熟、性腺发育不良、生长激素缺乏等。

（6）神经系统检查：认知、语言、肌张力等方面的评估。

（7）遗传学检查。

【诊断和鉴别诊断】

1. **诊断**　SRS 的临床表现变异度较大，患者病情严重度不同，年龄不同患者的临床表现也不同，随着年龄的增长，有些临床表现越来越不典型，尤其是面部表现，这为临床诊断增加了难度，特别是对年龄较大的儿童和成人，同时有些典型的临床症状又可能与其他疾病的临床表现重叠，因此，SRS 的诊断较困难。

2017 年 SRS 的相关国际共识提出了诊断标准，采用了 2015 年发表的 Netchine-Harbison 评分系统（NH-CSS）。NH-CSS 诊断标准：①SGA，出生体重／出生身长≤－2SD；②出生后生长迟缓（身高≤－2SD）；③出生时相对巨颅畸形；④身体不对称；⑤婴幼儿期喂养困难/BMI≤－2SD；⑥≤3 岁出现前额突出。诊断：≥4～5 项标准。

评分系统中各项评分标准的定义为：①宫内发育迟缓，出生时身高／体重小于等于同孕龄新生儿身高／体重的 2 SD；②出生后生长发育迟缓，2 岁时，身高≤正常身高的 2 SD；③出生时相对巨颅畸形，出生时头围 SD- 出生时身高和（或）体重 SD≥1.5SD；④身体不对称，腿长差异≥0.5cm 或手臂不对称或腿长差异＜0.5cm 时至少合并其他两部位的不对称，并且其中一个是面部不对称；⑤喂养困难或低 BMI：使用饲管喂养或赛庚啶刺激食欲及 2 岁时 BMI≤正常 BMI 的 2

SD；⑥前额突出，婴儿期侧面观时前额突出于面部平面。

出生时相对巨颅和前额突出是 6 项标准中主观性较强的 2 项，同时也是 NH-CSS 中特异性较强的 2 项标准，可以区分 SRS 与非 SRS 的 SGA 患者。NH-CSS 特异性较低，但敏感度较高且阴性预测值较高，单纯的临床表现可能会出现假阳性，因此分子学检测有助于确诊，但对于分子学阴性的患者，建议只有患者临床表现至少符合 6 项临床表现中的 4 项表现，同时必须包括前额突出和相对巨颅畸形才能诊断为临床 SRS。

根据 Tümer 等对 NH-CSS 的评分项（见表 2-3）分析表明，Silver-Russell 的诊断可以分为以下几种。

（1）确诊 SRS：诊断标准≥4 项＋分子学确诊。

（2）临床 SRS：诊断标准≥5 项或诊断标准为 4 项＋相对巨颅和前额突出。

（3）分子 SRS：NH-CSS 不支持临床 SRS，但是分子学结果支持 SRS。

（4）非 SRS 或 NH-CSS 否定诊断：患者诊断标准≤4 项同时不表现出相对巨颅和前额突出，分子学检测阴性。

表 2-3　Tümer 诊断标准及评分项

诊断标准	评分项
小于胎龄儿［出生体重和（或）身长］	小于胎龄儿［出生体重和（或）身长］
出生后生长发育迟缓	出生后生长发育迟缓
出生时相对巨颅	出生时相对巨颅
前额突出	前额突出
身体不对称	上肢不对称
	下肢不对称
喂养困难和（或）低 BMI	婴儿期喂养困难
	鼻饲管喂养
	早期低 BMI

2. 鉴别诊断　具体见表 2-4。

【治疗】

SRS 主要采用对症治疗，可依据年龄段的不同而有其对应的侧重点，如婴幼儿期的患儿着重于解决喂养困难，避免低血糖、钙及营养不良的发生；对于儿童及青少年时期的患者来说，重点关注孩子的身高问题，这是身高治疗的一个重要时间段，通过调整营养及使用生长激素来改善身高；而对于达到终身高的成年患者来说，只需要基本的出院护理，但应重点关注其心理社会问题。

SRS 患者可以在婴幼儿或青少年时期进行诊断，进而给予干预，但经长期随访后发现，患者发生 2 型糖尿病、骨质疏松、性激素的缺乏及高脂血症的概率升高，因此，在长期的随访过程中需要重点关注这些疾病。

【遗传咨询】

SRS 疾病的产前诊断和植入前遗传学诊断有助于评估受影响个体的 DNA，目前的检验可以检测出母源单亲二倍体和染色体

表 2-4　SRS 与其他疾病的鉴别诊断

	疾病名称	致病基因	遗传方式	疾病的临床表现	
				相似临床表现	差异性临床表现
单基因疾病	3M 综合征	CCDC8 CUL7 OBSL1	AR	前额突出、相对巨颅、倒三角脸、指弯曲	漏斗胸、肋骨发育不全、颈项短
	IMAGe 综合征	CDKN1C	AD	前额突出、巨颅畸形	肾上腺发育不全、肾上腺皮质功能不全、干骺端发育不良
	Bloom 综合征	BLM	AR	倒三角脸、小指弯曲、咖啡斑	姐妹染色单体交换异常、长头畸形、小头畸形
	Nijmegen- breakage 综合征	NBN	AR	咖啡斑	染色体不稳定、小头畸形、前额倾斜、毛细血管扩张
	Warsaw breakage 综合征	DDX11	AR	小指弯曲	染色体不稳定、耳聋、小头畸形、前额倾斜、内眦赘皮
	范科尼贫血	BRCA2、BRIP1、ERCC4 等超过 20 种基因	AR AD XL	咖啡斑	染色体不稳定、拇指缺失/发育不全、桡骨畸形及恶性肿瘤的风险升高
	Meier-Gorlin 综合征	CDC45、CDC6、CDT1、GMNN、MCM5、ORC1、ORC4	AR AD	前额突出	髌骨缺失、小头畸形、小耳畸形、小嘴巴
	IGF-1 抵抗（包括 15q26.1 缺失）	IGF-1R	AR AD	指弯曲、牙齿畸形	整体发育迟缓、小头畸形、精神病

（续　表）

疾病名称	致病基因	遗传方式	疾病的临床表现	
			相似临床表现	差异性临床表现
染色体异常	三倍体/四倍体		肢体不对称	整体发育迟缓、小头畸形
	Temple 综合征［UPD（14）mat，父源14号染色体缺失/14q32甲基化缺失］		与SRS重叠程度高	基因诊断
致畸性疾病	胎儿酒精综合征		小于胎龄儿、出生后生长缺陷、小指弯曲	小头畸形、脊柱增生、宫内酒精接触史、睑裂短

AD. 常染色体显性遗传；AR. 常染色体隐性遗传；XL.X 连锁隐性遗传

结构的异常，但还没有可靠的检测指标检测11p15区的甲基化异常。在使用产前检查方面，医学专业人员和家庭内部可能存在不同的看法，特别是如果检查是为了终止妊娠而不是为了早期诊断。虽然大多数医疗中心会考虑由父母决定是否进行产前检查，但这些问题还需要进行适当的讨论。

【预防】

SRS 是由表观遗传改变导致的疾病，因此先证者仅代表单一病例，目前还没有预防该病的有效措施。

（张贝贝　巩纯秀）

【参考文献】

[1]Silver H K, Kiyasu W, George J, et al. Syndrome of congenital hemihypertrophy, shortness of stature, and elevated urinary gonadotropins. Pediatrics, 1953, 12（4）：368-376.

[2]Russell A. A syndrome of intra-uterine dwarfism recognizable at birth with cranio-facial dysostosis, disproportionately short arms, and other anomalies（5 examples）. Proc R Soc Med, 1954, 47（2）：1040-1044.

[3]Wakeling E L, Brioude F, Lokulo-Sodipe O, et al. Diagnosis and management of Silver-Russell syndrome：first international consensus statement. Nat Rev Endocrinol, 2017, 13（2）：105-124.

[4]Hu X, Li H, Gui B, et al. Prenatal and early diagnosis of Chinese 3-M syndrome patients with novel pathogenic variants. Clin Chim Acta, 2017, 474：159-164.

[5]Tümer Z, López-Hernández J A, Netchine I, et al. Structural and sequence variants in patients with Silver-Russell syndrome or similar features-Curation of a disease database. Human Mutation, 2018, 39（3）：345-364.

[6]黄书越，巩纯秀，赵旸，等. 35 例 Silver-Russell 综合征临床特点分析总结. 中华内分泌代谢杂志，2014, 30（2）：119-122.

[7]Netchine I, Rossignol S, Dufourg M N, et al. 11p15 imprinting center region 1 loss of methylation is a common and specific case of typical Russell-Silver syndrome：clinical scoring system and epigenetic-phenotypic correlations. J Clin Endocrinol Metab, 2007, 92（8）：3148-3154.

[8]Price SM, Stanhope R, Garrett C, et al. The spectrum of Silver-Russell syndrome：a clinical and molecular genetic study and new diagnostic criteria. J Med Genet, 1999, 36（11）：837-842.

[9]Dias R P, Nightingale P, Hardy C, et al. Comparison of the clinical scoring systems in Silver-Russell syndrome and development of modified diagnostic criteria to guide molecular genetic testing. J Med Genet, 2013, 50（9）：635-639.

[10]Azzi S, Salem J, Thibaud N, et al. A prospective validating a clinical scoring system and demonstrating phenotypical-genotypical correlations in Silver-Russell syndrome. J Med Genet, 2015, 52（7）：446-453.

[11]Wu D, Gong C, Zheng H, et al. Clinical characteristics and chromosome 11p15 imprinting analysis of Silver-Russell syndrome – a Chinese experience. J Pediatr Endocrinol Metab, 2014, 27（11-12）：1113-1120.

[12] Saal H M, Harbison M D, Netchine I. Silver-Russell syndrome. // Adam M P, Ardinger H H, Pagon RA, et al.GeneReviews. Seattle（WA）：University of Washington, 2002.

第四节 SHORT 综合征

【概述】

SHORT 综合征（OMIM 269880）是一种罕见的常染色体显性遗传性疾病，该病名来源于其特点英文首字母的缩写，包括身材矮小（short stature），关节过度伸展（hyperextensibility of joints）和（或）腹股沟疝（inguinal hernia），眼凹陷（ocular depression），Reiger 异常（Reiger abnormality），如虹膜发育不全、前房粘连及显著的前房错位的 Schwalbe 环和出牙延迟（teething delay）[1]。但是后续的报道发现，该综合征不仅局限于上述特征，其他临床特征包括宫内发育迟缓，特殊面容（三角脸、前额突出、眼深凹、鼻翼薄或发育不全、轻度面中部发育不全、小下颌、大耳、耳位低、唇薄、嘴角下弯），皮肤薄伴有皱纹。脂肪营养不良和胰岛素抵抗也是该病的症状之一[2-4]。该病首先于 1975 年报道，于 2013 年证实其致病基因为 *PIK3R1*。

【流行病学】

SHORT 综合征是一种罕见的遗传性疾病，尚无流行病学调查数据，目前全球报道的 SHORT 综合征有 40 例。

【遗传学】

SHORT 综合征的致病基因为 *PIK3R1*，定位于 5 号染色体，长度为 86 006bp，有 15 个内含子和 16 个外显子。*PIK3R1* 基因编码 Ⅰ A 类磷脂酰肌醇 -3- 羟激酶（phosphatidy-linositol-3-hydroxy kinase，PI3K）的多个调节亚单位（p85α、p55α 和 p50α），参与激活 AKT/mTOR 途径以确保细胞正常生长和增殖。迄今报道的 *PIK3R1* 基因突变有 10 种，包括错义、移码、无义突变（图 2-7）。

【发病机制】

胰岛素信号通路和许多生长因子等的作用依赖 PI3K 通路，同时，PI3K 激活通路对维持脂肪分化和依赖胰岛素的脂肪代谢调节具有重要的作用。胰岛素和其受体结合后，可引起酪氨酸激酶内源性激活及胰岛素受体底物 -1（insulin receptor substrate-1，IRS-1）和胰岛素受体底物 -2（insulin receptor substrate-2，IRS-2）磷酸化。磷酸化的 IRS 与 PI3K 蛋白调节亚单位 p85α 的 src 同源 2（SH2）结构域结合，SH2 结构域在 PI3K 的活性中发挥调节作用，i-SH2 结构域与 PI3K 催化亚基（p110α）的 ABD 结构域连接，从而形成二聚体。之后引起 p110 催化亚单位的活化及磷脂酰肌醇 3,4,5- 三磷酸（PIP3）的产生，之后激活它主要的下游产物 AKT（activation of protein kinase B alpha）（图 2-7，图 2-8）。激活后的 AKT 通过直接和间接两种途径激活其底物西罗莫司靶体蛋白（mammalian target of rapamycin，mTOR），调节细胞迁移、黏附、生长、存活和凋亡。迄今报道的 *PIK3R1* 基因突变位于 i-SH2 和 c-SH2 结构域内，该结构域存在于 PI3K 的 3 个已知亚型（p85α、p55α 和 p50α）中。这些突变降低了胰岛素刺激后 p85α 与 IRS-1 的亲和力，降低了 AKT 和 mTOR 磷酸化，提示胰岛素信号通路受到干扰，导致脂肪营养不良和胰岛素抵抗，这是 SHORT 综合征的致病机制。参与胚胎和出生后发育的多种生长因子也依赖 PI3K 的活性。以野生型或突变型 p85α 重组的细胞，在血小板生长因子或表皮生长因子刺激后野生型 p85α 组 AKT 磷酸化增加，而突变 p85α 组 AKT 磷酸化下降。因此，血小板生长因子或表皮生长因子刺激后的促生长作用依赖 PI3K 的活性。

【临床表现】

常见的临床表现有宫内和出生后生长迟

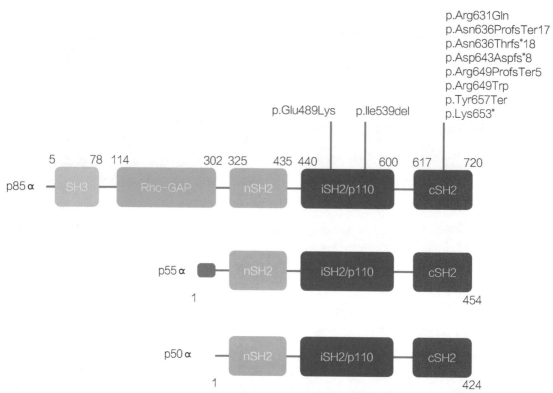

p.Arg631Gln
p.Asn636ProfsTer17
p.Asn636Thrfs*18
p.Asp643Aspfs*8
p.Arg649ProfsTer5
p.Arg649Trp
p.Tyr657Ter
p.Lys653*

p.Glu489Lys

p.Ile539del

图 2-7 PI3K 的结构及已报道的 *PIK3R1* 基因突变

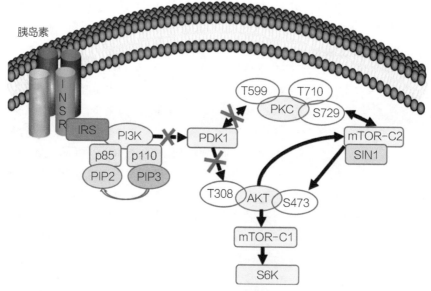

图 2-8 *PIK3R1* 基因在 PI3K-AKT/mTOR 信号通路中的作用

INSR. 胰岛素受体；IRS. 胰岛素受体底物；PI3K. 磷脂酰肌醇 -3- 羟激酶；PIP2. 磷脂酰肌醇 -3,4- 二磷酸，PIP3. 磷脂酰肌醇 -3,4,5- 三磷酸

文献来源：Alcantara D, Elmslie F, Tetreault M, et al. SHORT syndrome due to a novel de novo mutation in PRKCE (Protein Kinase Cε) impairing TORC2-dependent AKT activation. Hum Mol Genet,2017, 26(19):3713-3721. doi: 10.1093/hmg/ddx256.

缓，出生时为小于胎龄儿，无法实现良好的追赶生长，儿童期表现为身材矮小。

1. 脂肪营养不良　多表现为面部、腹侧面和臀部等局部的脂肪营养不良，血脂正常。

2. 特征性面容包括　三角脸、前额突出、眼深凹、鼻翼薄或发育不全、轻度面中部发育不全、小下颌、大耳、耳位低、唇薄、嘴角下弯。

3. 糖尿病的表现　多饮、多尿、体重减轻等。

4. 其他　有语言发育迟缓，听力筛查可能就会有感音神经性耳聋，眼科评估可能会有 Rieger 异常和青光眼，出牙时间延长，先天性心脏病如肺动脉狭窄等（图 2-9）。

【实验室检查】

在具有宫内发育迟缓、生后生长迟缓、脂肪营养不良而血脂正常，特征性面容和胰岛素抵抗 / 糖尿病的人群中考虑进行 *PIK3R1* 基因突变的检测。

婴儿期需要进行心脏评估了解有无先天性心脏发育异常（尤其是肺动脉狭窄）的可能。通过听力筛查判断是否有感音神经性耳聋，眼科评估是否有 Rieger 异常和青光眼。监测发育的特征是语言的发育。儿童期需要注意身高。应每年检测糖化血红蛋白，空腹血糖和胰岛素水平，必要时行口服葡萄糖耐量试验检测血糖和胰岛素水平。

【诊断和鉴别诊断】

1. 小于胎龄儿相关矮小　SHORT 综合征早期的身材矮小应与小于胎龄儿相关矮小相鉴别，如 Silver-Russel 综合征、3M 综合征等，注意特殊面容的鉴别，Silver-Russel 综合征有肢体不对称等特点，遗传学分析有助于确诊。

2. 脂肪营养不良　先天性全身性脂肪营养不良、家族性部分性脂肪营养不良由于影响 PI3K-AKT/mTOR 这一途径，临床上出现与 SHORT 综合征特征重叠的表型，如引起全身脂肪营养不良的隐性遗传性疾病（如 Berardinelli-Seip 综合征），以及由于 *AGPAATz*、*BSCC2*、*CAV1* 或 *PTRF* 基因突变引起的部分脂肪营养不良。*LMNA* 基因显性突变可引起全身性脂肪营养不良（如 Hutchinson-Gilford 综合征）或部分性脂肪营养不良（如 Dunnigan 综合征），以及 *PPARG* 基因、*AKT2* 基因、*PLIN1* 基因显性突变引起的部分性脂肪营养不良。这些脂肪营养不良一般缺乏 SHORT 综合征的特殊面容，生化检查提示血脂紊乱，瘦素、脂联素水平异常，这些患者可以用瘦素治疗，而 SHORT 综合征血脂正常，瘦素水平正常，瘦素治疗无效。

【治疗】

针对相应的临床表现进行对症治疗。

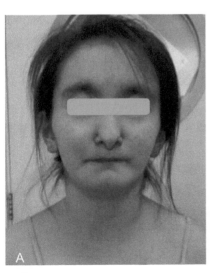
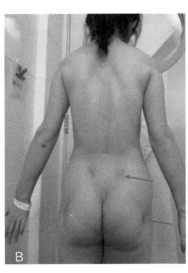

图 2-9　SHORT 患者临床表现

本患儿因"多饮、多尿 1 年"入院，有宫内和出生后的生长迟缓、身材矮小、特殊面容、脂肪营养不良、胰岛素抵抗和糖尿病特征；A. 为特殊面容，包括眼凹陷，鼻翼发育不良、浓眉、唇薄及嘴角下斜；B. 红色箭头为脂肪营养不良

1.身材矮小　由于生长激素治疗可加重原有的胰岛素抵抗，从而加速糖尿病的发生，因此，在 SHORT 综合征患者中应慎重使用生长激素。

2.糖尿病　由于胰岛素抵抗，胰岛素用量都偏大，常＞1.5U/（kg·d）。二甲双胍治疗 SHORT 综合征疗效存在争议。

（曹冰燕）

【参考文献】

[1]Gorlin R, Cervenka J, Moller K, et al. Malformation syndromes. Birth Defects Orig Artic Ser, 1975, 11（2）：39-50.

[2]Thauvin-Robinet C, Auclair M, Duplomb L, et al. PIK3R1 mutations cause syndromic insulin resistance with lipoatrophy. Am J Med Genet, 2013, 93（11）：141-149.

[3]Dyment D A, Smith A C, Alcantara D, et al. Mutations in PIK3R1 cause SHORT syndrome. Am J Med Genet, 2013, 93（11）：158-166.

[4]Chudasama K K, Winnay J, Johanson S, et al. SHORT syndrome with partial lipodystrophy due to impaired phosphatidylinositol 3 kinase signaling. Am J Med Genet, 2013, 93（11）：150-157.

第五节　3M 综合征

【概述】

3M 综合征（OMIM#273750）是一种罕见的常染色体隐性遗传疾病，于 1975 年被 3 位遗传学家 Miller、MuKusick、Malvaux 首次发现并报道，因此得以命名[1]，其主要临床表现为严重宫内和出生后生长迟缓，特殊的面部表现和骨骼畸形。患儿出生后主要表现为身材矮小，面部畸形包括三角脸、前额突出、鼻梁扁平、鼻孔向上、嘴唇丰满、下颌宽等，骨骼异常包括管状骨细长和脊椎骨椎体较高等，一般不伴有智力异常和其他脏器的损害。

【流行病学】

3M 综合征比较少见，具体患病率尚不清楚，目前全球患者总数仅 100 余例，国内仅有 10 例报道[2-5]。我国对该病的发病率、生存率及累积死亡率还未明确。

【遗传学】

3M 综合征的遗传方式是常染色体隐性遗传，具有遗传异质性，目前已报道的致病基因分别为定位在常染色体 6 p 21 .1 上的 CUL7 基因、常染色体 2q35-36.1 上的 OBSL1 基因和 19q13.2-q13.32 上的 CCDC8 基因[6]，其中 CUL7 基因是主要致病基因，约 70 % 的 3M 综合征患者是由该基因突变引起的，而 25% 的患者由 OBSL1 基因突变引起，而 CCDC8 基因突变引起者仅占 5% 左右[7]。

【发病机制】

3M 综合征已知的致病基因有 CUL7、OBLS1 及 CCDC8，作用机制见图 2-10。

1.CUL7（cullin-7，OMIM*609677）基因　位于染色体 6p21.1 区，含有 26 个外显子，编码形成含有 1698 个氨基酸的 CUL7 蛋白。CUL7 蛋白是 Cullin 家族中的一员，它与 SKPl-FBX29（FBXW8）和 RoCl 构成泛素连接酶 E3，其中 CUL7 蛋白起骨架作用。CUL7 基因的无义或者错义突变使 CUL7 蛋白不能招募 RoCl，从而使底物不能泛素化，而泛素化对于细胞周期进展、细胞增殖、凋亡和信号转导等至关重要，因此会造成细胞的生理功能异常。同时研究发现 CUL7 蛋白可定位在中心体上来参与调节细胞的有丝分裂，若 CUL7 蛋白功能缺陷时会影响细胞的有丝分裂和胞质的分裂，从而导致细胞周期的异常和正常的生长发育，有研究使用 siRNA 技术下调 CUL7 基因后，出现细胞的有丝分裂障碍，如微管运动障碍、前中期停滞、出现 4 倍体、细胞死亡等现象。动物实验发现 CUL7 基因敲除的小鼠胚胎会出现 IRS-1 堆积，导致下游底物 AKT 和 MEK/

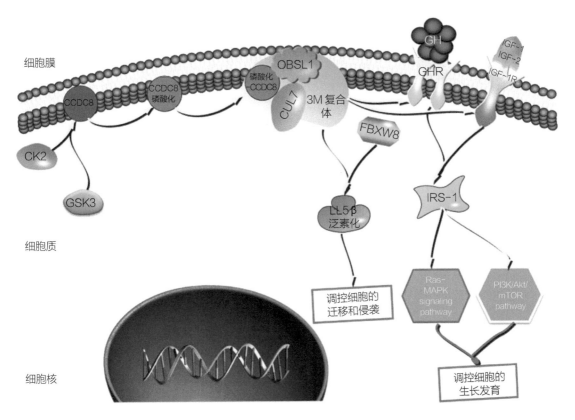

图 2-10 3M 综合征的致病机制

GH. 生长激素

ERK 激活增加，从而导致生长迟缓，因此
CUL7^{-/-} 小鼠会出现宫内生长迟缓^[8,9]。另外，
CUL7 蛋白可以与 p53 结合，抑制 p53 的转
录激活效应，从而促进细胞增殖，如肿瘤的
发生，若 *CUL7* 基因突变后会激活 p53，来
降低细胞的生长，从而抑制肿瘤的生长。

2. *OBLS1*（obscurin like cytoskeletal
adaptor-1，OMIM*610991）基因 位于染色
体 2q35 区，含有 21 个外显子，编码形成含
有 1896 个氨基酸的 OBSL1 蛋白。目前对于
OBSL1 蛋白的具体功能还需进一步的研究，
有文献报道 OBSL1 蛋白与肌肉蛋白有相互
作用，但并未发现患者中出现肌肉功能的异
常，因此，这并非是 3M 综合征的致病机制。
研究发现 OBSL1 是一种细胞骨架衔接蛋白，
且敲除 OBSL1 后出现 CUL7 的表达下调，
并会出现生长激素（GH）和 IGF-1 信号通

路受损，从而考虑 *OBSL1* 是 *CUL7* 的上游调
控基因，并通过调控 CUL7 来影响 GH-IGF-
1-IGF 结合蛋白轴来调控正常的生长发育，
因此，*OBSL1* 突变后会出现与 *CUL7* 突变相
同的生长发育障碍问题。

3. *CCDC8*（coiled-coil domain
containing-8，OMIM*614145）基因 位于
染色体 19q13.32 区，只含有 1 个外显子，编
码形成含有 538 个氨基酸的 CCDC8 蛋白。
目前 CCDC8 蛋白的功能尚未明确，有研究
指出 *CCDC8* 基因编码的蛋白质是一个关键
的辅助因子，通过促进 Tip60 介导的 p53 乙
酰化参与 p53 介导的细胞凋亡^[10]。实验表明
CK2 和 GSK3 调控 CCDC8 的磷酸化，从而
招募 OBSL1 和 CUL7 共定位于细胞膜上组
成 3M 复合体来调控 LL5β 的泛素化，从而
调节细胞的迁移和侵袭，尤其是对胚胎的发

育和滋养层细胞的迁移非常重要[11]。动物实验发现CCDC8在小鼠多器官，如中脑、后脑、垂体、心脏、椎体软骨原基、肾脏和泌尿生殖窦中进行表达，CCDC8⁻ᐟ⁻小鼠在胚胎期即死亡，考虑可能是由于胚胎缺陷和特定组织的缺陷导致的，这与CUL7⁻ᐟ⁻小鼠相似。也有研究发现CCDC8⁻ᐟ⁻小鼠会出现生长激素通路受损，因此，CCDC8缺陷时也会出现生长发育异常，出现3M综合征样表现。

【临床表现】

3M综合征主要涉及的是生长发育障碍和骨骼方面的异常，面部畸形也是疾病被认知的重要表型，但大多数患儿很少涉及其他重要脏器受累，其主要的临床表现有以下几种（图2-11）。

1. 生长发育　患儿多表现为严重宫内和出生后生长迟缓，出生身长大多为40～42cm，头围大，出生后无追赶性生长，未经治疗的终身高低于正常均值－6～－5SD[12]。

2. 面部异常　多数患儿有面部异常，包括三角脸、前额突出、上颌骨发育不全、高颧弓、眉毛浓密、鼻头厚、人中长、突唇、尖下巴、舌体中间裂缝、牙齿萌出延迟及牙釉质钙化不全。

3. 骨骼畸形　一些患儿表现为长骨干骺端压缩变形、高位椎体缩短、胸椎椎体前楔

入、胸椎后侧凸、隐性脊柱裂、小骨盆、小髂翼、伴有纤细水平肋的宽胸骨、骨龄愈合稍微延迟[13]，另有一些患儿表现为颈部短宽、斜方肌突出、胸骨畸形、方肩、翼状肩胛骨、脊柱前凸、小指短、足踝突出、关节松动。此外，还可有冠状缝扁平化、眼距缩短、肘关节发育不全、尺骨短、第2掌骨假骨骺、小指弯曲、髋关节脱位[14]。

4. 性腺功能　多数女性患儿性腺功能正常，可有正常第二性征发育，男性睾丸体积小及精液异常，可存在性腺功能紊乱及生育功能低下或不育，少数男性可有尿道下裂[12]。

5. 其他　这类患儿智力水平及认知功能正常，但对中国6例3M综合征研究显示部分患儿存在运动发育落后[5]。

【实验室检查】

1. 生长发育评估　注意观察患者的生长发育曲线，必要时可进行生长激素激发试验，判断患者是否存在生长激素缺乏症，检测IGF-1、IGFBP3等水平有无异常。

2. 生殖系统的评估　注意男性是否存在隐睾、小阴茎等，评估男性患者性腺功能，如LH、FSH和睾酮的水平是否处于正常水平。

3. 骨科和相关影像学检查　骨骼畸形是3M综合征的重要表现，注意髋关节脱位、关节活动度、脊柱和肢体的畸形等。

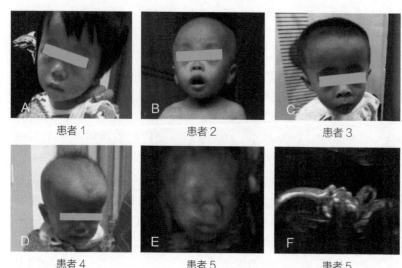

患者1　　患者2　　患者3

患者4　　患者5　　患者5

图2-11　3M综合征的临床表现[10]

4. 基因检测和遗传咨询　基于上述临床表现且高度怀疑该病的患儿，建议采用多基因组测定，因为这可以对不能解释潜在的表型的致病性突变进行分析；但如果患儿表现并非典型且考虑其他综合征时，最好的方法是进行全外显子测序以明确致病性基因。

【诊断和鉴别诊断】

1. 诊断　若有以下临床表现和影像学改变时，应首先考虑 3M 综合征的诊断：①低出生体重；②严重的生长迟缓；③典型的面部表现，三角脸、前额突出、中部面部发育不良、粗眉毛、嘴唇丰满等；④骨骼畸形和影像学改变；⑤大多数智力正常；⑥ 3种基因的致病性变异（*CUL7*、*OBSL1*、*CCDC8*）。

2. 鉴别诊断　3M 综合征因其临床特点无特异性，易与某些引起矮小的综合征相混淆。各类易与 3M 综合征不易区分的其他疾病鉴别见表 2-5。

【治疗】

1. 对症治疗　目前 3M 综合征主要是对症治疗，如对于一些严重矮小的患者考虑可行外科骨延长，严重的关节松弛应该立即行外科矫正评估及采取措施防止发展为关节炎，男性患者需要行内分泌检查评估青春期

性腺功能等，及早的诊断和治疗对于疾病的预后和生活质量至关重要。

2. 生长激素治疗　疾病的主要问题是成年终身高发育。大多数矮小患者可给予生长激素治疗，而 3M 综合征患者使用生长激素治疗目前存在争论，有研究表明生长激素治疗有助于患儿的生长发育，用生长激素治疗的患儿比未用生长激素治疗的患儿终身高要高 2 ～ 3 SD[15]。但目前生长激素主要是对 3M 综合征合并生长激素缺乏症的患者进行治疗，对于非生长激素缺乏症的 3M 综合征患者行生长激素治疗的效果目前还没有明确的结果，有文献指出高剂量的生长激素治疗可能对 3M 综合征有效，但需要进行大样本的研究后才能得出明确结论。实验结果显示大多数 3M 综合征患儿生长激素激发试验峰值正常，IGF-1 水平正常或偏低，患儿皮肤成纤维细胞株在敲除 *CUL7*、*OBSL1*、*CCDC8* 基因后可见生长激素信号传导途径和（或）IGF-1 信号传导途径受损，这提示 3M 综合征患者生长激素分泌水平大多正常，但却有生长激素 /IGF-1 的抵抗，因此影响了生长激素的治疗效果[14]。

【遗传咨询】

该病的遗传方式为常染色体隐性遗传，

表 2-5　3M 综合征与其他疾病鉴别要点

疾　病	相同点	不同点
生长激素缺乏症	生长发育迟缓	面容幼稚，无面部发育异常及骨骼畸形等表现，生长激素水平和 IGF-1 低下；目前发现一些相关基因如 *GHRHR*、*GHRH*、*GH-1*、*POU1F1* 等的改变
Silver-Russell 综合征	出生前后生长发育迟缓	临床表现：身体不对称，且很少涉及 3M 的骨骼异常 遗传学：30% ～ 60% 患者出现 11p15 区甲基化异常，7% ～ 10% 患者出现 UPD（7）mat，另有不足 1% 患者在染色体 17q25 处有重组现象，这是疾病鉴别诊断的重要方法
Dubowiz 综合征	出生前后生长发育迟缓	有小头、智力低下、行为异常、皮肤湿疹样皮损和脱屑等特殊临床表现，且面部表现与 3M 综合征不同；文献报道包括 *NSUN2*、LIG4、*BRCA1* 等多个基因的突变可能与疾病的发生相关

近亲结婚家庭中该病的患病率高，对于已生育 3M 综合征患儿的父母再生育时建议进行产前基因诊断。

对于先证者的父母，通常是单一基因的杂合变异，通常无临床表现，也有报道可见骨骼方面的异常。先证者的兄弟姐妹理论上女性和男性同样会受累，约 25% 概率患病，50% 的概率携带致病基因，25% 的为不携带致病基因的正常人。先证者的后代通常是致病基因的携带者（杂合子）。

一般情况下，女性患者通常不影响生育，但是该病可能会导致男性患者不育。

【预防】

该病属于分子遗传性疾病，目前尚无有效的预防措施，生育过该病患儿父母再次生育时建议进行遗传咨询和产前诊断。

（宋艳宁　巩纯秀）

【参考文献】

[1]Miller J D，McKusick V A，Malvaux P，et al.The 3M syndrome：a heritable low birthweight dwarfism.Birth Defects Orig Artic Ser,1975,11（5）：39-47.

[2] 刘晓英，汪希珂，周浩，等 . 3 M 综合征 1 例报告并文献复习 . 临床儿科学杂志，2017，35（12）：906-908.

[3] 张亚男，皮亚雷，阎雪，等 . 3M 综合征家系报道及临床分析 . 河北医科大学学报，2016，37（4）：464-465.

[4] 张晓，邓巍，张婧，等 . 3M 综合征 2 型新基因突变位点 1 例及文献复习 . 武汉大学学报（医学版），2019，40（3）：449-452.

[5]HU X，LI H，GUI B，et al. Prenatal and early diagnosis of Chinese 3-M syndrome patients with novel pathogenic variants. Clinica chimica acta：international journal of clinical chemistry, 2017, 474：159-164.

[6]Hanson D, Murray PG, Coulson T, et al. Mutations in CUL7, OBSL1 and CCDC8 in 3-M syndrome lead to disordered growth factor signalling. Journal of Molecular Endocrinology, 2012, 49（3）：267.

[7]Holder-Espinasse M, Irving M, Cormier-Daire V. Clinical utility gene card for：3M syndrome. Eur J Hum Genet, 2011, 19（9）：32.

[8]Flex E, Ciolfi A, Caputo V, et al. Loss of function of the E3 ubiquitin-protein ligase UBE3B causes Kaufman oculocerebrofacial syndrome . J Med Genet, 2013, 50（8）：493-499.

[9]Litterman N, Ikeuchi Y, Gallardo G, et al. An OBSL1-Cul7 Fbxw8, ubiquitin ligase signaling mechanism regulates Golgi morphology and dendrite patterning. PLoS Biology, 2011, 9（5）：409-412.

[10]Hanson D, Murray P G, Black G C, et al. The genetics of 3M syndrome：unravelling a potential new regulatory growth pathway . HormeRspaed,2011,76（6）：369-378.

[11]Hanson D. Exome Sequencing Identifies CCDC8 Mutation in 3M syndrome, suggesting that CCDC8 contribute pathway with CUL7 and OBSL1 to control human growth. AmJHurn Genet, 2011,89（1）：148-153.

[12]van der Wal G,Otten BJ, Brunner HG, et al. 3-M syndrome：description of six new patients with review of the literature. Clinical Dysmorphology, 2001, 10（04）：241-252.

[13]Holderespinasse M. 3-M Syndrome. Espinasse, 1993, 32（04）：732-736.

[14]Harson D, Murray PG, Coulson T, et al. Mutation in CUL7, OBSLl and CCDC8 in 3-M syndrome lead to disordered growth factor signaling. J Mol Endocrinol, 2012, 49（3）：267-275.

[15]Deeb A, Afandi O, Attia S, et al. 3-M syndrome：a novel CUL7 mutation associated with respiratory distress and a good response to GH therapy. Endocrinol Diabetes Metab Case Rep, 2015.

第六节　Bloom 综合征

【概述】

Bloom 综合征（Bloom syndrome，BS，OMIM # 210900），为 *BLM* 基因突变导致的常染色体隐性遗传病。*BLM* 基因编码 DNA 修复酶—— RecQL3 解旋酶，由于基因突变导致 DNA 修复机制异常,姐妹染色单体出现异常交换,从而导致一系列临床表现。Bloom 综合征临床表现包括易发生恶性肿瘤、严重的皮肤病(如光敏感、毛细血管扩张性红斑、皮肤异色症)、身材矮小、免疫缺陷等。

【流行病学】

Bloom 综合征在东欧德系犹太人及以色列人中发病率较高,约有 1/3 的病例为以上人种中的报道,基因突变携带率约为 1%。美国报道了超过 170 例病例,男女发病率约为 1.3 : 1。Bloom 综合征在其他种族人群均罕见,国内有散发病例报道,大多因皮疹在皮肤科诊治而发现[1]。

【遗传学与发病机制】

编码 RecQL3 解旋酶的 *BLM* 基因位于 15 号染色体长臂 26.1,包含 4437 个碱基对,可编码 1417 个氨基酸的 BLM 蛋白(图 2-12),作用是抑制姐妹染色单体交叉,修复复制异常的染色体,维持细胞的正常复制(图 2-12)。因此,*BLM* 基因突变可以导致姐妹染色单体之间的 DNA 交换概率增高 10 倍,并且阻止 Holliday 连接的去除。缺乏 DNA 的正常修复机制可使染色体变得不稳定,从而使患癌症的概率增加,但不会增加细胞的凋亡。

目前已发现超过 80 种 *BLM* 基因突变与 Bloom 综合征有关(HGMD,2020.1),包括在东欧德系犹太人群体中发现的最常见的突变:c.2207_2212delATCTGAinsTAGATTC(p.Tyr736fs)(图 2-13)。另外,还可在德系犹太人中见到一个较稀有的致病突变,即 c.2407dupT。

目前已经报道的致病突变大概分为以下几类:①核苷酸插入和缺失,导致移码及作为 *BLM* 基因核定位信号的 C 终点蛋白缺失,从而使核内缺少 BLM 蛋白(约 1/3 患者的致病突变);②无义突变,将有意义的密码子转变成无意义的密码子或者终止密码子,

产生了截短的 BLM 蛋白(约 1/3 患者的致病突变);③内含子变异,导致基因剪接缺陷(约 1/6 患者的致病突变);④错义突变,导致产生无功能的 BLM 蛋白(约 1/6 患者的致病突变)。

BLM 蛋白作用于 Holliday 连接,促进分支迁移聚拢,形成半环。拓扑异构酶Ⅲα在这个阶段可能也参与了这个过程。随后拓扑异构酶Ⅲα单链 DNA 移动使半环解连接,由 rMI1-rMI2 复合体促进这一过程。这个过程产生了非交叉的重组产物。此机制为 BLM 抑制姐妹染色单体交换的机制之一(图 2-14)[3]。

【临床表现】

1. 外貌特征　Bloom 综合征的特征性外貌包括身材矮小,颧骨发育不良、皮下脂肪减少及正常的肌肉发育等。患儿通常会有较长的四肢、较大的双耳及手足、长脸、小下颌、鼻部突出,有些患儿有发声的语调高。

2. 皮肤改变　由于免疫系统缺陷及对紫外线照射的抵抗能力下降,Bloom 综合征患儿患皮肤癌的概率较正常人更高。其他的皮肤损伤还包括面部蝶状分布的毛细血管扩张性红斑,光敏性皮肤损伤,如唇炎、皮肤破损、水疱、红斑等(图 2-15)。

3. 肿瘤易感性　Bloom 综合征患儿各种恶性疾病的发病率都会增高,可高达普通人群的 150 ~ 300 倍。这些恶性疾病包括淋巴瘤,全消化道、皮肤、生殖系统及泌尿系统的恶性肿瘤,急性髓系白血病等。约 20% 的 Bloom 综合征患儿一生中会患癌症,约 15% 的患儿会发展为白血病、淋巴瘤或结直肠癌、喉癌、乳腺癌及皮肤癌。

4. 免疫系统　Bloom 综合征患儿可能合并免疫系统缺陷,包括 IgM、IgA 免疫球蛋白减少等,从而可能使患儿易患肺炎、支气管炎、慢性肺部疾病、胃肠感染等。

5. 其他　Bloom 综合征患儿可能出现 2 型糖尿病、智力缺陷、性腺功能减退、女性卵巢早衰、男性少精等[1]。

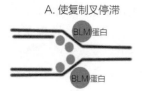 A. 使复制叉停滞

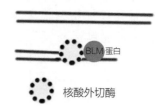 B. 协助 dsDNA 剪切

核酸外切酶

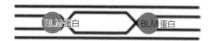 C. 使 Holliday 连接解除

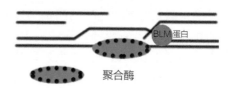 D. 使联结的分子解连

聚合酶

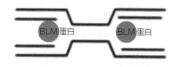 E. 分离缠结的链

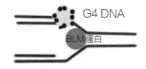 F. 松解干扰 DNA 复制的 ssDNA

G4 DNA

图 2-12 BLM 蛋白在 DNA 修复中起到的作用

A. BLM 蛋白聚集使复制叉停滞，从而保持结构稳定，调节 ssDNA- 结合蛋白复制蛋白 A 及 RAD51 重组酶来阻止不合理的同源染色体重组，同时帮助重启复制；B. BLM 蛋白在 dsDNA 剪切形成 ssDNA 时有活性，装载 RAD51 重组酶；C. BLM 蛋白与拓扑异构酶Ⅲ α 结合，使 2 个紧密结合的双 Holliday 连接解开，使它们不产生交叉产物；D.BLM 蛋白在 DNA 双链断裂修复路径中有活性，完整的 DNA 供体分子允许受体 DNA 分子跨越断裂点延伸；BLM 蛋白可能会使延伸的 DNA 从供体模板上游离，从而可以从另一断端重组；E.BLM 蛋白松解拓扑限制分子，在复制叉不能成功终止 DNA 复制时，可能在近复制叉处及重复区发现 BLM 蛋白；F.BLM 蛋白可以解开干扰 DNA 复制的 ssDNA 结构，如 G4DNA。形成这样结构的 DNA 在基因组中广泛分布，在许多基因的启动子区域中、端粒及 rDNA 中 [2]

C. 2207_2212delATCTGAinsTAGATTC

| DNA 解旋酶区域 | Z N | W H | HDRC | |

图 2-13 BLM 蛋白结构域

【诊断】

临床有身材矮小、面部蝶形红斑的表现，免疫功能低下时，需要考虑 Bloom 综合征的可能，建议做基因检测以进一步协助诊断。

Bloom 综合征可以通过溴脱氧尿苷染色体分析来进行诊断，在细胞增殖时观察染色体形态。Bloom 综合征的典型表现为姐妹染色单体交换增多，染色体破裂、四价的染色体配对增多等。

在进行肿瘤治疗前，尽早发现并诊断

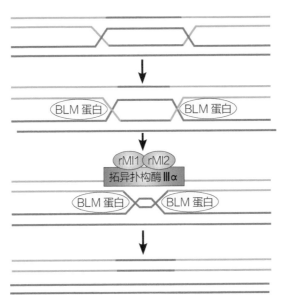

BLM 蛋白使 Holliday
连接分支迁移聚拢

转换成半环

半环
拓异扑构酶 Ⅲ α–rMl1–
rMl2 接触连接

无交叉产物

图 2-14　BLM 蛋白通过拓
扑异构酶 Ⅲ α–rMl1–rMl2
复合体解除双 Holliday 连接
机制示意图

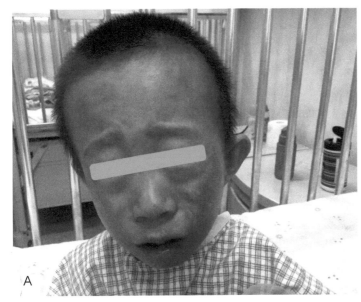

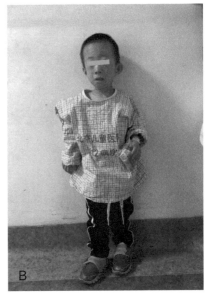

图 2-15　Bloom 综合征患儿的面容及皮肤改变，示面部红色网状皮疹，压之不褪色

Bloom 综合征是十分重要的。免疫印迹分析和免疫组化可以用于检测细胞内的 BLM 蛋白。更加特异性的分析包括 PCR、Southern 印迹、Northern 印迹、DNA 测序等，通过分析可发现突变的 *BLM* 基因。通过发现突变的 *BLM* 基因产物，如 mRNA 或 RecQL$_3$ 解旋酶等可以明确诊断。

【鉴别诊断】

有一些有相似的皮肤学特征的疾病需

要和 Bloom 综合征相鉴别，如 Rothmund–Thomson 综合征（RTS）患儿也有身材矮小及相似的皮肤学特征，如皮肤异色、红斑、水疱、毛细血管扩张等。但基因检测后可发现 Rothmund-Thomson 综合征是由 *RecQL4* 解旋酶基因突变造成的，同时 Bloom 综合征造成的光敏感需要与红细胞生成性原卟啉病和 Cockayne 综合征相鉴别，这两类疾病也会造成身材矮小及体脂降低。鉴别诊断对于随后的癌症筛查及随访有重要意义[1]。

【治疗】

对症治疗和严密随访高风险并发疾病是该病的主要策略。Bloom 综合征患儿需要一系列特殊的随访，患儿由于特殊的临床表现，该病患儿的癌症患病情况和病死率是最需要引起临床医师注意的。结肠镜、皮肤检查、是否并发白血病等是 Bloom 综合征患儿需要着重进行的随访检查。若患儿出现肠道出血、发热、淋巴结肿大等表现，则需要引起临床医师的重视以及时诊断治疗。

Bloom 综合征患儿对可能造成 DNA 损伤的治疗十分敏感，如烷化剂或放疗等，应用此类治疗可能会导致约 10% 患儿继发恶性疾病，因此，在应用过程中需要及时调整治疗。为了减少皮肤癌或者其他光敏皮肤病，患儿应该避免日光暴露，尽量做到高强度的皮肤保护。如患儿出现皮肤异色症、毛细血管扩张、光敏感等皮肤症状，应及时处理。除此之外，糖尿病、反复感染等相关并发症需要多学科共同治疗管理。由于肿瘤的易感性，该病为生长激素禁忌证。

【预后】

Bloom 综合征患儿通常预后较差，患儿由于易患恶性疾病，从而导致中青年期死亡率高。20 岁前，白血病是 Bloom 综合征患儿最常见的恶性肿瘤。22 岁后，实体肿瘤患病风险增高。

【遗传咨询】

该病的遗传方式多为常染色体隐性遗传，先证者的父母如生育二胎，再发风险为 25%。患者本人生育时，建议进行遗传咨询，并于植入前进行遗传性诊断。

（吴 迪）

【参考文献】

[1]Arora H, Chacon A H, Choudhary S, et al. Bloom syndrome. International Journal of Dermatology,2014, 53（7）：798-802.

[2]Cunniff C, Bassetti J A, Ellis N A. Bloom's Syndrome：Clinical Spectrum, Molecular Pathogenesis, and Cancer Predisposition. Molecular Syndromology, 2017, 8（1）：4-23.

[3]Chu W K, Hickson I D. RecQ helicases：multifunctional genome caretakers. Nature Reviews Cancer, 2009,9（9）：644-654.

第七节　Seckel 综合征

【概述】

Seckel 综合征（Seckel syndrome，SCKL，OMIM#210600）又称鸟头样侏儒症，是一种非常罕见的骨发育异常的原发性侏儒症，1960 年 Seckel 首次描述了该病，其主要的临床表现为宫内和出生后生长发育迟缓、严重的匀称性身材矮小、小头畸形、智力障碍及"鸟头"样面部表现。该病是一种常染色体隐性遗传疾病，目前已报道多个与该病相关的基因突变，也有报道提出该病可能是双基因突变导致的，该病较罕见，临床表现和基因具有明显的异质性[1]。

【流行病学】

SCKL 的发生较罕见，多以案例报道为主，罕见大样本分析，文献报道其发生率低于 1/10 000，目前全球范围内仅有不足 200 例患者的报道[2]。

【遗传学】

SCKL 是一种常染色体隐性遗传性疾病，至今，SCKL 还没有明确的致病机制，首次报道的相关基因是编码丝氨酸 / 苏氨酸激酶和 DNA 损伤传感器的 ATR 基因，此外，还发现了 9 个与 SCKL 相关的基因，这些基因大部分参与调控 DNA 损伤应答的过程，包括 RBBP8 基因、CENPJ 基因、CEP152 基因、CEP63 基因、NIN 基因、DNA2 基因、TRAIP 基因、CDK5RAP2 基因和 PLK4 基因。其中最常见的基因突变是 CEP152 基因突变。以错义突变最常见（52.9%），依次是小片段

缺失 / 插入（17.6%）、无义突变和剪切突变（11.8% 和 11.8%）及大片段缺失（5.9%）[3]。

【发病机制】

ATR 信号通路是机体抵抗 DNA 损伤的重要机制，其编码基因在机体内属于高度保守序列，同时联合 ATM 信号通路通过修复受损 DNA 和促进细胞周期停滞共同保持基因组的完整性和稳定性。ATR 基因突变会导致有丝分裂细胞中的中心体数量增加，核分裂增多、G2 / M 期阻滞及微核形成增加，从而导致 DNA 的损伤修复机制受损[4]。

CEP152 是中心体的一种核心蛋白，其 C 端定位于中心粒外围筒壁，N 端呈放射状向外延伸，横跨中心体周围物质内部至中部的区域，通过调控 CENPJ 蛋白和 PLK4 蛋白的相互作用，参与中心体的形成，从而调控有丝分裂和 DNA 损伤应答的过程。在 SCKL 综合征患者中，CEP152 蛋白功能缺失引起的 DNA 损伤和复制压力可激活 ATM 信号通路，从而促进 H2AX 的磷酸化，最终导致 DNA 损伤不断累积[5]。

【临床表现】

最初报道的疾病的临床表现是颅面部与骨骼的畸形，并不涉及内脏器官的异常，但随着临床对疾病的认识越来越深入发现，SCKL 是涉及全身系统的匀称性发育迟缓，除了颅面部、神经系统和骨骼系统的主要表现外，还有其他器官的异常，如心血管、血液、内分泌及泌尿生殖系统的异常等，但罕见肿瘤和免疫系统的异常。

该病主要的临床表现可概括为以下几方面[1, 6]。

1. 颅面部畸形　严重的小头畸形（头围在 −14 ～ −4SD），"鸟头"样表现（表现为前额窄小后缩 / 前额倾斜、双眼大而突出、喙状鼻伴鼻根高、小下颌、下颌后缩，侧面观似"鸟头"样而得名），睑裂狭小，眼距过短，高腭弓，腭裂，头发稀疏，低位耳，牙齿异常（可见包括出牙晚、牙齿数量少、牙根短、牙釉质发育不全、龋齿、牙周炎、牙齿松动、牙列紊乱等）（图 2-16）。

2. 生长发育迟缓　SCKL 患者于妊娠中晚期可见胎儿宫内发育迟缓，出生时身长小于正常同龄儿，身高并不随着年龄的增长而改善且呈匀称性发育迟缓，成年时身材矮小较严重，身高为 −12 ～ −4SD。

3. 神经系统的障碍　脑部结构和功能的障碍在妊娠期即可体现，三维超声可检测出胎儿期大脑结构的异常，临床报道的神经系统结构和功能的障碍包括智力障碍、肌张力

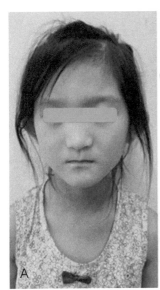
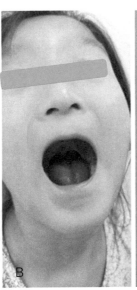
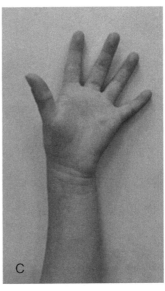

图 2-16　该图为一 4 岁女童，因"身材矮小"就诊，经基因诊断确诊为 SCKL
A. 头发稀疏，招风耳，鹰鼻，上唇薄，人中长；B. 腭裂术后；C. 小指弯曲

过高、神经反射亢进、睡眠障碍、胼胝体发育不全、小脑蚓部发育不全、小脑扁桃体疝、大脑发育不良伴脑积水、前脑无裂畸形、蛛网膜囊肿、未成熟皮质发育不良、颅后窝囊肿、脑膨出、巨脑回畸形、双侧视神经发育不全/萎缩等。

4. 眼部异常[7,8]　在 SCKL 中并不常见，但有眼距较宽、睑裂狭窄、眼球大而突出、白内障、青光眼、晶状体脱落、色素性视网膜病变、眼球震颤、近视、散光、斜视、上睑下垂、内眦赘皮等的报道。

5. 骨骼缺陷　包括脊柱侧凸、漏斗胸、11 对肋骨、单侧畸形、膝关节屈曲挛缩、手部屈曲挛缩、桡骨头脱位、小指弯曲畸形、髋关节脱位、颅骨骨化并进展为颅关节炎、脑发育不良导致的颅缝过早闭合等。

6. 内分泌障碍　可见高胰岛素血症、血脂异常、高雄激素血症、青春期延迟、糖尿病、青春期阴毛早发育、骨龄延迟。

7. 皮肤表现[9]　可出现红斑、鳞片/苔藓样斑块等表现的应激性皮炎，色素沉着，咖啡斑，鱼鳞病。

8. 血液系统异常　包括全血细胞减少、急性髓细胞白血病、骨髓增生异常、再生障碍性贫血。

9. 泌尿生殖系统异常[10]　可表现为慢性肾炎、马蹄肾、肾结石、隐睾、小阴茎、阴蒂多毛。

10. 心血管疾病[6]　SCKL 报道的先天性心脏病并不常见，既往有房间隔/室间隔缺损、卵圆孔未闭、动脉导管未闭、三尖瓣闭锁、法洛四联症、窦性心动过缓、房室传导阻滞、恶性高血压、大脑烟雾样血管病、股浅动脉狭窄等报道。

【实验室检查】

临床症状符合 SCKL 的患者可进行以下评估[1]。

1. 神经系统　注意评估患者智力水平、粗细运动、语言发育、认知和行为等，可以进一步进行影像学检查确定是否存在神经系统的畸形，如大脑皮质和胼胝体缺陷。

2. 生长发育　注意评估患者的头围、身高曲线。

3. 眼科检查　注意评估斜视、屈光不正、上睑下垂、鼻泪管阻塞、白内障、青光眼及视网膜异常等。

4. 口腔科检查　注意有无小下颌、腭裂、牙釉质发育不全、龋齿、牙周炎、牙列紊乱等。

5. 泌尿生殖系统的检查　怀疑肾脏畸形的患者可进行肾脏超声等检测，注意男性患者是否存在隐睾、小阴茎及女性患者是否存在阴蒂多毛等问题。

6. 心血管系统的检测　注意新生儿先天性心脏病的筛查。

7. 骨科评估　注意关节、脊柱的畸形，对肢体畸形的整形手术及麻醉问题等。

8. 产前诊断和遗传咨询　妊娠期超声检查尤其是三维超声检查可对畸形胎儿进行评估。

【诊断和鉴别诊断】

1. 诊断　由于疾病病例较少，目前还没有相关的国际共识或标准对 SCKL 的诊断进行系统性定义，诊断 SCKL 主要依靠临床症状，若患儿出现宫内生长受限、出生后生长发育迟缓、匀称性身材矮小、小颅畸形、智力障碍和"鸟头"样面部表现等应首先考虑 SCKL 的可能。

2. 鉴别诊断[1]　具体见表 2-6。

【治疗】

目前 SCKL 的治疗主要为针对不同器官系统并发症的个体化对症治疗方案。牙齿的治疗计划包括口腔预防、严重牙髓炎的根管治疗、龋齿的修复等，难治性青光眼可进行小梁组织的切除，出现视网膜剥离应及时手术干预。在手术治疗的过程中需要注意麻醉的问题，由于下巴凹陷及大鼻子使得面罩通气困难，而高腭弓、下巴凹陷和牙齿错位可能会造成插管困难，从而增加手术风险[16]。

【遗传咨询】

由于 SCKL 属于常染色体隐性遗传疾病，因此先证者的后代约有 25% 的患病概率，产前诊断和遗传咨询对疾病非常重要[17]。宫内超声有助于疾病的诊断，对怀疑小头畸形的患者，可进行超声（尤其是三维超声）的检查，一般妊娠 16～20 周的连续超声检查

可以检测出胎儿宫内发育迟缓、小头畸形和特异性的面部症状等临床表现，从而指导遗传学检测和治疗[18]。

【预防】

SCKL 属于分子遗传性疾病，目前并无有效的预防方法。妊娠期超声检查有助于发现特异性临床表现，从而考虑进行分子遗传学相关的产前检测，并根据基因结果来决定

表 2-6　SCKL 与其他疾病的鉴别诊断

疾　病	致病基因	遗传方式	临床表型	
			相同点	不同点
小头畸形 - 骨发育不良 - 原发性侏儒症Ⅱ型[11]	FGFR1/FGFR2	AD	拇指/踇趾宽扁或成角畸形	颅骨固化或过早闭合导致的头颅和面部特异性表现，如三叶形颅骨
Floating-Harbor 综合征[12]	SRCAP	AD	1. 面部表现：鼻小柱低垂、低位耳等 2. 宽指尖/短指 3. 身材矮小 4. 智力障碍	1. 长鼻子 2. 头围正常 3. 无下眼睑低垂 4. 指端未见成角/宽扁畸形
Typical Greigcephalopolysyndactyly 综合征[13]	GLI3	AD	拇指/踇趾宽扁或成角畸形	1. 大头畸形，轴前轴后混合并指畸形 2. 轻度患者可出现轻微的面部表现 3. 重度患者可出现脑积水、癫痫和智力障碍
Classic Saethre-Chotzen 综合征[14]	TWIST1	AD	拇指/踇趾宽扁或成角畸形	1. 冠状缝早闭（单侧或双侧），面部不对称 2. 第 2 和第 3 手指可出现并指 3. 大多数智力正常，但也有轻至中度的智力障碍
Menke-Hennekam 综合征[15]	CREBBP 基因第 30 和 31 外显子突变	AD	小头畸形、上睑下垂、鼻梁塌陷、鼻孔前倾、鼻小柱短、长人中、严重的发育迟缓等	缺乏典型的"鬼脸"样笑及特异性的拇指/踇趾宽扁或成角畸形

AD. 常染色体显性遗传

是否及时终止妊娠及其他遗传咨询。

（施玉婷　巩纯秀）

【参考文献】

[1] Faivre L,Cormier-Daire V. Seckel syndrome. Orphanet encyclopedia，2020.

[2] Can E, Bulbul A, Uslu S, et al. A case of Seckel syndrome with Tetralogy of Fallot. Genet Couns, 2010,21（1）：49-51.

[3] 洪琳亮，刘婧，吴斌．一个塞克尔综合征家系的临床特点和突变分析．中华医学遗传学杂志，2019, 36（6）：595-597.

[4] Alderton G K, Joenje H, Varon R, et al, Seckel syndrome exhibits cellular features demonstrating defects in the ATR-signalling pathway. Hum Mol Genet, 2004,13（24）：3127-3138.

[5] Kalay E, Yigit G, Aslan Y, et al. CEP152 is a genome maintenance protein disrupted in SeckelSyndrome. Nat Genet, 2011, 43（1）：23-26.

[6] Saeidi M, Shahbandari M. A Child with Seckel Syndrome and Arterial Stenosis：Case Report and Literature Review. Int Med Case Rep J, 2020,13：159-163.

[7] Krzyżanowska-Berkowska P, Szumny D, Młyńczak T, et al. Bilateral retinal detachment in Seckel syndrome. Can J Ophthalmol,2014,49（5）：e130-e131.

[8] Aktas Z, Yuksel N, Kula S, et al. Childhood glaucoma as an ophthalmic manifestation of Seckel syndrome. J Glaucoma, 2013,22（4）：e3-e4.

[9] Kilic A, Çakmak S K, Tuncali T, et al. Seckel syndrome with cutaneous pigmentary changes：two siblings and a review of the literature. Postepy Dermatol Alergol, 2015,32（6）：470-474.

[10] Jung M, Rai A, Wang L, et al. Nephrolithiasis in a 17-year-old male with Seckel syndrome and horseshoe kidneys：case report and review of the literature. Urology, 2018,120：241-243.

[11] Alkuraya F S. Primordial dwarfism：an update. Curr Opin Endocrinol Diabetes Obes. 2015,22（1）：55-64.

[12] 李荣敏，卢亚超．Floating-Harbor 综合征 1 例并文献复习．中国当代儿科杂志，2019,21（12）：1208-1211.

[13] Biesecker L G, Johnston J J. Greig Cephalopolysyndactyly syndrome. //Adam M P, Ardinger H H, Pagon R A, et al. GeneReviews. Seattle（WA）：University of Washington, 1993.

[14] Gallagher E R, Ratisoontorn C, Cunningham M L. Saethre-Chotzen Syndrome. // Adam M P, Ardinger H H, Pagon R A, et al. GeneReviews. Seattle（WA）：University of Washington, 1993.

[15] Banka S, Sayer R, Breen C, et al. Genotype-phenotype specificity in Menke-Hennekam syndrome caused by missense variants in exon 30 or 31 of CREBBP. Am J Med Genet A, 2019,179（6）：1058-1062.

[16] Arora S, Ghai B, Rattan V. Anesthetic management of a child with Seckel syndrome for multiple extractions and restoration of teeth. J Anaesthesiol Clin Pharmacol, 2012,28（3）：398-399.

[17] Gupta A, Fazal T S, Arora R. Antenatal diagnosis of seckel syndrome.J Obstet Gynaecol India, 2014,64（Suppl 1）：6–8.

[18] Akkurt M O, Pakay K, Akkurt I, et al. Prenatal diagnosis of Seckel syndrome at 21 weeks' gestation and review of the literature. J Matern Fetal Neonatal Med, 2019,32（11）：1905-1908.

第八节　Smith-Lemli-Opitz 综合征

【概述】

Smith-Lemli-Opitz 综合征（Smith-Lemli-Opitz syndrome，SLOS，OMIM#270400）是由先天性胆固醇合成障碍造成的多发畸形综合征。1964 年 Smith、Lemli 和 Opitz 首次报道 3 位无血缘关系但有相似多发畸形综合征伴智力障碍和行为异常等临床症状的患者[1]，因此，该病依 3 位医生姓的缩写命名为 SLOS。

【流行病学】

SLOS 在欧洲人群中较常见，估计发病率为 1 ：20 000 ～ 1 ：60 000；估计美国的发病率为 1 ∶ 50 000[2]。在亚洲及非洲人群中，SLOS 不太常见[3]。

【遗传学】

1993 年，在 SLOS 患者中发现 7- 脱氢胆固醇（7-dehydrocholesterol，7-DHC）的水平升高且胆固醇水平降低[4]。1998 年证实，SLOS 是由编码 7- 脱氢胆固醇还原酶（7-dehydrocholesterol reductase，DHCR7，OMIM ＃ 602858）的 DHCR7 基因突变导致。DHCR7 基因位于 11q13.4，含 14 100 对碱基，共有 9 个外显子，可编码 475 个氨基酸，起始密码子位于外显子 3。DHCR7 位于微粒体膜上，有 9 个跨膜区，在 NADPH 辅酶参与下发挥生理功能，催化 7-DHC 还原为胆固醇的过程。目前已有 200 余种 DHCR7 基因突变报道，以错义突变为主，其次为移码突变、无义突变和剪切变异（http ：//www.hgmd.cf.ac.uk/ac/index.php）。一项针对 263 例欧洲籍 SLOS 患者的研究发现，DHCR7 基因突变在欧洲存在种族和地域差异，如欧洲南部以 p. T93M 突变为主，欧洲西北部以 IVS8-1G ＞ C 突变为主，欧洲东北部则以 p. W151X 和 p. V326L 突变为主[5]。美国以 IVS8-1G ＞ C 突变为主[6]。在一项日本的研究中，p. R352Q 突变频率最高[7]。我国及其他亚洲国家尚未见高频突变位点的报道。

【发病机制】

人体内胆固醇 30% 来源于食物，70% 是内源性自身合成的。体内合成的胆固醇通过载脂蛋白运输到全身各器官。但胆固醇不能通过血脑屏障，因此，血脑屏障形成后中枢神经系统胆固醇则主要来源于原位合成。胆固醇的合成是从羊毛脂固醇开始，其中 DHCR7 在胆固醇合成最后一步还原 7-DHC 从而生成胆固醇。胆固醇是细胞膜主要的脂质成分，在细胞膜的恰当构成是酶最佳活性、离子和代谢转运及信号转导等的关键；另外，胆固醇也参与胆汁酸，类固醇激素、神经活性类固醇和氧化醇的合成。

目前 SLOS 的发病机制尚未明确，推测可能是由胆固醇合成减少，7-DHC 或其衍生物的积聚或这些因素的共同作用导致。还有研究者认为，其与形态发生素（sonic hedgehog，Shh）有关。Shh 是胚胎信号蛋白，在胚胎中枢神经、颅面部发育及四肢的形成中起关键作用，Shh 的激活需要胆固醇的共价结合，SLOS 时胆固醇缺乏削弱了 Shh 信号传导，破坏人体形态发生通路，从而导致各种畸形。

【临床表现】

SLOS 的临床表现广泛，涉及多个系统。轻症者可仅有微小畸形，伴不同程度的行为异常和学习困难并在早期不易被察觉，而重症者则合并多系统异常，甚至死于围生期。患者临床表现包括如下几方面[8]。

1. 生长受限　患儿出生时身材中等矮小，生长发育也受限制，终身高为 143 ～ 170cm。

2. 颜面部异常　小头畸形、内眦赘皮、白内障、内斜视、睑裂下斜、视神经萎缩、耳位低、鼻孔前翻、腭裂或悬雍垂裂、少牙或多牙畸形、牙釉质发育不全、小下颌。

3. 智力发育及行为异常　患者可存在不同程度的智力缺陷。也有患者出现不同程度的行为异常，婴幼儿可表现为易激惹、对食物缺乏兴趣；稍大的儿童可表现为不同程度的多动症、自残行为、性情反常和睡眠障碍。大多数患者表现出孤独症特征，许多儿童符合孤独症的诊断标准。

4. 中枢神经系统异常　精神运动发育障碍、癫痫、前脑无裂畸形、不规则脑回、脑室扩张、脱髓鞘。

5. 肌肉骨骼异常　通贯掌、短拇指、轴后性多指症、第 2 ～ 3 足趾软组织并趾、弯足畸形。

6. 皮肤异常　光过敏。

7. 内分泌系统　类固醇激素合成不足（包括皮质醇、醛固酮）引起的电解质异常、低血糖、高血压。

8. 心血管系统异常　约 50% 患者出现

心血管系统异常，可出现房间隔或室间隔缺损、动脉导管未闭、完全或部分肺动脉异常反流及单一心房。

9. 消化系统异常　许多患儿存在喂养困难，便秘也较常见，部分患者存在幽门狭窄、Hirschsprung 病或肝脏疾病如胆汁淤积、黄疸、纤维化及肝酶升高。

10. 泌尿生殖系统　约 25% 患者可出现肾脏异常，包括肾脏发育不良、肾盂积水、肾囊肿、集合系统结构异常。46,XY 患者出现外生殖器发育不全，包括小阴茎、隐睾、尿道下裂等，46,XX 女性患者中有双角子宫、阴道纵隔及阴唇融合的报道。

【实验室检查】

1. 7-DHC 增高是诊断 SLOS 的特异性指标。患者血清胆固醇浓度通常较低，但部分患者胆固醇水平正常，尤其是当患者年龄较大或表型较轻时。不典型病例可通过检测特定条件下生长的成纤维细胞或淋巴母细胞中固醇含量进行鉴别。目前最常用的检测方法为气相色谱 / 质谱分析。SLOS 的产前诊断可以通过羊水或绒毛膜样本 7-DHC 水平升高证明。妊娠期间胎盘会产生脱氢类固醇（异常增多的 7-DHC 衍生的类固醇），这些类固醇可以在孕妇血清中检测到，并在孕有 SLOS 胎儿的孕妇的尿液中排出 [2]。

2. 当临床表现和实验室检查结果均提示 SLOS 时，可行 DHCR7 基因检测；若患者临床表现或生化检查结果不典型则可考虑全外显子基因检测。

【诊断】

1. 临床诊断　目前尚未建立 SLOS 的临床诊断标准，具有以下临床特征的患者应怀疑 SLOS：生长受限 / 身材矮小，特征性的颅面部特征（小头畸形、内眦赘皮、上睑下垂、耳位低、鼻孔前翻、小下颌等），轴后性多指 / 趾症，第 2 ～ 3 足趾软组织并趾，男性外生殖器发育不全，智力缺陷等。

2. 生化诊断　血清 7-DHC 增高是诊断 SLOS 的特异性指标。若血清中 7-DHC 水平升高则怀疑为 SLOS。7-DHC 也可以在其他组织中进行测量，包括培养的成纤维细胞、羊膜细胞、绒毛膜绒毛及羊水。尽管许多 SLOS 患者患有低胆固醇血症，但正常的胆固醇水平不能排除 SLOS 的诊断。

3. 基因诊断　DHCR7 基因纯合或复合杂合变异即可确诊 SLOS。

【鉴别诊断】

SLOS 与其他疾病的鉴别诊断见表 2-7。

【治疗】

除了对合并颅面畸形、骨骼畸形、腭裂、先天性心脏病、消化道畸形和性发育异常等的 SLOS 患者施行外科手术修复外，目前胆固醇膳食疗法已成为 SLOS 患者的常规治疗。儿童服用结晶体胆固醇的推荐剂量为每天 100mg/kg，实际剂量可每天 60 ～ 150mg/kg；18 岁以上推荐剂量为每天 40mg/kg。可以通过在患者饮食中加入高胆固醇食物（如蛋黄）来补充胆固醇，也可以使用胆固醇的混悬剂。观察性研究报告称，接受胆固醇治疗的 SLOS 患者的生长得到改善、社交能力增强、攻击性较低、感染减少、听力及肌力均得到改善。饮食中补充胆固醇的一个主要限制是胆固醇不能穿越血脑屏障。因此，补充胆固醇不能治疗脑部的生化缺陷。此外，饮食胆固醇治疗的 SLOS 患者的 7-DHC 未达到正常水平，因此，7-DHC 的潜在有害作用可能会持续存在。为了避免这些局限性，目前已提议用辛伐他汀治疗，辛伐他汀是一种 β- 羟基 -β- 甲戊二酸单酰辅酶 A（β-hydroxy-β-methylogutaryl-CoA, HMG-CoA）还原酶抑制剂，可阻断胆固醇合成通路以避免大量 7-DHC 等前体物质的形成。该药的特点是能通过血脑屏障，降低 7-DHC 水平并改善中枢神经系统症状。但在得到更多正式数据之前，辛伐他汀疗法仅在临床试验中考虑 [10]。

此外，SLOS 患者应避免使用氟哌啶醇或其他同类药物，同时应谨慎使用可升高

表 2-7　SLOS 与其他疾病的鉴别诊断 [9]

疾　病	致病基因	遗传方式	鉴别诊断中的临床特征	
			与 SLOS 的重叠	与 SLOS 的区别
Meckel 综合征	*B9D1*、*B9D2*、*CC2D2A*、*CEP290*、*KIF14*、*MKS1*、*NPHP3*、*RPGRIP1L*、*TCTN2*、*TMEM107*、*TMEM216*、*TMEM231*、*TMEM67*	AR	多指 / 趾畸形	囊性肾病、脑膨出
Noonan 综合征	*BRAF*、*KRAS*、*LZTR1*、*MAP2K1*、*NRAS*、*PTPN11*、*RAF1*，*RIT1*、*SOS1*	AR/AD	颈部宽厚、生长受限、尿道下裂	下眼睑裂、肺动脉狭窄
MEND 综合征	*EBP*	XLR	胆固醇代谢障碍、前额窄、面中部发育不良、眼睑下垂、第 2～3 趾并趾、轴后性多指 / 趾症	第 4～5 指并指、脊柱侧弯、皮肤色素沉着、指屈曲
角鲨烯合成酶缺乏症	*FDFT1*	AR	生长受限、智力缺陷、第 2～3 趾并趾、面部畸形、生殖器异常、结构性脑畸形，先天性心脏缺陷，孤独症	7-DHC 正常、血法尼醇升高，尿有机酸（琥珀酸甲酯、甲羟戊酸内酯、饱及和不饱和支链二羧酸）升高
Pallister-Hall 综合征	*GLI3*	AD	多指 / 趾畸形	下丘脑错构瘤
烯胆固烷醇增多症	*SC5D*	AR	胆固醇代谢障碍、腭裂、第 2～3 趾并趾、脂肪肝、小头畸形、前额窄	血液学异常

AD. 常染色体显性遗传；AR. 常染色隐性遗传；XLR. X 连锁隐性遗传

7-DHC 的药物（曲唑酮、阿立哌唑），并且应避免长时间暴露在阳光下。

【遗传咨询】

SLOS 是常染色体隐性遗传病。当家族中已知致病突变时，可以通过分子遗传分析进行携带者筛查。若夫妇双方均为 *DHCR7* 基因突变携带者，则生育患儿的风险为 25%。

【预防】

该病目前尚无有效的预防措施，生育过该病患儿的父母，建议再次生育时进行产前诊断。

（范丽君　巩纯秀）

【参考文献】

[1] Smith D W, Lemli L, Opitz J M. A newly recognized syndrome of multiple congenital anomalies. J Pediatr, 1964，64：210-217.

[2] Nowaczyk M J, Irons M B. Smith-Lemli-Opitz syndrome：phenotype, natural history, and epidemiology. Am J Med Genet C Semin Med Genet, 2012，160C（4）：250-262.

[3] Wright B S, Nwokoro N A, Wassif C A, et al. Carrier frequency of the RSH/Smith-Lemli-Opitz IVS8-1G ＞ C mutation in African Americans. Am J Med Genet A, 2003，120A（1）：139-141.

[4] Irons M, Elias E R, Salen G, et al. Defective cholesterol biosynthesis in Smith-Lemli-Opitz syndrome. Lancet,1993，341（8857）：1414.

[5] Witsch-Baumgartner M, Schwentner I, Gruber M, et al. Age and origin of major Smith-Lemli-Opitz syndrome（SLOS）mutations in European populations. J Med Genet, 2008，45（4）：200-209.

[6] Correa-Cerro L S, Wassif C A, Kratz L, et al. Development and characterization of a hypomorphic Smith-Lemli-Opitz syndrome mouse model and efficacy of simvastatin therapy. Hum Mol Genet, 2006,15（6）：839-851.

[7] Matsumoto Y, Morishima K I, Honda A, et al. R352Q mutation of the DHCR7 gene is common among Japanese Smith-Lemli-Opitz syndrome patients. J Hum Genet, 2005，50（7）：353-356.

[8] Sharon　Ginat, 王鸥 .Smith-Lemli-Opitz 综合征：一种由胆固醇合成缺陷引起的多发畸形 / 智力发育障碍 . 世界医学杂志 ,2001 ,005（010）：26-33.

[9] Nowaczyk M J M, Wassif C A. Smith-Lemli-Opitz Syndrome//Adam M P, Ardinger H H, Pagon R A, et al. GeneReviews. Seattle（WA）：University of Washington, Seattle，1998.

[10] 宋力 , 孟英韬 .Smith-Lemli-Opitz 综合征研究进展 . 中华儿科杂志 ,2009,47（11）：842-845.

第九节　Kabuki 综合征[1-13]

【概述】

Kabuki 综合征（Kabuki syndrome，KS）又称 Niikawa-Kuroki 综合征，是一种先天性精神发育迟缓综合征，除了有神经及生长发育迟缓外，同时还伴随其他多系统和器官的畸形和（或）异常。1981 年日本学者 Niikawa 等和 Kuroki 等学者首次描述了临床表现为下眼睑外翻、弓形眉伴眉外 1/3 稀疏或分散、鼻柱短小且鼻尖塌陷及耳部异常等症状的一种特殊面容综合征即 Kabuki 综合征，1988 年 Niikawa 等总结了 62 例的患儿的 5 种主要临床表现：典型的面部表现（100%）、骨骼畸形（92%）、异常的皮纹表现（93%）、不同程度的智力发育迟缓（92%）和出生后生长发育迟缓（73%）。

【流行病学】

日本曾报道该病发病率为 1/32 000，其余国家报道的发病率与日本发病率相近，而澳大利亚和新西兰报道的发病率约为 1/86 000，目前中国还没有确切发病率的报道。

【遗传学】

基于遗传学角度分析，临床上把 Kabuki 综合征（KS）分为 KS1 和 KS2。KS1（OMIM#147920）是由位于 12q13 染色体上的 KMT2D 基因突变引起的一种常染色体显性遗传疾病，55% ～ 80% 的 Kabuki 综合征患者为 KS1；而 KS2（OMIM#300867）则是 Xp11 染色体上 KDM6A 基因突变引起的一种 X 连锁显性遗传疾病，见于不足 10% 的 Kabuki 综合征患者。

【发病机制】

2010 年 Ng 等通过外显子检测及基因富集分析确定了 KMT2D 基因的致病性，2012 年 Lederer 等则在 3 例 KMT2D 基因阴性的患者中发现了另一个候选致病基因即 X 染色体上的 KDM6A 基因，2013 年 Miyake 等报道了另 3 例 Kabuki 综合征患者以进一步肯定了 KDM6A 基因的致病性，这两种基因主要表现为新发突变而非家族聚集性突变。此外，其他基因如 UTY 基因、HNRNPK 基因、RAP1A 基因和 RAP1B 基因突变被认为可能是 Kabuki 综合征的潜在致病基因，但仍有部分患者基因检测均为阴性，需要进一步研究其致病原因。

1. *KMT2D* 基因突变 *KMT2D* 基因（lysine methyltransferase 2D，OMIM* 602113）（NM_003482.4）又称 *ALR* 基因、*KMS* 基因、*MLL2* 基因、*MLL4* 基因、*AAD10* 基因、*KABUK1* 基因、*TNRC21* 基因、*CAGL114* 基因。该基因位于染色体 12q13 上，共有 55 个外显子，其中用来编码的外显子有 54 个，编码区共有 16 614bp 碱基，可以编码 5537 个氨基酸。其编码的蛋白 - 组蛋白甲基转移酶是 MLL 家族蛋白中的一种，其结构中包含 1 个 SET 结构域（是具有赖氨酸甲基转移酶活性的蛋白的重要标志物）、5 个 PHD 结构域、1 个 HMG- Ⅰ 结合域、1 个锌指结构、FY 富集区及其他结构域，主要功能是可以促进组蛋白 H3K4 的甲基化（图 2-17），而甲基化的 H3K4 可以作为转录起始的标志物，主要作用在启动子和增强子区促进特异性组织中靶基因的转录表达、调控细胞的分化发育等，MLL2 蛋白是蛋白复合体 ASC-2 中一员，该复合体由一种转录调控子来调控基因的转录。动物实验证实，Kabuki 综合征表型的 *KMT2D* 基因突变小鼠可检测出 H3K4me3 水平下降。*KMT2D* 基因突变对 Kabuki 综合征的发生具有剂量效应，单倍体剂量不足时即可导致 Kabuki 综合征[9]，而完全敲除 *KMT2D* 基因的小鼠则会导致胚胎致死，斑马鱼中失活蛋白时会出现 Kabuki 综合征典型的临床表现，且会影响 H3K4me1 和 H3K4me2 的水平，从而导致心血管障碍。*KMT2D* 基因不仅可以调控细胞的分化发育和神经、心血管等系统的生长发育，还在调控内分泌、肿瘤抑制等方面起重要作用，因此，基因突变患者应进行全面评估，包括肿瘤风险评估（图 2-17）。

2. *KDM6A* 基因变异 *KDM6A* 基因（lysine-specific demethylase 6A，OMIM*300128）（NM_001291415.2）又称 *UTX* 基因、*KABUK2* 基因。该基因位于染色体 Xp11.3 上，共有 30 个外显子，外显子均用来编码氨基酸，编码区共有 4362bp 碱基，可以编码 1453 个氨基酸。其编码的蛋白是赖氨酸特异性脱甲基酶 6A，它是 2- 氧戊二酸和铁依赖性 Jmjc 双加氧酶家族中的一员，主要用来调控组蛋白 H3K27 的去甲基化（H3K27me3），并通过组蛋白乙酰化酶 CREBBP 使组蛋白 H3K27 乙酰化（H3K27ac），乙酰化的 H3K27 与 H3K4me3 作用相同，打开染色体来调节靶基因的转录和表达，而甲基化的 H3K27 则抑制基因的转录和表达，KDM6A 蛋白还与 KMT2D 蛋白、ASH2L 蛋白、WDR5 蛋白和 RBBP5 蛋白组成蛋白复合体，来协调 H3K4me3 和 H3K27me3 去甲基化平衡，此外 *KDM6A* 还是一种肿瘤抑制基因，基因突变可导致发生肿瘤的风险增加。在动物实验中，敲除蛋白的雌性小鼠并不能正常存活，由于 *KDM6A* 基因存在 X 染色体失活逃逸，所以杂合子雌性小鼠可以存活，但是其会影响组蛋白 H3K4 的甲基化，而部分半合子雄性小鼠可以正常存活，考虑是因为 Y 染色体上存在的同源基因 *KDM6C*（又称 UTY 基因）可以一定程度上弥补 *KDM6A* 基因的缺失。研究表明，*KDM6C* 功能与 *KDM6A* 功能相同（如去甲基化活性和肿瘤抑制），但效应可能不如 *KDM6A* 基因。敲除蛋白后的雄性小鼠和斑马鱼中可见颅面部、脊索、心脏、造血系统等异常表现，*KDM6A* 基因主要是在中外胚层的分化及表观调控方面起重要作用，并会增加肿瘤风险。

【临床表现】

Kabuki 综合征是以典型的面部表现与其他疾病相鉴别，患者还伴随其他多器官的异常如内脏器官的畸形、骨骼的改变、免疫系统的缺陷、胎儿期指尖脂肪垫的发生与持续性存在及生长发育和智力发育迟缓等。因面部异常是诊断疾病的重要临床表现，但还需

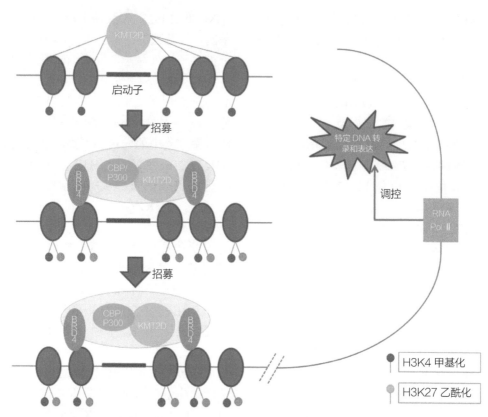

图 2-17　KMT2D 作用机制 [13]

要结合智力发育迟缓、生长发育迟缓和骨骼畸形及其他器官系统的异常来共同诊断。目前，国外报道患者中以长睑裂（99%）、智力障碍（90%）、指尖脂肪垫（89%）、眼睑外 1/3 外翻（87%）及第 5 指弯曲畸形（84%）较常见，而中国报道的患者以智力障碍（80%）和鼻尖塌陷（70.2%）为常见的临床表现。临床表现有以下几方面。

1. 典型的面部表现　小头畸形、面部轮廓扁平、长睑裂伴下眼睑外 1/3 外翻、长睫毛、弓形眉且外 1/3 稀疏、扁平鼻、鼻尖塌陷、鼻小柱短小、杯状耳、耳部突出伴低位耳或耳郭后旋、小颌畸形、牙龈增厚、牙齿拥挤或稀疏、牙质发育不全、唇 / 腭裂、高腭弓等（图 2-18）。

2. 神经系统发育障碍　可表现为肌张力降低、癫痫、孤独症、智力障碍等，智力障碍是 KS 的一种神经系统发育不良的表现，

因此大部分 KS 患者会出现轻至重度智力发育障碍，这可能与脑部结构和功能的异常有关。目前报道的 KS 患者脑部结构异常可有小脑萎缩、Dandy-Walker 畸形、小脑扁桃体下疝畸形、蛛网膜下腔囊肿、脊髓空洞症、胼胝体发育不良、前脑无裂畸形、先天性脑积水、皮质萎缩等。在脑 MRI 水平上，与正常同龄人相比，KS 患者可出现双侧海马和齿状回明显萎缩。动物实验研究发现，*KMT2D* 基因突变的小鼠中不仅会有 KS 的面部表现（扁平鼻、耳部异常等），同时还会出现海马区及其齿状回的缺陷导致记忆学习等方面的障碍，此可解释 KS 患者智力发育障碍。

3. 生长发育障碍　KS 患者会出现宫内发育迟缓和出生后生长迟缓。宫内发育迟缓可出现在 19% ～ 65% 的 KS 患者中，而出生后生长迟缓在 35% ～ 71% 的 KS 患者中

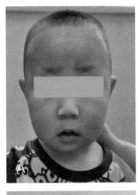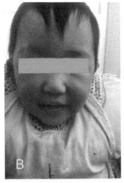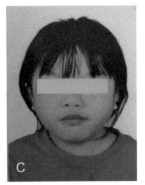
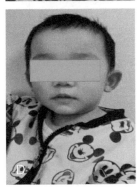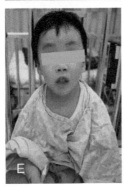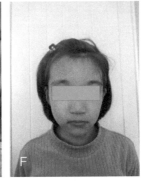

图 2-18 Kabuki 综合征的临床表型（首都医科大学附属北京儿童医院内分泌门诊收录）

可见。有 19% ～ 29% 的患者可见青春期超重或肥胖，同时 2% ～ 22% 的患者可合并有生长激素缺乏症。Ruault 等通过对 94 名法国 KS 患者的生长发育研究发现，男 / 女平均出生身长、体重和头围分别约为－ 0.3SD/ －0.5SD、－ 0.8/ － 1.2SD 和－ 0.9SD/ － 1.4SD，基于父母靶身高（parental target size，PTS）水平下的身高平均值为－ 1.8 ～－ 2SD。在 *KMT2D* 基因杂合变异的小鼠中同样观察到与 KS 患者相同的表现，如身长和体重减少、长骨缩短等，研究表明这可能与软骨细胞早熟分化和软骨内成骨障碍有关。

4. 皮纹异常 最常见的是指尖脂肪垫的持续性存在，其是 KS 常见且较特异性的表现，此外，还可见指纹消失、皮肤无纹理、多褶皱及小鱼际肌箕形纹增加等。

5. 骨骼畸形 可出现肋骨异常、小指短小、并指、指甲发育不全、脊柱畸形（侧凸或椎骨矢状裂）、髋关节发育不全或脱位、髌骨脱位、关节松弛、四肢畸形、颅骨异常等表现。

6. 免疫系统异常 KS 患者会出现免疫系统异常的表现，较常见的是低丙种球蛋白血症和易感性升高且反复感染如中耳炎等，也可见自身免疫性疾病，其中以免疫介导的特发性血小板减少性紫癜和自身免疫性溶血性贫血较常见，个案中也有中性粒细胞减少症的报道。

7. 运动系统异常 KS 患者会出现运动发育迟缓和精细运动功能受损，与正常人的脑结构相比，KS 患者的双侧中央前回和额叶中回灰质显著减少，患者还可出现左侧中央前回和额叶中回血流量减少，这些区域与运动相关，结构和血流的异常会导致运动功能受损。

8. 心血管系统异常 Kabuki 综合征患者可表现为先天性心血管畸形，如二叶主动脉瓣、主动脉狭窄、主动脉瘤、大动脉转位、房间隔缺损、室间隔缺损、法洛四联症、动脉导管未闭、右束支传导阻滞等。在敲除 *KMT2D* 基因的斑马鱼模型和条件性心脏 *KMT2D* 基因敲除的小鼠模型中均证实了 *KMT2D* 基因的缺失可导致心血管畸形，其是通过激活抑制心内膜及心内皮细胞生产的Notch 通路从而导致了心血管畸形。

9. 泌尿生殖系统异常　Kabuki 综合征患者可表现为膀胱输尿管反流并尿路感染、孤立肾、双肾盂、肾积水、多囊性肾发育不良、巨输尿管、直肠阴道瘘伴肛门闭锁、输尿管畸形等，男性可有隐睾、小阴茎、尿道下裂等性腺异常，女性可表现为性早熟、阴唇融合、乳房早发育、原发性卵巢功能障碍等症状。

10. 其他异常　①眼部异常，最常见的是斜视（20.5%）、上睑下垂（14.5%），还可见泪点发育不全、角膜后胚胎环、眼睑闭合不全、蓝巩膜及罕见的虹膜或视网膜缺损、屈光异常等，严重时会导致严重的视力受损；②消化系统异常，胃食管反流、先天性肝脏异常（胆道闭锁、新生儿硬化性胆管炎、特发性肝纤维化等）、肛门或直肠畸形等，也可导致婴幼儿期喂养困难；③患者还可表现为感觉神经性听力障碍、高胰岛素性低血糖等，以及鼻后孔闭锁、甲状旁腺功能减退、青春期发育延迟或缺失等 Kabuki 综合征中较少见的临床症状，且随着年龄的增长，肥胖和抑郁症的发生率也会增加。

此外，母亲妊娠期的产检史对于 Kabuki 综合征的诊断可能也有一定的作用，产前超声可以一定程度地检测胎儿的心脏病、肾脏畸形等先天性器官障碍，还发现约 41% 的胎儿出现羊水过多，但临床意义需要进一步研究。

【实验室检查】

Kabuki 综合征诊断前可进行以下检查和评估，具体见表 2-8。

【诊断和鉴别诊断】

1. 诊断　由于 Kabuki 综合征的临床表现多样化，同时又可与其他疾病在一定程度上具有重复性，因此根据临床表现诊断 Kabuki 综合征具有一定的挑战性。同时婴幼儿和成人因面部表现并不典型，使诊断难度更大，但值得注意的是婴幼儿期张力下降和喂养困难是考虑 Kabuki 综合征的重要表现，

下眼睑外翻和指尖脂肪垫会随着年龄的增长而变得不典型，而长睑裂和智力迟缓是成人期重要的临床表现，也是诊断的重点。婴幼儿及成人的诊断比儿童更困难，需要全面进行评估以防漏诊。

结合既往报道的病例特点，Cheon 等提出诊断 Kabuki 综合征的最低标准是在不考虑种族差异的基础上，需要满足睑裂长伴下眼睑外侧部分外翻、弓形眉伴眉外侧稀疏、鼻尖塌陷伴短鼻柱、耳部突出 / 杯状耳及发育迟缓或智力低下。之后 Makrythanasis 等提出了一套评分体系对 Kabuki 综合征进行临床评估，具体见表 2-9。该评分体系主要针对的是 $KMT2D$ 基因变异 [$KMT2D^+$：$KMT2D^-$ 平均分 =（7/10）：（4/10）] 且临床表现比较典型的患者，这可能会影响其他致病基因或临床表现不典型患者的检出率，因此需要进一步丰富评估体系来辅助临床判断。

基于此，2019 年相关国际共识提出 Kabuki 综合征的诊断标准为任何年龄段患者既往出现婴儿期肌张力减退、生长发育迟缓和（或）智力障碍并伴随以下 1 种以上的症状：①致病性 $KMT2D$ 基因或 $KDM6A$ 基因突变；②典型的头面部畸形，包括长睑裂伴下眼睑外 1/3 外翻。另外，同时伴 2 种以上的表现：①弓形眉伴眉外 1/3 稀疏；②鼻尖塌陷、鼻柱短小；③宽大、显著、杯状耳；④持续存在的指尖脂肪垫。符合以上条件均应先考虑 Kabuki 综合征，其中长睑裂伴下眼睑外 1/3 外翻对于 Kabuki 综合征具有特异性，因此诊断时其在某种程度上是必须的。但值得注意的是，面部的异常在 3 ～ 12 岁比较典型，临床上比较容易辨识，对于不容易识别面部畸形的婴幼儿、青少年及成人，需要结合其他临床症状或分子遗传证据及既往史来进行确诊，同时智力障碍在婴幼儿中亦不易检测，可考虑由肌张力降低和生长发育迟缓替代。诊断指标评估标准参考：①致病性 $KMT2D$ 基因或 $KDM6A$ 基因突变：致病性基因突变

表 2-8　Kabuki 综合征诊断前的检查及评估

	评估项目	评估的问题
生长发育	身高、体重和头围的测量	生长发育障碍是喂养困难的后遗症
眼部异常	眼科检查	用于斜视、屈光不正、上睑下垂和角膜畸形
听力障碍	基线听力评估	评估传导性和（或）感音神经性听力受损
心血管系统	主动脉弓超声心动图	先天性心脏病合并主动脉狭窄
	考虑使用心电路	考虑心律失常
呼吸系统	胸部 X 线片	呼吸问题、慢性咳嗽或反复肺炎患者
胃肠道 / 喂养问题	评估营养状况，胃食管反流病	对疑似吞咽困难的患者 婴幼儿可能出现发育障碍，青少年和成人可能出现肥胖症
泌尿和生殖系统	肾	肾畸形和肾积水的评估
	男性尿道下裂 / 隐睾的检查	评估生殖功能
骨骼肌肉系统	脊柱侧凸的患者进行脊柱 X 线检查	评估脊柱畸形
内分泌系统	高胰岛素评估	新生儿 / 婴幼儿持续性低血糖
	低甲状腺激素 / 生长激素缺乏评估	生长速度不正常
免疫系统	T 细胞计数、T 细胞亚群、血清免疫球蛋白水平	反复感染
神经系统	脑电图	疑似癫痫患者
	头颅 MRI	癫痫患者的结构性脑畸形 考虑 Chiari Ⅰ畸形
精神病 / 行为学	神经心理学评估	检查大于 12 个月的患儿而出现睡眠障碍、注意缺陷多动障碍、焦虑、提示孤独症谱系障碍时
其他	神经发育评估	评估运动、言语 / 语言、一般认知、职业技能
	临床遗传学咨询	评估下一代遗传相关问题

的评估需要符合 2015 年 *ACMG* 遗传变异分类标准与指南，其中致病及可能致病是诊断指标，临床意义不明确不纳入诊断指标中。②睑裂长度测量，患者在配合的情况下，与检查者坐在同一水平面上，保持头部中立位置，眼睛仰望天花板，用直尺测量内眦与外眦之间的距离（测量值大于等于平均年龄下测量值的 2SD）。③身材矮小，身长或身高小于等于同年龄及性别平均值的 2SD。

2. 鉴别诊断

（1）CHARGE 综合征（OMIM#214800）：详见 CHARGE 综合征章节。

（2）Turner 综合征（OMIM#313000）：详见 Turner 综合征章节。

表 2-9　Makrythanasis 等提出的 Kabuki 综合征临床评估体系

主要临床表现	临床评估细则	评 分
面部表现	1. 长睑裂 2. 下眼睑外翻 3. 上睑下垂 4. 斜视 5. 蓝巩膜 6. 弓形眉伴眉外 1/3 稀疏 7. 宽鼻根 8. 鼻尖弯曲 9. 牙列异常 10. 牙齿稀疏 11. 腭裂 12. 上唇薄 13. 唇瘤 14. 小颌畸形 15. 耳大畸形	0 ～ 5 分（0 ～ 3 项细则 =1 分，4 ～ 6 项细则 =2 分，7 ～ 9 项细则 =3 分，10 ～ 12 项细则 =4 分，13 ～ 15 项细则 =5 分）
四肢表现	1. 持续存在的指尖脂肪垫 2. 指过短 / 指弯曲 3. 关节松弛 4. 髋关节脱位	0 ～ 1 分（0 ～ 1 项细则 =0 分，2 ～ 4 项细则 =1 分）
小头畸形	/	1 分
身材矮小	/	1 分
心脏异常	/	1 分
肾脏异常	/	1 分
总分		0 ～ 10 分

（3）Opitz-Kaveggia 综合征（OMIM# 305450）：又称 FG 综合征 1，是 FG 综合征家族中的一员。它是一种表现为神经发育迟缓、相对巨颅畸形、肌张力减退和肛门闭锁等的 X 连锁性疾病。与 Kabuki 综合征疾病相比，该病虽然也有新生儿肌张力减低、智力 / 生发育迟缓及其他非特异性症状而不易与 Kabuki 综合征鉴别，但 Kabuki 综合征典型的面部表现在 FG 综合征 1 中并不常见，Kabuki 综合征常见的是长睑裂伴下眼睑外 1/3 外翻，而 FG 综合征 1 是睑裂向下倾斜，因此，临床上从面部表现可以进行鉴别，也可以从基因方面进一步证实，已知 FG 综合征 1 的主要致病基因是 MED12，Kabuki 综合征的主要治病基因是 KMT2D 和 KDM6A，因此若面部不易识别时，可以结合基因检测进一步确诊。

【治疗】

临床上常采用对症治疗，早期诊断和治疗对于患者非常重要，尤其是面部表现不明确的新生儿，早期治疗会改善预后，提高生活质量。例如，喂养困难的患者可以进行鼻胃管饲喂养，严重者可以胃造口术治疗；泪道发育不全的患者可在 7 岁后进行结膜泪囊鼻腔造口术；胆道异常的患者可行肝肠吻合术；对于髋关节发育不良的患者，Lim 等研究发现 Kabuki 综合征患者的严重度比特发性的髋关节发育不良严重，可行外固定或手术进行治疗。他们提出，Dega 截骨术可作为骨盆发育不良的可行方法；对于身高的问题，临床上采用生长激素治疗，对使用生长激素治疗 1 年的 Kabuki 综合征患者进行分析发现，生长激素对于 Kabuki 综合征身材矮小有一定的效果，可增高约 1SD，且 *KMT2D* 基因阳性 Kabuki 综合征效果优于 *KDM6A* 基因阳性 Kabuki 综合征患者，同时发现年龄越小，效果越好，但由于该病为罕见病，因此，治疗效果可在增大样本量后再进行评估。此外，约 57% 的患者会出现儿童中期和青少年期的超重或肥胖，从而导致肥胖相关疾病的发生，因此，需要家长配合对患者进行合理饮食控制，预防肥胖的发生。

此外，在动物模型上的研究也有一定的进展，如 Notch 通路的激活可以导致心血管畸形，胚胎期用 Notch 通路抑制剂 DAPT 阻断通路后可以显著增加心血管区内皮细胞和心内膜细胞的增殖，但目前其并未应用在临床；使用组蛋白脱乙酰基酶抑制剂 AR-42 可以调节 *KMT2D* 基因突变小鼠的神经缺陷，改善海马记忆缺陷，这种治疗方式同样仅处于动物实验水平，并未进行临床试验。

【遗传咨询】

KMT2D 基因的突变遗传方式是常染色体显性遗传，先证者确诊后，其兄弟姐妹的患病风险取决于父母的遗传状况，如果先证者父母受到影响，则兄弟姐妹的患病风险为 50%，如果先证者的突变未在父母白细胞中检查出来，则可能存在父母生殖系嵌合体，因此兄弟姐妹的患病风险可略高于一般人，若父母均未受影响且未出现生殖系嵌合体，则兄弟姐妹的患病风险较低，而先证者的后代均有 50% 的遗传概率。

KDM6A 基因突变的遗传方式是 X 连锁隐性遗传，一般先证者的父亲不会受影响，因此一般不需要检测，而母亲取决于受影响的个体，若有 1 名以上的孩子受影响，且白细胞未检测出基因突变体，则可能是生殖系嵌合体，若男性是唯一受影响的，则母亲可能是杂合子，或者男性出现新发突变，则母亲可能不受影响。先证者兄弟姐妹的患病率取决于母亲的遗传状况：若母亲存在突变体，妊娠的传播概率是 50%，男性同胞受影响的程度可严重于女性同胞，若母亲不受影响，但可能存在生殖系嵌合体，因此兄弟姐妹的患病率高于一般人。由于男性受影响的较少，目前还没有男性先证者后代的发病率的报道。

【预防】

该病属于分子遗传性疾病，目前并无有效的预防方法。

（张贝贝　巩纯秀）

【参考文献】

[1]Niikawa N, Matsuura N, Fukushima Y, et al. Kabuki make-up syndrome：a syndrome of mental retardation, unusual facies, large and protruding ears, and postnatal growth deficiency. J Pediatr, 1981, 99（4）：565-569.

[2]Kuroki Y, Suzuki Y, Chyo H, et al. A new malformation syndrome of long palpebral fissures, large ears, depressed nasal tip, and skeletal anomalies with postnatal dwarfism and mental retardation. J Pediatr, 1981, 99（4）：570-573.

[3]Shangguan H, Su C, Ouyang Q, et al. Kabuki syndrome：novel pathogenic variants, new phenotypes and review literature. Orphanet J Rare Dis, 2019, 14（1）：255.

[4]Ng S B, Bigham A W, Buckingham K J, et al. Exome sequencing identifies MLL2 mutations as a cause of Kabuki syndrome. Nat Genet, 2010, 42（9）：790-793.

[5]Makrythanasis P, van Bon B W, Steehouwer M, et al. MLL2 mutation detection in 86 patients with Kabuki syndrome：a genotype-phenotype study. Clin Genet,

2013, 84（6）：539-545.

[6]Adam M P, Hudgins L, Hannibal M. Kabuki syndrome. //Adam M P, Ardinger H H, Pagon R A, et al.GeneReviews. Seattle（WA）：University of Washington, 2011.

[7] 中华医学会儿科学分会内分泌遗传代谢学组．Turner 综合征儿科诊疗共识．中华儿科杂志，2018, 56（6）：406-413.

[8]Adam M P, Banka S, Bjornsson H T, et al. Kabuki syndrome：international consensus diagnostic criteria. J Med Genet, 2019, 56（2）：89-95.

[9]Ruault V, Corsini C, Duflos C, et al. Growth charts in Kabuki syndrome 1. Am J Med Genet A, 2019.

[10]Ang S Y, Uebersohn A, Spencer C I, et al. KMT2D regulates specific programs in heart development via histone H3 lysine 4 di-methylation. Development, 2016, 143（5）：810-821.

[11]Gažová I, Lengeling A, Summers K M. Lysine demethylases KDM6A and UTY：The X and Y of histone demethylation. Mot Genet Metab, 2019, 127（1）：31-44.

[12]Sobreira N, Brucato M, Zhang L, et al. Patients with a Kabuki syndrome phenotype demonstrate DNA methylation abnormalities. Eur J Hum Genet, 2017, 25（12）：1335-1344.

[13]Froimchuk E, Jang Y, Ge K. Histone H3 lysine 4 methyltransferase KMT2D. Gene, 2017, 627：337-342.

第十节 Noonan 综合征

【概述】

Noonan 综合征（OMIM ＃ 163950）发病与丝裂原活化蛋白激酶（RAS-mitogen-activated protein kinase, RAS-MAPK）信号传导通路（简称 RAS-MAPK 途径）的信号上调相关[1]。1962 年，儿科心血管医生 Jacqueline Noonan 首次描述了 9 例相似病例，发现患者具有特殊面容、身材矮小、胸廓畸形和肺动脉狭窄的临床表现，他将其发表成文并命名为 Noonan 综合征[2]。Noonan 综合征的临床特征性表现包括特殊面容、身材矮小、胸部畸形和先天性心脏病等。

【流行病学】

Noonan 综合征是一种先天遗传性疾病，为常染色体显性遗传病，呈完全外显率，但表现度不一。活产新生儿的发病率为 1/2500 ～ 1/1000，男女均可发病，可散发，也可有家族史[3]。目前我国对该病的发病率、生存率及累积死亡率尚未进行系统的统计。

【遗传学】

Noonan 综合征属于常染色体显性遗传疾病。根据基因型，Noonan 综合征曾经分为 1 ～ 10 型。截至目前，已发现 13 个基因与 Noonan 综合征有关，且能解释 70% ～ 80% 出生后诊断的 Noonan 综合征[4]。50% 由 PTPN11 基因突变引起，SOS1 基因突变约占 13%，RAF1 基因和 RIT1 基因突变约占 5%，KRAS 基因突变低于 5%。其他基因（NRAS、BRAF、MAP2K1、RRAS、RASA2、A2ML1、SOS2、LZTR1）突变报道低于 1%（http：//www.hgmd.cf.ac.uk/ac/all.php）。2010 年，美国 Noonan 综合征协作小组制订的临床指南中明确提出，Noonan 综合征相关基因筛查阳性可协助诊断该病，但筛查阴性并不能排除该病[5]。目前尚无基因型与表型之间的明确相关性报道。

【发病机制】

研究认为，Noonan 综合征发病与 RAS-MAPK 途径的信号上调相关。该通路存在于大多数细胞内，可将生长因子、激素等细胞外信号转导至细胞内，从而促进细胞的增殖、分化、代谢等。当细胞膜表面受体与激素等刺激信号分子结合后，生长因子受体结合蛋白 2（growth factor receptor bound protein2，GRB2）募集，与鸟苷酸交换因子（如 SOS1）、蛋白酪氨酸磷酸酶非受体型 11 形成复合体，使 GDP-RAS 转化为具有活性的 GTP-RAS，活化的 RAS 蛋白通过一系列的磷酸化反应引起 RAF-MEK-ERK 信号级联反应，最终 ERK 信号分子进入细胞核内调节相关基因的转录并对刺激信号做出反应[1]。

【临床表现】

Noonan 综合征患者临床表现复杂，可累及多系统，临床诊断后需要进行智力、视力、听力、生长发育及心脏等多系统的评估，以利于及时予以智力引导、生长激素治疗、先天性心脏病的外科手术等相应的治疗。

1. 特殊外貌　Noonan 综合征患者的面容特征在婴儿期和儿童早中期表现得最为突出，随着年龄的增长，这些表现会越来越轻，越来越不典型，因此，了解 Noonan 综合征患者在不同年龄段的外貌特征对临床识别可疑病例非常重要[6]。

（1）新生儿期患儿：头颅特征为头围大、脸小、前额高、太阳穴处缩窄、头发纤细；眼部特征为眼距增宽伴突眼、内眦赘皮、上睑下垂、睑裂水平或下斜；鼻子特征为短鼻、鼻梁低平、鼻尖饱满；耳部特征为耳位低、耳轮呈椭圆形、常伴后旋和增厚（可达90%）；其他颅面部特征为人中深、上唇饱满、腭弓高（＞55%）、小下颌（33%～43%）；颈部特征为颈短、皮肤松弛、后发际线低（约占 55%，图 2-19）。另外，患者还可伴手足背部水肿等（图 2-20）。

（2）儿童至青春期患儿：至儿童中后期，患儿面部特征逐渐不明显，与一般肌病患者面容相似。至青春期，患者脸型呈倒三角形、头发卷曲、突眼减轻、鼻根变窄、鼻梁变薄、颈项增长、蹼状颈明显或斜方肌突出，胸部畸形（以鸡胸最常见，漏斗胸次之）和肘外翻较前明显，并可伴有乳距增宽（图 2-20）。

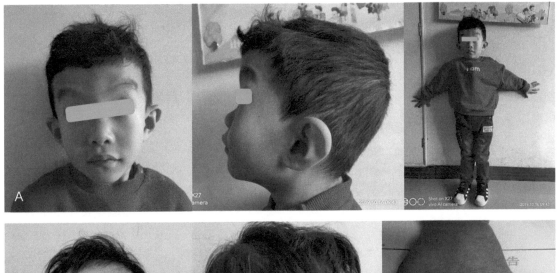

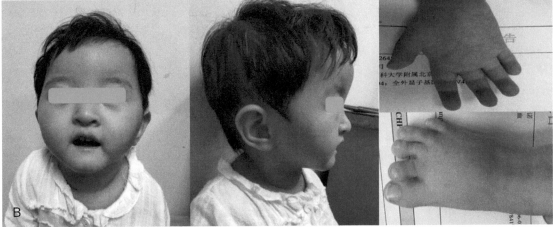

图 2-19　基因确诊为 Noonan 综合征患儿特征

A. 为 *PTPN11* 基因突变所致；B. 为 *SOS* 基因突变所致

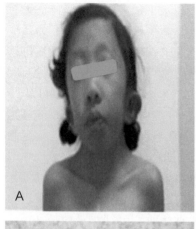
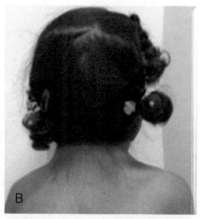
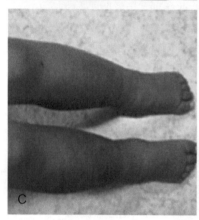
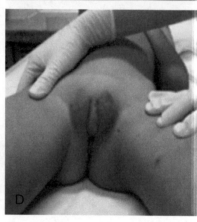

图 2-20　Noonan 综合征 9 型患儿的临床表现

A、B. 可见患儿全身肤黑、脸颊皮肤潮红、粗陋面容、双侧眼外眦下斜、眼球略凸、双耳位低、后旋、嘴大唇厚、人中短、头发卷曲后发际线低等特殊面容；C. 可见患儿双下肢非指凹性水肿，以膝关节以下为著，皮肤粗厚、色黑，散在皮下瘀斑；D. 可见患儿外阴肿胀、大阴唇肿胀、阴蒂肥厚

（3）成人患者：成人面部特征不明显，皮肤显得薄而透明、前发际线较高、鼻唇沟较同龄人更深更明显，仅少数成人还保留上睑下垂、眼距宽、耳位低、耳轮后旋/增厚和蹼状颈。

2. 脊柱和四肢　Noonan 综合征患者脊柱侧弯的报道占 10%～15%，其他较少见的脊柱异常包括驼背、脊柱裂、椎骨/肋骨异常、膝外翻等。马蹄内翻足占 10%～15%，其他异常如关节挛缩约占 4%，尺桡骨结合变形约占 2%，颈椎融合约占 2%，关节过伸较常见。

3. 心血管系统　Noonan 综合征合并先天性心脏病在 Noonan 综合征中第 2 常见，仅次于 21- 三体综合征。超过 80% 的 Noonan 综合征患者伴有心血管系统异常。肺动脉狭窄是最常见的表现，其中 25%～35% 患者伴有瓣膜发育异常。孤立或伴发房间隔缺损

也较常见，另外，患者还可以呈现较宽的临床谱带。约 50% 的 Noonan 综合征患者有异常的心电图改变，如电轴左偏、左心前导联 R/S 值异常，伴病理性 Q 波。

Noonan 综合征群体中肥厚型心肌病的发生率为 20%，在 RAF1 基因突变的患者中比例显著增高，占 80%～95%，其自然病程和严重程度个体差异较大，起病可以在婴儿期或婴儿期之后，病情轻者可以逐渐自愈，重者病情可快速进展甚至致死。由 PTPN11 基因错义突变所导致的 Noonan 综合征患者相比其他基因型更常见肺动脉狭窄和房间隔缺损[7]，而较少出现肥厚型心肌病。与 SOS1 基因突变相比，PTPN11 基因突变以外的基因型发生肺动脉狭窄的风险更高。

对 Noonan 综合征患者心血管系统的终身随访十分必要，左心房室系统梗阻性病变可在成人期才出现，肺动脉瓣手术后的患

者可出现肺动脉瓣闭锁不全和右心室功能不全。Noonan 综合征伴发心律失常的报道较少。

4. 体格生长 50%～70% 的 Noonan 综合征患者伴有矮小身材，但也有身高正常的。Noonan 综合征患儿出生体格大多是正常的，出生后逐渐出现衰减性生长，可降至第 3 百分位以下。骨龄平均落后 2 年[8]。欧洲 Noonan 综合征成年身高女性患者平均为153.0 cm，男性患者平均为 162.5 cm。北美 Noonan 综合征患者终身高低于正常人群第 3百分位的分别占 54.5%（女性）和 38%（男性）。其中 *PTPN11* 基因突变的 Noonan 综合征患者身材矮小的发生率显著高于无此突变的患者，而 *SOS1* 基因突变的患者身材矮小的发生率较低[9]。关于 Noonan 综合征患者生长激素分泌状态的报道各不一致，伴有生长激素缺乏的比例在 40% 左右，也有生长激素神经分泌功能障碍和生长激素抵抗/水平正常的报道。*PTPN11* 基因突变者血 IGF-1水平显著低于无此突变的患者[10]。

5. 其他内分泌和自身免疫性疾病 Noonan综合征患儿的青春期发育常延迟，男童发育年龄为 13.5～14.5 岁，女童发育年龄为13.0～14.0 岁。伴随着青春期身高突增的减损，青春期的进程多较快，常在 2 年以内。Noonan 综合征患者常见甲状腺自身抗体阳性，但甲状腺功能减低的发病率较正常人群无显著增高。另外，有伴自身免疫性疾病如系统性红斑狼疮、乳糜泻等的报道，但发病率尚不清楚。

6. 泌尿生殖系统 Noonan 综合征患者肾脏异常如孤立肾、肾盂扩张、重复肾等的发生率为 10%～11%。男童隐睾的发生率可达 80%，常需要接受睾丸固定术。近年的研究提示，对男性 Noonan 综合征患者性腺功能障碍影响更大的并非隐睾，可能是 Sertoli 细胞功能障碍。女性 Noonan 综合征患者生育的报道较少。

7. 血液系统和肿瘤 Noonan 综合征患者异常出血的发生率为 30%～65%，症状多数较轻，如皮肤瘀斑、鼻出血、月经过多，但患者如需手术则应注意出血的风险。实验室检查可有凝血因子缺乏、血小板减少或功能降低、凝血酶原时间延长等，但出血严重程度和检验结果并不平行。约 50% 患者可伴有脾大（可仅表现在超声检查中），也可同时伴肝大。部分患者的肝脾大可由骨髓增殖性疾病（myelopro-liferative disorder，MPD）所致，MPD 表现为白细胞增多伴单核细胞增多、血小板减少和肝脾大。Noonan 综合征婴儿有 MPD 的报道，预后大多较好，大多在出生后数月内较稳定，不需要特殊治疗，1岁左右好转，但也有进展为白血病的报道[11]。有文献报道称 *PTPN11* 基因、*SOS1* 基因、*NF1*基因突变可引起青少年单核细胞白血病或其他恶性血液系统肿瘤，以及神经母细胞瘤、横纹肌肉瘤等实体瘤和结肠癌等[4,12]。

8. 神经行为和认知功能 Noonan 综合征患者可有语言、运动发育迟缓，独坐、行走、说 2～3 字短句的平均年龄分别为 10、21和 31 个月。其他症状还可有学习障碍、视力和听力障碍、肌力低下、反复抽搐、周围性神经病等。大多数 Noonan 综合征患者智力在正常范围，智商较无患病的家庭成员平均低 10 分左右，与正常人群相比低 1SD。10%～40% 的 Noonan 综合征患儿需要特殊教育，包括部分智商正常的患者。

9. 口腔及胃肠道 可有牙齿咬合不正（50%～67%）、发音困难（72%）。大部分 Noonan 综合征婴儿有喂养困难（约 75%），如吸吮力较弱伴喂食时间延长（约 15%），吸吮力差伴反复呕吐（约 38%），甚至有约24% 的患者需要停留胃管喂养超过 2 周。对喂养困难的 Noonan 综合征患儿的研究发现，患儿胃肠运动发育落后，胃食管反流常见，还有少量肠旋转不良的报道。

【实验室检查】

实验室检查基于先证者，因此，对于出

现上述临床表型且高度怀疑该病的患儿，建议采用多基因组测定，因为这可以对不能解释潜在表型的致病性突变进行分析。但如果患儿表型并不典型且考虑其他综合征时，最好的方法是进行全外显子测序以明确致病性基因。

该病可导致多器官系统受累，故应对患儿进行多方面评估，如进行智力检测、生长发育评估、视力和听力筛查、心电图评估、完善肿瘤筛查、超声心动图、生长激素检查、IGF-1检查及性激素六项检查等。

【诊断和鉴别诊断】

1. 诊断　尽管近年基因诊断水平快速发展，但目前对 Noonan 综合征的诊断大多数仍然依靠临床，最常用的诊断标准是荷兰学者 Vander Burgt 等于1994年提出的诊断标准，如患者面容特征典型，则只需要达到②～⑥中1条主要条件或②～⑥中2条次要条件。如患者面容特征仅提示 Noonan 综合征（次要条件①），则需达到②～⑥中2条主要条件或②～⑥中3条次要条件。

主要条件：①典型的面容特征；②肺动脉狭窄、肥厚型心肌病和（或）Noonan 综合征典型的心电图改变；③身高<同性别同年龄的第3百分位；④鸡胸或漏斗胸；⑤一级亲属确诊 Noonan 综合征；⑥以下各条同时存在，智力落后、隐睾和淋巴管发育不良。

次要条件：①面部特征提示 Noonan 综合征；②其他心脏缺陷；③身高<同性别同年龄的第10百分位；④胸廓宽；⑤一级亲属拟诊 Noonan 综合征；⑥存在以下各条其中之一，智力落后、隐睾和淋巴管发育不良。

目前已确定的13种 Noonan 综合征致病基因仅能解释70%～80%出生后诊断的 Noonan 综合征患者，其可能的原因包括 Noonan 综合征的临床诊断标准不统一、不同年龄段患儿的临床表现不一、家族性和散发性病例的致病基因差别较大如 PTPN11 基因突变在家族性病例的阳性率几乎达到散发病例的2倍。基因检测阳性结果可以帮助确

诊，但阴性结果不能排除诊断。

2. 鉴别诊断[13]

（1）Harskog 综合征：相似点有面容和骨骼改变，如眼距增宽、睑裂下斜、身材矮小等，但该病无心血管异常，是由 FGD1 基因突变所致的 X 连锁隐性遗传病。

（2）Costello 综合征：相似之处包括卷发、上睑下垂、睑裂下斜、肺动脉狭窄、肥厚型心肌病和鸡胸等，但该病还可见皮肤松弛、皮肤色素的沉积随年龄增长而增加，面部和肛周的乳头状瘤、脱发、房性心动过速、中度以上的智力落后等，该病由 HRAS 基因突变所致。

（3）心-面-皮肤综合征（CFC 综合征）：两者有相似的面容、身材矮小、肺动脉狭窄、肥厚型心肌病和房间隔缺损等，但该病喂养困难严重，伴有毛囊角化过度、头发稀疏且卷曲、眉毛稀疏、鱼鳞癣、痕性红斑，该病由 MEK1 基因或 MEK2 基因突变所致。

（4）Turner 综合征：早期 Noonan 综合征曾被称为男性表型的 Turner 综合征，两者外貌特征有许多相似之处，但 Noonan 综合征患者染色体正常，可以此鉴别。鉴于 Noonan 综合征与上述疾病临床上鉴别有一定难度，建议用二代测序的方法检测相关的基因，以提高检出率。

【治疗】

Noonan 综合征的治疗仍以对症为主。肺动脉狭窄患者可根据狭窄程度，选择定期随访、介入治疗或外科手术。经皮球囊肺动脉瓣成形术治疗 Noonan 综合征并发肺动脉瓣狭窄的患者有较高的再介入率[14]。并发肥厚型心肌病的 Noonan 综合征患儿有相当高的早期死亡率，6岁前出现充血性心力衰竭的患儿预后最差[15,16]。除定期随访外，可采用 β 受体阻滞剂等药物治疗，或通过外科手术切除肥厚肌肉以缓解流出道梗阻。

2007年美国 FDA 推荐身材矮小的 Noonan 综合征患者可给予 rhGH 治疗。

rhGH 可显著改善 Noonan 综合征儿童成年后身高，男性平均增加（10.9±4.9）cm，女性平均增加（9.2±4.0）cm。rhGH 疗效与治疗时间及基因型有关，接受 rhGH 治疗越早，效果越好，携带 *PTPN11* 基因突变者治疗效果差于无此突变患者，这可能与突变导致的生长激素抵抗相关[17,18]。rhGH 治疗一般不会对心脏结构、功能产生影响或引起糖代谢异常，但部分研究发现 *RAF1* 基因 CR2 功能域突变携带者出现左心室肥厚[19,20]。目前，rhGH 用于治疗 Noonan 综合征的争议较大，大量的文献报道短期的 rhGH 治疗不会引起不良事件，但仍有文献报道 *PTPN11*、*SOS1*、*NF1* 基因突变可引起青少年单核细胞白血病或其他恶性血液系统肿瘤，以及神经母细胞瘤、横纹肌肉瘤等实体瘤和结肠癌等。因此，建议 rhGH 治疗前先行基因检查。

【遗传咨询】

该病的遗传方式为常染色体显性遗传，理论上女性和男性同样易受累，该病完全外显。大多数患有 Noonan 综合征的先证者是因为新生突变而致病。80％男性患者伴隐睾，部分存在生育障碍，女性生育能力多正常。因此，对于已生育 Noonan 综合征患儿的父母再生育时建议进行产前基因诊断，理论上其再生育患儿的风险为 50％。

【预防】

该病目前尚无有效的预防措施，生育过该病患儿的父母再次生育时建议进行产前诊断。

（丁　圆　巩纯秀）

【参考文献】

[1] Tidyman W E，Rauen K A. The RASopathjes：developmental sydromes of Ras/MAPK pathway dysregulation. Curr Opin Genet Dev, 2009, 19（3）：230-236.

[2] Noonan J A, Ehmke D A. Associated noncardiac malformations in children with congenital heart disease. J Pediatr, 1963, 31：150-153.

[3] Marino B，Digilio M C，Toscano A，et al. Congenital heart diseases in children with Noonan syndrome：an expanded cardiac spectrumwith highprevalence of atrioventricular canal. j Pediatr, 1999, 135（6）：703-706.

[4] Tartaglia M, Zampino G, Gelb B D. Noonan syndrome：clinical aspects and molecular pathogenesis. Mol Syndromol, 2010, 1：2-26.

[5] Romano A A, A1lanson J E, Dahlgren J, et al. Noonan syndmme：clinical features, diagnosis, and management guidelines. Pediatrics, 2010, 126（4）：746-759.

[6] Ding Y，Hu XY，Song YN，et al. A report on a girl of Noonan syndrome 9 presenting with bilaterallower limbs lymphedema. Chin Med J（Engl），2019, 132（4）：480-482.

[7] Prendiville T W，Gauvreau K，Tworog-Dube E，et al. Cardiovascular disease in Noonan syndrome. Arch Dis Child, 2014, 99（7）：629-634.

[8] Witt D R，Keena B A，Hall J G，et al. Growth curves for heightin Noonan syndrome. Clin Genet, 1986, 30（3）：150-153.

[9] Ko JM，Kim J M，Kim G H，et al. PTPN11, SOS1, KRAS, and RAF1 gene analysis, and genotype-phenotype correlation in Korean patients with Noonan syndrome. J Hum Genet, 2008, 53（11/12）：999-1006.

[10] Limal J M，Parfait B，Cabinl S，et al. Noonan syndrome：relationships between genotype, growth and growth factors. J Clin Endoerinol Metab, 2006, 91（1）：300-306.

[11] Hasle H. Malignant diseases in Noonan syndrome and related disorders. Horm Res, 2009, 72（Suppl 2）：S8-S14.

[12] Jongmans M C, van der Burgt I, Hoogerbrugge P M, et al. Cancer risk in patients with Noonan syndrome carrying a PTPN11 mutation. Eur J of Hum Genet, 2011, 19：870-874.

[13] Tartaglia M, Gelb B D, Zenker M. Noonan syndromeandclinicallyrelated disorders. Best Pract Res Clin Endocrinol Metab, 2011, 25（1）：161-179.

[14] Prendiville T W, Gauvreau K, Tworog-Dube E, et al. Cardiovascular disease in Noonan syndrome. Arch Dis Child, 2014, 99：629-634.

[15] Hickey E J, Mehta R, Elmi M, et al. Survival implications：hypertrophic cardiomyopathy in Noonan syndrome. Congenit Heart Dis, 2011, 6（1）：41-47.

[16] Wilkinson J D, Lowe A M, Salbert B A, et al. Outcomes in children with Noonan syndrome and hypertrophic cardiomyopathy：a study from the Pediatric Cardiomyopathy Registry. Am Heart J, 2012, 164：442-448.

[17] Dahlgren J. GH therapy in Noonan syndrome：review final height data. Horm Res, 2009, 72（Suppl 2）：46-48.

[18] Binder G，Neuer K，Ranke M，et al. PTPN11 mutations are associated with mild growth hormone resistance in individuals with Noonan syndrome. J Clin Endocrinol Metab，2005，90（9）：5377-5381.

[19] Noonan J A，Kappelgaard A M. The efficacy and safetyofgrowthhormonetherapyin childrenwith Noonan syndmme：a review of the evidence. Horm Res Paediatr，2015，83（3）：157-166.

[20] Razzaque M A，Nishizawa T，Komoike Y，et al.Germline gain-of-function mutations in RAF1，cause Noonan syndrome .Nat Genet, 2007, 39（8）：1013-1017.

第十一节　Costello 综合征

【概述】

Costello 综合征（Costello syndrome,CS, OMIM ＃ 218040）由原癌基因 HRAS 杂合性突变使 RAS-MAPK 途径过度激活所致，于 1971 年由爱尔兰儿科医生 Costello 首次报道。临床特征性表现包括出生后喂养困难、弥漫性肌张力低下、粗糙面容、智力低下、心脏病变（心脏肥大、心动过速或肺动脉狭窄）、重度生长发育迟滞及较高的肿瘤易感性。

【流行病学】

Costello 综合征是一种罕见的遗传性疾病，目前全球患者总数仅 200 余例。据报道日本的 Costello 综合征发病率约为 1：230 000，英国的 Costello 综合征发病率约为 1：380 000，推测国外总发病率约为 1：30 000 000[1]。目前我国对该病的发病率、生存率及累积死亡率尚未统计。

【遗传学】

Costello 综合征属于常染色体显性遗传疾病。HRAS 基因是目前报道的唯一致病基因，其由 6 个外显子组成，5 个外显子编码一个分子量为 21 KDa 的由 189 个氨基酸构成的蛋白质 p21[2]。迄今 HRAS 基因共发现 20 个致病性突变，包括 14 个错义突变、3 个缺失插入、2 个小片段插入、1 个片段插入等。2012 年 Karen W. Gripp 等对 81 位未经治疗的患者进行了遗传学分析后显示，超过 95% 的患儿是由于 HRAS 基因第 12 或第 13 位的氨基酸（甘氨酸）发生突变所致。甘氨酸 12 和 13 对 GTP 的结合很重要，可影响 RAS-MAPK 途径的激活。p.G12S 为最常见突变，约 80% 的患儿携带该突变，因此，该突变与 Costello 综合征经典表型相关[3]。

【发病机制】

RAS 基因可编码多种小 GTP 酶，HRAS 就是其中之一。RAS 途径在几乎所有细胞类型中普遍表达，并对机体生长发育至关重要，研究发现 RAS 下游级联反应普遍是 RAS-Raf-MAPK 途径，该途径对细胞周期进程、增殖和分化极为重要。RAS-MAPK 途径是一种高度保守的蛋白质 - 蛋白质相互作用的过程，该途径通过磷酸化级联反应控制细胞增殖、分化和存活。MAPK 的信号分子与细胞表面受体结合后，细胞内蛋白质如 SHC、GRB2 和 SHP2 被激活并募集细胞质 SOS。SOS 促进 RAS 蛋白中 GTP 和 GDP 的交换，RAS 蛋白被磷酸化激活。GTP 结合 RAS 后可促进与其他效应物如 RAF1 和 MEK 的相互作用，最终激活 ERK，它们是 RAS -MAPK 途径的最终效应物，负责维持细胞周期[4,5]。*HRAS* 基因是位于 11p 15.5 上的高度保守基因，常见的 12 号和 13 号密码子的错义突变使得 GTP 酶活性构成性激活，从而导致 RAS-MAPK 途径失调，尤其影响心脑细胞的发育。由于 RAS-MAPK 途径中不同基因突变导致不同的疾病，这组疾病被称为 RASopathies 病。这些综合征包括 1 型神经纤维瘤病、Noonan 综合征、Noonan 综合征和多发痣（以前称为 LEOPARD 综合征）、Costello 综合征、CFC 综合征、毛细血管畸形 - 动静脉畸形综合征、Legius 综合征等[6]。这些患者有许多重叠特征，包括心脏畸形，身材矮小，神经认知障碍，颅面部发育不良、皮肤、肌肉、骨骼和眼部异常，肌张力低下和患癌倾向，给临床诊断带来不便。

【临床表现】[7]

1. 胎儿期改变 孕妇在妊娠期产检时往往可见羊水过多、胎儿水肿、肱骨或股骨短；胎心监测时常发现有心动过速。

2. 出生后异常表现 患儿多为早产儿，出生后即可表现为喂养困难，严重时可出现贫血貌；由于脑积水及进行性的小脑扩大，部分患儿可表现为大头畸形（头围常大于 50 cm），甚至可进展为 Amold-Chiari 畸形（基底压迹综合征）[8]，少数患儿可出现脊髓空洞症[9]；患儿生长发育迟缓，骨龄明显落后于同龄同性别儿童；部分男性患儿在体格检查时可发现隐睾；由于该病患儿幽门狭窄比普通人群更为常见，故部分患儿可因为反复吐奶来就诊；另外，以新生儿低血糖症起病的 Costello 综合征亦有报道，应对此保持高度警惕。

3. 颅面部 典型特殊性粗糙面容包括毛发细而稀疏、高前额、鼻梁低而宽大、眼距宽（图 2-21A、B）、长睫毛、内眦赘皮、耳位低、嘴唇厚及张口呼吸等；青少年患儿面容往往看上去较实际年龄大（早衰貌）。

4. 心血管 心脏畸形常在婴儿期或儿童早期被发现，最多见的是轻至中度的肺动脉狭窄，房间隔或室间隔缺损较少见；心律失常并不少见，有研究指出，最典型的心律失常类型为多源性房性心律失常，非折返性房性心动过速往往具有自限性，但其中 1/4 的患儿可能会恶化[3]，甚至死亡；部分患儿会进展为肥厚型心肌病；尤其注意的是主动脉扩张的患儿也需考虑 Costello 综合征的可能。

5. 皮肤 手掌及足底角化症状在几乎所有患儿中出现，严重时可影响手足功能[10]；皮肤松弛、皱褶（图 2-21C），后颈、腋下及腹沟处可见黑棘皮，少数患儿会出现异常体味；面部及肛周的乳头状瘤在婴儿期罕见，且肿瘤以良性居多。

6. 肌肉骨骼 患儿多表现为弥漫性肌张力低下，关节较为松弛，尤其是指关节；由于肌腱过于紧张，部分患儿会出现特征性手势——手指扇形张开；其他异常表现包括有进行性髋关节发育不良、肋骨不对称及脊柱后凸畸形，但均少见，注意出现脊柱畸形时需要考虑合并脊髓栓系综合征的可能，少数患儿有肌张力障碍表现[4]（图 2-22）。随着患儿年龄增长，有发展为骨质疏松的可能[11]。

7. 呼吸 部分患儿出生后可合并呼吸系统并发症；患儿可出现睡眠呼吸暂停[12]。

8. 神经 所有患儿都存在不同程度的发育迟缓或智力障碍，但他们性格外向且社交能力较强；约 50% 患儿可能出现不明原因的癫痫发作。

9. 眼睛 患儿可有弱视、上睑下垂、眼球震颤、屈光不正、斜视、视神经萎缩、皮层视力障碍等。

10. 内分泌 患儿可有身材矮小、生长激素缺乏症、低血糖症、青春期延迟或性早熟表现[13]。

11. 肿瘤易感性 患儿恶性肿瘤发生率明显增高，Kratz 等综合已报道病例后发现，患者到 20 岁时，肿瘤累积发病率可达 15%。其中最多见的是横纹肌肉瘤，神经母

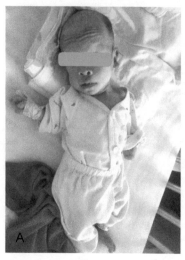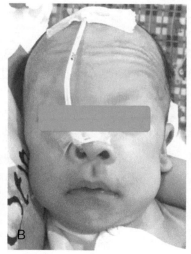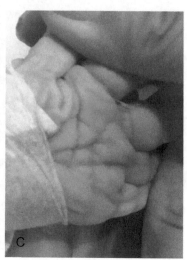

图 2-21　3 月龄 Costello 综合征患儿临床表现

该图为一 3 月龄女婴，因"体重下降 3 个月"收入院，基因确诊为 Costello 综合征；A. 相对大的头颅；B. 头发稀疏，粗陋面容（内眦赘皮、唇厚、鼻尖饱满、耳位低、耳叶厚）；C. 手掌皱褶深

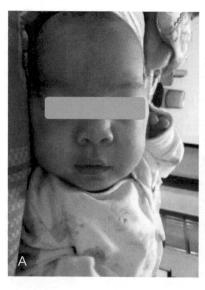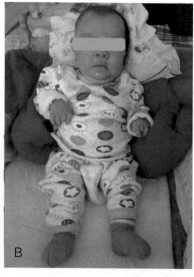

图 2-22　Costello 综合征患儿临床表现

该图为一男婴，因"发育落后伴肌张力障碍"收入院，基因确诊为 Costello 综合征；A. 为患儿出生后 6 个月，手指可完全打开；B. 为患儿 1 岁 6 个月，不能独坐，上肢屈曲样，手指可部分打开。A、B 均呈前额突出、眼距宽、鼻尖发育不良、人中深、头发稀疏的特殊面容

细胞瘤次之。膀胱移行癌较为罕见，目前仅有 3 例青少年患膀胱移行癌的报道[14]。

【实验室检查】

实验室检查基于先证者，因此对于出现上述临床表型且高度怀疑该病的患儿，建议采用多基因组测定，因为这可以对不能解释潜在表型的致病性突变进行分析；但如果患儿表型并非典型且考虑其他综合征时，最好的方法是进行全外显子测序以明确致病性基因。

该病可导致多器官系统受累，故应对患儿进行多方面评估，如进行智力检测、生长发育评估、心电图及脑电图评估、睡眠监测评估、完善肿瘤筛查、超声心动图检查、颅脑及脊髓 MRI 检查等。

【诊断和鉴别诊断】

1. 诊断　目前尚未发现其他位点突变导致 Costello 综合征[15]，故对于出现上述临床表现的先证个体，在进行分子遗传学检测后如果明确为 *HRAS* 基因的杂合性致病突变即可确诊。

2. 鉴别诊断 [7] 具体见表 2-10。

【治疗】

1. 对症治疗 Costello 综合征并无特异的治疗手段，目前仅遵循个体化对症治疗方案 [7]。心律失常患儿可考虑应用抗心律失常药物或射频消融治疗；对于先天性心脏病患儿，心内科医生应综合评估后明确治疗方案；对于发生睡眠呼吸暂停的患儿，应考虑腺样体或扁桃体切除术；对于出现骨骼异常的患儿，首先应考虑物理或康复治疗，仅在严重影响到手足运动功能时，如肌腱过于紧张、髋关节发育不良时进行外科手术缓解；对于合并新生儿低血糖症的患儿，可以考虑给予

表 2-10 Costello 综合征的鉴别诊断

鉴别疾病	遗传类型	致病基因	重叠于 Costello 综合征的表型	区别于 Costello 综合征的临床表现
心 - 面 - 皮肤综合征	AD	*BRAF* *KRAS* *MAP2K1* *MAP2K2*	出生后喂养困难 眼球震颤 智力低下 生长发育迟缓、高前额、粗陋面容、肺动脉瓣狭窄、肥厚型心肌病	眉毛稀疏甚至缺如 特应性皮炎、角化病或鱼鳞病等皮肤病，乳头瘤罕见 不合并恶性肿瘤
Noonan 综合征	AD	*NRAS* *PTPN11* *RAF1* *RIT1* *SOS1*	身材矮小 生长发育迟滞 先天性心脏病 肥厚型心肌病 隐睾	眼睑下垂下斜、招风耳 蹼状颈 凝血功能障碍 淋巴系统发育不良 身材较 Costello 综合征矮小
Beckwith-Wiedemann 综合征	15%AD 85% 无明确家族史		胎儿水肿 粗陋面容 新生儿低血糖症 肥厚型心肌病	耳褶异常 巨人症 脐疝 脏器肥大、肾脏畸形 肾上腺皮质增生
Simpson-Golabi-Behmel 综合征	XL	*GPC3*	生长发育迟缓	巨大儿 唇裂、巨舌症 内脏体积过大、肾脏畸形 骨骼发育异常（多并指 / 趾）
Williams 综合征	AD	7q11.23 片段微缺失	嘴唇厚 皮肤、关节松弛 智力低下 性格外向、好交际	"小精灵"样面容 动脉弹性蛋白相关疾病 合并多种结缔组织病 高钙血症

AD. 常染色体显性遗传；XL. X 连锁遗传

二氮嗪口服治疗；对于合并实体瘤的患儿，应当及时给予外科或放射性治疗，建议每3～6个月行超声筛查横纹肌肉瘤或神经母细胞瘤，每1年筛查1次膀胱移行癌[16]。有研究指出，该病患儿术前麻醉可增加心肌病的发生风险，故术前应严格评估手术可行性。

2.生长激素治疗　一旦明确了生长激素缺乏症的诊断，在开始生长激素治疗之前应完成全面的心脏评估。在生长激素替代性治疗的第一年，应每6个月对患者进行1次监测。生长激素是一种有丝分裂原，可能会影响肿瘤细胞的生长速度，因此接受生长激素治疗的个体应遵循监测横纹肌肉瘤的现行指南，医生应全面评估患儿患有恶性肿瘤的风险。生长激素替代治疗的目的是预防低血糖发作，并有报道其可增加肌张力和肌肉力量，而不增加身高。没有系统获得的结果数据可用于证明生长激素替代治疗的益处[13]。

【遗传咨询】

该病的遗传方式为常染色体显性遗传，理论上女性和男性同样受累，该病完全外显。目前所报道的患者中父母均没有症状，这表明大多数患有 Costello 综合征的先证者是由新生突变而致病。但是，仍有文献报道由于父母生殖细胞嵌合而再次生育时仍有可能生育相同疾病的患儿[17]。因此，对于已生育 Costello 综合征患儿的父母再生育时建议进行产前基因诊断，而对于 Costello 综合征患者本人目前仍没有生育的相关报道，但理论上其生育患儿的风险为50%。

【预防】

该病目前尚无有效的预防措施，生育过该病患儿的父母再次生育时建议进行产前诊断。

（程　明　李晓侨　巩纯秀）

【参考文献】

[1]Abe Y, Aoki Y, Kuriyama S, et al. Epidemiological features of Costello syndrome and Cardio-facio-cutaneous syndrome：findings from the first nationwide survey. American Journal of Medical Genetics（Part A），2012, 158A（5）：1083-1094.

[2]Aoki Y, Niihori T, Kawame H, et al. Germline mutations in HRAS proto-oncogene cause Costello syndrome. Nat Genet，2005，37：1038-1040.

[3]Gripp K W, Lin A E.Costello syndrome：a Ras/mitogen activated protein kinase pathway syndrome（rasopathy）resulting from HRAS germline mutations.Genet Med，2012，14：285-292.

[4]Tidyman W E, Lee H S, Rauen K A. Skeletal muscle pathology in Costello and cardio-facio-cutaneous syndrome：developmental consequences of germline Ras/MAPK activation on myogenesis. Am J Med Genet C Semin Med Genet，2011，157C：104-114.

[5]Kerr B, Allanson J, Delrue M A,et al. The diagnosis of Costello syndrome：nomenclature in Ras/MAPK pathway disorders. Am J Med Genet A，2008，146A：1218-1220.

[6]Kerr B, Delrue M A, Sigaudy S,et al. Genotype-phenotype correlation in Costello syndrome：HRAS mutation analysis in 43 cases. J Med Genet，2006，43：401-405.

[7]Gripp K W, Morse A L, Axelrad M, et al.Costello syndrome：clinical phenotype, genotype,and management guidelines. Am J Med Genet A，2019，179A：1725-1744.

[8]Gripp K W, Hopkins E, Sol-Church K, et al. Phenotypic analysis of individuals with Costello syndrome due to HRAS p.G13C. Am J Med Genet A，2011a，155A：706-716.

[9]Calandrelli R, D'Apolito G, Marco P,et al. Costello syndrome：analysis of the posterior cranial fossa in children with posterior fossa crowding. Neuroradiol J，2015，28：254-258.

[10]Marukian N V, Levinsohn J L, Craiglow B G, et al. Palmoplantar keratoderma in Costello Syndrome responsive to acitretin. Pediatr Dermatol，2017，34：160-162.

[11]Detweiler S, Thacker M M, Hopkins E, et al. Orthopedic manifestations and implications for individuals with Costello syndrome. Am J Med Genet，2013，161A：1940-1949.

[12]Gomez-Ospina N, Kuo C, Ananth A L, et

al.Respiratory system involvement in Costello syndrome. Am J Med Genet，2016，170：1849-1857.

[13]Gripp K W, Hopkins E, Doyle D, et al. High incidence of progressive postnatal cerebellar enlargement in Costello syndrome：brain overgrowth associated with HRAS mutations as the likely cause of structural brain and spinal cord abnormalities. Am J Med Genet A，2010，152A：1161-1168.

[14]Gripp K W. Tumor predisposition in Costello syndrome. Am J Med Genet C Semin Med Genet，2005，137C：72-77.

[15]Grant A R, Cushman B J, Cave H, et al. Assessing the gene-disease association of 19 genes with the RASopathies using the ClinGen gene curation framework. Hum Mutat，2018，39：1485-1493.

[16]Gripp K W, Scott C I Jr, Nicholson L, et al. Five additional Costello syndrome patients with rhabdomyosarcoma：proposal for a tumor screening protocol. Am J Med Genet，2002，108：80-87.

[17]Sol-Church K, Stabley D L, Demmer L A, et al. Male-to-male transmission of Costello syndrome：G12S HRAS germline mutation inherited from a father with somatic mosaicism. Am J Med Genet A，2009，149A：315-321.

第十二节　心 - 面 - 皮肤综合征

【概述】

心 - 面 - 皮肤综合征(cadio-facio-cutaneous syndrome, CFC 综合征，OMIM#115110）由于 *BRAF*、*MEK1* 基因或 *MEK2*、*KRAS* 基因突变使 RAS-MAPK 途径失调过度激活所致[1,2]，与 Noonan 综合征及 Costello 综合征等共同归属于 RASopathies 病，在 1986 年由 Reynolds 等首次报道。CFC 综合征的临床主要特征性表现为出生后喂养困难、肌张力低下、颅面部畸形、先天性心脏病、皮肤异常、生长发育迟缓及智力水平低下。

【流行病学】

目前，全球约有数百例 CFC 综合征患者的病例报道，但也存在因表现不典型的患者而被漏诊的可能。尚无大型流行病学调查研究估计总体发病率、生存率及累积死亡率。仅在 2012 年有报道指出日本的发病率为 1/810 000[3]。

【遗传学】

CFC 综合征为常染色体显性遗传疾病，迄今尚无不完全外显报道。约 75% 患者为 *BRAF* 基因突变，该基因编码表达一种为丝氨酸 / 苏氨酸的蛋白激酶（原癌因子），可作为 RAS-MAPK 途径的下游效应因子之一。其错义突变多发生在 6 号外显子（p.Q257R）、11 号外显子（p.G469E）及 12 号外显子（p.E501）[4]；约 25% 患者为 *MEK1* 基因和 *MEK2* 基因突变，这两种基因均编码表达一种苏氨酸 / 酪氨酸蛋白激酶，这两种酶属于同工酶，二者的突变同属于激活性突变，多集中在 2 号和 3 号外显子上，且 *MEK1* 基因最常见的突变为 p.Y130C[2,5]；*KRAS* 基因突变导致的 CFC 综合征较为少见且均为发生于外显子 1、外显子 2 和外显子 4 上的错义突变[1,6]，仅占病例数的 2% 左右。

【发病机制】

目前已知与 CFC 综合征相关的 4 个致病基因在 RAS-MAPK 途径中均起重要作用。该途径参与了细胞增殖、分化、运动、衰老及凋亡。活化的 Ras 信号使得 Raf 在细胞膜募集活化，活化的 Raf 将 MEK1 与 MEK2 磷酸化，引起最终效应产物 ERK1 与 ERK2 磷酸化，从而维持细胞周期顺利进行。

BRAF 基因位于 7q34，编码产物属于 Raf 家族，其激活突变使得 MEK 与 ERK 磷酸化水平升高，从而导致 RAS-MAPK 途径失调[7]。目前已报道的致病突变几乎都为新发错义突变，仅有 1 例患者为 11 号外显子上罕见的移码突变[8]。

MEK1 基因位于 15q22.31，*MEK2* 基因位于 19p13.3，其编码的两种同工酶能激活 RAS-MAPK 途径最终效应物 ERK1 和 ERK2[7]，一旦发生激活突变，即可导致 RAS-

MAPK 途径失调。目前根据报道的病例来看，这两种基因突变致病的均为错义突变。

KRAS 基因位于 12p12.1，编码产物属于小 GTP 酶家族，研究者在功能研究中发现其致病突变会导致小 GTP 酶活性降低[9]，但目前该蛋白在致病机制中作用尚不清楚。

【临床表现】[10-15]

由于 CFC 综合征的报道病例少，尚无明确的有关基因型与临床表现关系的研究。唯一一项有统计学意义的基因型与临床表现有关的是肺动脉狭窄[12]：50% *BRAF* 基因突变的患者及 37% *MEK* 基因突变的患者会合并肺动脉狭窄。此外，尽管无统计学意义，但 *MEK* 基因突变更倾向于早产、室间隔缺损、漏斗胸、泌尿生殖道异常及皮肤病变，而 *BRAF* 基因突变更常见的表现是肥厚型心肌病、房间隔缺损、中至重度智力低下及出生后严重的喂养困难[13]。

1. 胎儿期改变　羊水过多极为常见，产前超声提示颈项透明区（NT）增厚，偶见膀胱囊肿，近 50% 患儿有早产史，但绝大多数属于适于胎龄儿[14]。

2. 颜面部畸形　头发卷曲、稀疏、易断，大头畸形，额头高，眉毛稀疏甚至缺如可伴有眉部瘢痕性红斑，双颞径缩窄，颜面下半部分较宽且下颌短小，面部皮肤较粗糙，少数患者表皮角化过度，这些表现在 CFC 综合征中发生率明显高于其他 RASopathies 病。其余特征性面容包括上睑下垂、眼距过宽、内眦赘皮、眼角下垂、鼻梁宽而低平、鼻孔前倾、嘴巴大、人中沟深且上唇唇尖似弓箭状、腭弓高而窄、悬雍垂短宽、偶可见中裂悬雍垂、耳位低。需要注意上述特征随患儿年龄增长而越来越不典型[13,15]。

3. 眼视光　常见的临床表现为弱视、斜视、屈光不正、眼球震颤及视神经发育不全。视神经萎缩可能与 Amold-Chiari 畸形 I 型及脑积水有关。

4. 耳鼻喉　耳道狭窄、耵聍栓塞及听力受损较为常见，少数患儿可出现先天性喉软化症。

5. 心血管系统　3/4 患儿合并有不同类型的心血管疾病，最常见的为肺动脉狭窄，肥厚型心肌病次之[12]；房间隔缺损、室间隔缺损、主动脉缩窄等较少见。心律失常较其他 RASopathies 病常见，多为多灶性房性心动过速。

6. 皮肤异常　是 CFC 综合征的主要特征，皮肤异常对临床诊断为 CFC 综合征及鉴别诊断其他 RASopathies 病极为重要[16]。几乎所有患者均会出现皮肤异常，如毛发稀疏、卷曲、易断，眉毛稀疏缺如伴眉部瘢痕性红斑。黑素性细胞较其他 RASopathies 病更多见于 CFC 综合征患者中。1/4 患者合并有血管；多数患者畏热，可因毛周角化而体味较重；皮肤干燥、湿疹、黑棘皮或乳头状瘤等较为少见；偶可见下肢淋巴水肿，此时需要注意护理预防皮肤感染。

7. 神经系统　几乎所有患者均可出现程度不一的神经系统症状，最常见的是肌张力减退，触觉敏感度下降。9% ～ 85% 的患者 MRI 提示脑室增大、脑积水、皮质萎缩或髓鞘化不良。而周围神经病变、蛛网膜囊肿、Amold-Chiari 畸形 I 型、灰质异位征、胼胝体异常、小脑钙化及周围脑室白质脑病罕见。40% ～ 50% 的患者会有不同类型的癫痫发作，最常见的发作类型为婴儿痉挛症[17-19]。

8. 认知与行为改变　几乎所有患者均存在不同程度的智力低下、精细和粗大运动发育迟缓、言语表达障碍，有研究发现指出，约在 2 岁时，患者才会准确说出第一个单词。此外，*MEK* 基因突变的 CFC 综合征患者的智力障碍较 *BRAF* 基因突变的患者的程度更重。从行为上看，多数患者家庭在随访中发现患者存在情绪不稳定、注意力不集中、偏执行为等情况。自闭症少有报道。

9. 胃肠道　患者普遍存在喂养或吞咽困难、胎粪排出延迟、生长发育迟缓及便秘，这些通常伴随严重的进食问题如胃食管反流、先天性肠旋转不良或吸吮吞咽功能障碍，如果不及时处理可能会导致呼吸系统并发症，如窒息和吸入性肺炎。

10. 内分泌系统　生长发育迟滞、身材矮小是所有 RASopathies 病的共同特征，但其致病机制尚未完全清楚。有专家指出 MAS-MAPK 途径在合成 IGF-1 中起重要作用，而 IGF-1 与生长激素在生长发育上存在协同作用；此外，垂体合成及释放生长激素的细胞生长与增殖过程的调节是由 MAS-MAPK 途径激活的；此途径失调与其他内在因素共同导致了患者生长发育迟缓。最常见的 BRAF 基因移码突变（p.Q257R）与其他突变患儿相比生长发育迟缓的发生率明显较低，但仍需要进一步研究。此外，患者存在合并自身免疫性甲状腺炎的风险，但发生率极低。

11. 骨骼肌肉　尽管 RASopathies 病中均可见骨骼肌肉异常，但这在 CFC 综合征患者中尤其突出。肌张力低下、肌量减少较为常见；1/3 患者可合并脊柱侧弯，有研究指出 Amold-Chiari 畸形 I 型与脊柱侧弯有关 [20]；其他少见骨骼肌肉异常表现包括关节挛缩、髋关节发育不良、骨质疏松及扁平足等。

12. 泌尿系统　约 1/3 患者合并泌尿系统异常，如肾囊肿、肾实质钙化、肾结石、肾积水及膀胱输尿管反流等；2/3 的男性患者可见隐睾 [12,18,21,22]。

13. 血液系统　血液系统异常罕见，迄今仅有 1 例新生儿短暂血小板减少症的报道，亦仅有 1 例合并血管性血友病的病例报道 [13]。血液系统恶性肿瘤更是极为罕见。

14. 实体瘤　尽管 RAS-MAPK 途径激活与恶性肿瘤风险增加有关，但尚无循证学依据证实 CFC 综合征患者罹患癌症的风险增加。目前，有实体瘤患者中存在 BRAF 基因突变 [c.1799T ＞ A，（p.Val600Glu）；c.1799T ＞ G，（p.Val600Gly）] 的报道，但前者尚未在 CFC 综合征患者中得到证实 [23]。

【实验室检查】

1. 基因检测　首选二代测序，临床诊断为 CFC 综合征的患者中至少有 70% ～ 90% 的个体能检测出突变 [15]；如果条件不允许，那么可以按 BRAF 基因、MEK1 基因、MEK2 基因、KRAS 基因的顺序进行序贯式单基因测序，如果测序结果仍为阴性或致病意义不明，建议进行家系验证，明确该突变的来源；如果仍未检出，可考虑其他 RASopathies 病的基因检测或采用染色体微阵列分析患者是否存在缺失或重复；但建议对于一、二代测序均阴性的患者，直接建议进行全外显子组测序更有意义。

2. 病情评估项目及随诊建议　具体见表 2-11。

【诊断和鉴别诊断】

1. 诊断　由于该病罕见，尚未建立诊断标准。如果发现先证者表现与上述表现有所重叠且高度怀疑 CFC 综合征的诊断，应进行分子遗传学检测明确有无 BRAF 基因、MEK1 基因、MEK2 基因或 KRAS 基因杂合致病性突变。

2. 鉴别诊断　具体见表 2-12。

【治疗】

该病同其他 RASopathies 病类似，并无特异性治疗，个体化对症治疗尤为重要。合并肺动脉狭窄者可根据心内科 / 外科医生建议决定是否实施介入或外科手术；肥厚型心肌病由于是进行性加重疾病，需要定期随诊，必要时口服 β 受体阻滞剂或外科手术治疗。皮肤异常患者应积极进行皮肤科随诊，合并黑素细胞痣患者尤其应注意恶变的可能（尽管尚无恶变报道）；淋巴水肿病灶处易感染，应注意卫生，积极进行抗感染治疗；角化过度者如果严重影响到手足日常功能，应及时行外科手术。对于癫痫发作的患儿，及时诊断及治疗对避免永久性神经后遗症至关重要，但需要注意，多种抗癫痫药联合使用的相关副作用的风险会明显升高，亦会对患儿

表 2-11　CFC 病情评估项目及随诊建议

临床表现	评估项目	随诊建议
心血管	1. 超声心动图 2. 心电图 3. 血压	1.1 岁内出现心律不齐的患者，完善 24h 动态心电图检查 2.1～20 岁患者，每 2～3 年完善 1 次心脏彩超，注意血压 3. ＞20 岁，每 3～5 年完善 1 次心脏彩超，注意血压
皮肤	皮肤科会诊	1. 皮肤角化过度、湿疹患者，需要积极随诊 2. 黑素性细胞痣患者，每年评估 1 次有无恶性变 3. 淋巴水肿注意病灶处卫生，预防感染 4. 积极使用防晒用品
神经系统	1. 颅脑 MRI 2. 脑电图 3. 肌电图	1. 大头畸形、神经系统体格检查异常、婴儿痉挛、曾有癫痫发作史的患者，完善脑部 MRI 及脑电图 2. 婴儿痉挛患者，完善心脏相关检查，防止合并心肌病 3. 外周神经检查异常的患者，完善肌电图
认知和行为	智力、行为评估	心理咨询（如有必要）
胃肠道	1. 胃肠镜 2.24h 食管 pH 检测	监测胃肠道症状，不适时应及时就诊
内分泌	1. 甲状腺功能 2. 生长发育评估（生长曲线、IGF-1 等） 3. 生长激素激发试验（如有必要） 4. 性激素（根据青春期启动是否延迟）	1. 绘制生长曲线 2.10 岁左右注意有无青春期改变，如 12～13 岁时无任何青春期发育迹象，应及时进行内分泌评估
骨骼肌肉	1. 脊柱 MRI 2. 颈椎、胸椎、腰椎、骨盆正侧位 X 线片 3. 骨密度	每 2 年复查 1 次
眼视光	1. 视力评估 2. 眼底检查	定期随诊，如有异常及时就诊
耳鼻喉	听力评估	1. 每 3～5 年完善 1 次听力评估 2. 注意合并喉软化症患者的气道管理 3. 易合并中耳炎，发现异常及时就诊
泌尿系统	1. 肾脏超声 2. 盆腔 CT 平扫（必要时）	监测泌尿系症状，不适时及时就诊
血液系统	1. 血常规（包括血细胞分类） 2. 凝血因子 3. 血小板功能	口服丙戊酸钠治疗癫痫的患者，每 6 个月复查 1 次血小板指标
实体瘤	肿瘤指标	尚未证实CFC综合征患者罹患实体瘤风险增加，此为可选项目

表 2-12 鉴别诊断

	遗传方式	致病基因	重叠 CFC 综合征的表现	区别 CFC 综合征的表现
Costello 综合征	AD	*HRAS*	头发稀疏且卷曲、上睑下垂、内眦赘皮、鼻梁宽而低平 肺动脉狭窄、肥厚型心肌病、身材矮小、智力水平低下	颜面部或肛周的乳头状瘤，多灶性房性心动过速，腕、尺骨尺侧偏斜，皮肤松弛
Noonan 综合征	AD	*NRAS、TPN11、RAF1、RIT1、SOS1、KRAS*	眼距宽、上睑下垂、眼角下垂、大头畸形、肺动脉狭窄、肥厚型心肌病、房间隔缺损、身材矮小、智力水平低下	非典型粗糙面容，眉毛稀疏或缺如伴眉部瘢痕性红斑、出生后喂养困难、皮肤病变、神经系统异常、重度智力水平低下均少见
Leopard 综合征	AD	*PTPN11、BAF1、BRAF*	眼距宽、肺动脉狭窄、肥厚型心肌病、身材矮小、智力水平低下	多发性雀斑样痣、感音神经性耳聋、进行性心肌病、心脏传导功能异常、重度智力水平低下少见
Baraitser-Winter 综合征	AD	*ACTB、ACTG1*	上睑下垂、眼距宽、身材矮小、智力水平低下	非典型粗糙面容、虹膜缺损、平脑症、巨脑回、主动脉瓣异常

AD. 常染色体显性遗传

的神经生长发育产生影响。对于无法进食导致生长发育重度延迟的患者可采用鼻饲或胃造口管（见于 40% ～ 50% 的 CFC 综合征患者），可尝试使用质子泵抑制剂治疗胃食管反流，必要时可实施如胃底折叠术等手术。脊柱相关手术术前必须完善脊椎 MRI，患者成年后应注意补钙，并监测骨密度预防骨质流失。注意气道管理，尤其是新生儿应预防喉软化导致的窒息性死亡，必要时行气管切开急救处理。对于合并隐睾患儿，在 hCG 治疗无效情况下，可以进行手术使睾丸降至阴囊内。因为目前尚无系统研究可证实 CFC 综合征患者应用生长激素替代治疗的益处，建议临床医生在完全评估患者情况后慎重使用生长激素替代治疗。

【遗传咨询】

该病为常染色体显性遗传性疾病，因此受累个体的后代有 50% 的患病风险。若在患者中检测到 *BRAF* 基因，*MAP2K1* 基因，*MAP2K2* 基因或 *KRAS* 基因的致病性突变，则该患者在生育时需要对胎儿进行产前诊断。虽多数患病个体为新发突变，父母再生育相同疾病患儿风险较小，但仍不排除父母存在生殖细胞突变可能，故父母再生育时仍建议进行产前诊断。

【预防】

该病目前尚无有效的预防措施，患者生育前可行产前诊断，患儿父母再次生育前建议进行产前诊断。

（程　明　李晓侨　巩纯秀）

【参考文献】

[1]Niihori T, Aoki Y, Narumi Y, et al. GermlineKRAS and BRAF mutations in cardio-facio-cutaneous syndrome. Nat Genet，2006，38（3）：294-296.

[2]Rodriguez-Viciana P, Tetsu O, Tidyman W E, et al. Germline mutations in genes withinthe MAPK pathway cause cardio-facio-cutaneous syndrome. Science，2006，311（5765）：1287-1290.

[3]Abe Y, Aoki Y, Kuriyama S, et al. Costello and CFC syndrome study group in Japan. Prevalence and clinical features of Costello syndrome and cardio-facio-cutaneous syndrome in Japan：findings from a nationwide epidemiological survey. Am J Med Genet A，2012，158A：1083-1094.

[4]Tidyman W E, Rauen K A. The RASopathies：developmental syndromes of Ras/MAPKpathway dysregulation. Curr Opin GenetDev，2009，19（3）：230-236.

[5]Anastasaki C, Estep A L, Marais R, et al. Kinase-activating and kinase-impaired cardio-facio-cutaneous syndromealleles have activity during zebrafish development and are sensitive to small molecule inhibitors. Hum Mol Genet，2009，18（14）：2543-2554.

[6]Carta C, Pantaleoni F, Bocchinfuso G, et al. Germline missense mutations affecting KRAS Isoform B are associated with a severe Noonan syndrome phenotype. Am J Hum Genet，2006，79：129-135.

[7]Rodriguez-Viciana P, Tetsu O, Tidyman W E, et al. Germline mutations in genes within the MAPK pathway cause cardio-facio-cutaneous syndrome. Science，2006，311：1287-1290.

[8]Yoon G, Rosenberg J, Blaser S, et al. Neurological complications of cardio-facio-cutaneous syndrome. Dev Med Child Neurol，2007，49：894-899.

[9]Schubbert S, Zenker M, Rowe S L, et al. Germline KRAS mutations cause Noonan syndrome. Nat Genet，2006，38：331-336.

[10]Rauen K A. Cardiofaciocutaneous Syndrome//Adam M P, Ardinger H H, Pagon R A, et al. GeneReviews®. Seattle（WA）：University of Washington, 2007.

[11]Pierpont M E, Magoulas P L, Adi S, et al. Cardio-facio-cutaneous syndrome：clinical features, diagnosis, and management guidelines. Pediatrics，2014，134：e1149-1162.

[12]Allanson J E, Annerén G, Aoki Y, et al.Cardio-facio-cutaneoussyndrome：doesgenotype predict phenotype? Am J MedGenet C Semin Med Genet，2011，157C（2）：129-135.

[13]Siegel D H, McKenzie J, Frieden I J, et al.Dermatological findings in 61 mutation-positive individuals with cardiofaciocutaneoussyndrome. Br J Dermatol，2011，164（3）：521-529.

[14]Roberts A, Allanson J, Jadico S K, et al. Thecardiofaciocutaneous syndrome. J MedGenet，2006，43（11）：833-842.

[15]Terry J, Rauen K A, Nowaczyk M J. Fetalautopsy findings of cardiofaciocutaneoussyndrome with a unique BRAF mutation.Pediatr Dev Pathol，2014，17（1）：59-63.

[16]Gripp K W, Lin A E, Nicholson L, et al. Further delineation of the phenotype resultingfrom BRAF or MEK1 germline mutationshelps differentiate cardio-facio-cutaneoussyndrome from Costello syndrome. AmJ Med Genet A，2007，143A（13）：1472-1480.

[17]Yoon G, Rosenberg J, Blaser S, et al.Neurological complications of cardio-facio-cutaneous syndrome. Dev Med Child Neurol，2007，49（12）：894-899.

[18]Grebe T A, Clericuzio C. Neurologic andgastr ointestinal dysfunction in cardio-facio-cutaneous syndrome：identification of a severe phenotype. Am J Med Genet，2000，95（2）：135-143.

[19]Papadopoulou E, Sifakis S, Sol-Church K,et al. CNS imaging is a key diagnostic toolin the evaluation of patients with CFCsyndrome：two cases and literature review. Am J Med Genet A，2011，155A（3）：605-611.

[20]Reinker K A, Stevenson D A, Tsung A. Orthopaedic conditions in Ras/MAPK relateddisorders. J Pediatr Orthop，2011，31（5）：599-605.

[21]Armour C M,Allanson J E.Further delineation of cardio-facio-cutaneous syndrome：clinical features of 38 individualswith proven mutations. J Med Genet，2008，45（4）：249-254.

[22]Mesibov G, Browder D, Kirkland C. Usingind ividualized schedules as a component ofpositive behavioral support for studentswith developmental

disabilities. J Posit BehavInterv，2002，4：73-79.

[23]Champion K J, Bunag C, Estep A L, et al. Germline mutation in BRAF codon 600 is compatible with human development：de novo p.V600G mutation identified in a patient with CFC syndrome. Clin Genet，2011，79：468-474.

第十三节　Aarskog-Scott 综合征

【概述】

Aarskog-Scott 综合征（Aarskog-Scott syndrome, AAS）（OMIM # 218040）又称阿尔斯科格综合征、面 - 指 - 生殖器综合征（faciodigitogenital syndrome）或面部 - 生殖器发育不全，是一种罕见的遗传性多系统发育障碍疾病，由 Aarskog 教授于 1970 年在挪威首次报道[1]，并于 1971 年由 Scott 教授再次描述[2]。其特征是颅面畸形，骨骼、生殖器异常，不成比例的肢端短身材。

【流行病学】

迄今，Aarskog-Scott 综合征尚无确切发病率统计，据估计，其患病率等于或略低于 1/25 000[3]。在比利时勒芬区和英国英格兰西北部曼彻斯特市，每年新诊断的 Aarskog-Scott 综合征患者仅为 2 ～ 3 例。国内外至今报道 Aarskog-Scott 综合征仅几百例，基因确诊的患者不足百例，主要见于欧洲（比利时、法国、德国、爱尔兰、意大利、葡萄牙、西班牙、瑞士等）及美国、日本、南非、印度等。

【遗传学】

Aarskog-Scott 综合征主要为 X 染色体隐性遗传病[3]。迄今，*FGD1* 基因是唯一被证实导致该综合征的基因。*FGD1* 基因位于 Xp11.21，含 18 个外显子，编码 Rho 细胞分裂控制蛋白 42（Cdc42）的特定鸟嘌呤核苷酸交换因子（GEF）。*FGD1* 基因突变类型包括错义突变、无义突变、小缺失插入、大片段缺失等。迄今，未发现明确的基因型和表型的相关性。

【发病机制】

Aarskog-Scott 综合征主要缺陷是 FGD1/Cdc42 信号传递异常。*FGD1* 基因编码 GEF，通过其重要的结构域，可以特异性激活 Cdc42，调节肌动蛋白的形态，并激活蛋白激酶 c-Jun N 末端激酶（JNK）信号级联反应来调节细胞增殖与分化，作用于全身骨骼、面部浅表器官、眼睛、生殖器及神经系统，维持相应组织器官形态、发育和功能正常[4,5]。*FGD1* 基因突变可导致它编码的 GEF 结构域发生空间结构改变，从而干扰了 FGD1/Cdc42 的信号传递系统，导致 Aarskog-Scott 综合征的发生。*FGD1* 基因突变不仅会导致形态异常，还可通过 Cdc42 通路导致大脑皮质发育畸形，造成注意力缺陷，从而影响智力。

【临床表现】

Aarskog-Scott 综合征患者主要为男性。典型临床表现为特殊面容、骨骼畸形及外生殖器发育异常三联征。其临床特征主要包括以下几方面[6-9]。

1. 生长发育　身材矮小、骨龄落后，可伴青春期发育延迟。

2. 面容　眼距宽、眼向内倾斜、眼睑下垂，可有远视、斜视或合并双侧视网膜畸形，表现为视网膜血管的扭曲。额头"V"形发尖，人中宽；上颌骨发育不全，高腭弓；耳郭上部不完全外翻或过度向后倾斜；牙齿发育不良、上中切牙（恒牙）宽。部分患者表现为圆形脸、小鼻子且鼻孔上翘、上唇有唇裂。

3. 四肢　短指（趾）、小指弯曲、手指伸展位置异常、轻微蹼状指、拇指 / 蹞趾宽、趾端呈球根状；第一掌骨、距骨短宽、肘外翻。部分患者手小且宽、小指中节发育不全，掌纹为通贯手；个别患者出现足趾起始于足掌近端的畸形。

4. 其他骨骼　颈椎异常，包括多颈椎椎体融合；其他椎体发育不良或轻度漏斗胸；骨盆发育不全，如先天性双侧髋关节脱位。

5. 腹部　脐疝或腹股沟疝。部分患者肚脐扁平或外突。

6. 外生殖器　男性常有披肩样阴囊，可合并有隐睾，亦可见包皮过长。女性患者外生殖器改变往往不明显。男性患者可能会出现不育。

7. 神经及精神系统　可出现智力发育迟缓、轻到中度智力低下、反应迟钝、多动症、注意力不能集中、学习困难。部分患者在 12 ～ 14 岁后症状可好转。

8. 其他　可出现心脏异常，如合并肺动脉瓣狭窄、室间隔缺损等。

【实验室检查】

临床上，对于出现上述临床表现且高度怀疑该病的患儿，建议进行基因检测。当基因检测未发现点突变时需要考虑片段缺失的可能，必要时采用多重连接探针扩增技术或实时荧光定量 PCR 以明确诊断。

由于该病导致多器官系统受累，应对患者进行多方面全方位评估，如进行智力检测、生长发育评估、心电图、超声心动图、脊柱及四肢长骨 X 线片、腹部超声、关节影像学、颅脑 MRI 等检查。

【诊断和鉴别诊断】

1. 诊断　目前采用的临床诊断标准沿用 1993 年 Teebi 等学者提出的标准[10]，包括主要诊断标准和次要诊断标准。

（1）主要诊断标准：眼距过宽、鼻子短 / 鼻孔上翘、上颌骨发育不良、下唇折痕、双手短粗、轻度指蹼、身材矮小、披肩样阴囊、小指短且弯曲。

（2）次要诊断标准：额头 "V" 形发尖、上睑下垂、睑裂向下倾斜、耳位后悬、关节过伸、足宽并有杵状趾、腹股沟疝、隐睾、尿道下裂、肚脐异常。

除诊断标准所描述的临床表现外，患者还可有严重脊柱侧弯、牙齿早脱落及牙齿发育不良、先天性关节挛缩、先天性心脏病如法洛四联症、小头畸形、社会适应能力及语言发育落后，有些患者表现为兴奋、多动、注意力缺陷等障碍。生长发育迟缓是该病常见的就诊原因。但生长激素激发试验在 Aarskog-Scott 综合征患者中多反应正常。患者往往表现为青春期发育延迟，终身高通常在 $-3 \sim -2SD$，但生育能力正常[11,12]。

2. 鉴别诊断　该病需要和 Noonan 综合征、Optiz 综合征、Turner 综合征、Robinow 综合征、假性甲状旁腺功能减退症等各种先天性疾病相鉴别。主要通过染色体核型分析和基因分析，并结合典型的临床表现鉴别。

【治疗】

Aarskog-Scott 综合征并无特异性治疗手段，目前仅遵循个体化对症治疗方案。与大多数临床综合征类似，治疗采用多学科联合对症方案。尿道下裂、腹股沟疝或脐疝、隐睾和严重的颅面部畸形可采用手术整形。如有颈椎神经根受压、第一颈椎发育不全、后弓不全、滑膜狭窄、齿状突畸形等需要和骨科医生商讨共同制订解决方案。生长激素治疗效果仅在初步研究中有所报道。其对生长发育和终身高可能有积极影响[13]，然而，由于病例数量极少且缺乏随机对照的研究结果，尚需要更大规模研究数据以得出可靠结论。在神经发育方面，有些患者可伴有轻度智力障碍和（或）注意缺陷多动障碍，需要在神经科医生指导下进行干预。

【遗传咨询】

该病遗传方式为 X 染色体隐性遗传。若先证者母亲生育过一名以上患者，即使没有其他母系亲属患病，该母亲可能为携带者或者为生殖腺嵌合携带者，约 2/3 无家族史的男性患者母亲为携带者，再生育时有 1/2 的概率发病。对于已生育该病患者的父母再生育时建议行产前基因诊断。

【预防】

该病尚无有效的预防措施，对于生育过该病患者的父母，再次生育时建议进行产前诊断。

（李乐乐　巩纯秀）

【参考文献】

[1]Aarskog D. A familial syndrome of short stature associated with facial dysplasia and genital anomalies. J Pediatr. 1970，77（5）：856-861.

[2]Scott C I. Unusual facies joint hypermobility genital anomaly and short stature：a new dysmorphic syndrome. Birth Defects Orig Artic Ser. 1971，7（6）：240-246.

[3]Orrico A，Oalli L，Clayton-Smith J，et al.Clinical utility gene card for：Aarskog-Scott syndrome（faciogenital dysplasia）-update 2015. Eur J Hum Genet，2015，23（4）. doi: 10. 1038/ejhg. 2014.178.

[4]Pasteris N G, Cadle A, Logie L J, et al. Isolation and characterization of the faciogenital dysplasia（Aarskog-Scott syndrome）gene：a putative Rho/Rac guanine nucleotide exchange factor. Cell, 1994：79（4）：669-678.

[5]Egorov M, Polishchuk R. Identification of CDC42 effectors operating in FGD1-dependent trafficking at the Golgi. Front Cell Dev Biol，2019，7：7.

[6]涂明智. Aarskog 综合征样系的新致病基因筛查. 杭州：浙江大学博士学位论文,2013.

[7]Sariyilmaz K, Ozkunt O, Korkmaz M, et al. Aarskog-Scott syndrome：an unusual cause of scoliosis. J Craniovertebr Junction Spine，2017，8（3）：283-284.

[8]Closs L Q, Tovo M, Dias C, et al. Aarskog-Scott syndrome：a review and case report. Int J Clin Pediatr Dent，2012，5（3）：209-212.

[9]Griffin L B, Farley F A, Antonellis A, et al. A novel FGD1 mutation in a family with Aarskog-Scott syndrome and predominant features of congenital joint contractures. Cold Spring Harb Mol Case Stud, 2016, 2（4）：a000943.

[10]Teebi A S, Rucquoi J K, Meyn M S. Aarskog-Scott syndrome：report of a family with review and discussion of nosology. Am J Med Genet,1993，46（5）：501-509.

[11]Darendeliler F, Larsson P, Neyzi O, et al. Growth hormone treatment in Aarskog syndrome：analysis of the KIGS（Pharmacia International Growth Database）data. J Pediatr Endocrinol Metab，2003，16（8）：1137-1142.

[12]刘子勤，陈晓波，邱明芳. Aarskog-Scott 综合征一例报道. 中华内分泌代谢杂志,2020,36（3）；253-256.

[13]Siklar Z, Berberoglu M. Syndromic disorders with short stature. J Clin Res Pediatr Endocrinol，2014，6（1）：1-8.

第十四节　Floating-Harbor 综合征

【概述】

Floating-Harbor 综合征（Floating-Harbor syndrome，FHS，OMIM#136140），又称 Pelletier-Leisti 综合征。该综合征首先在美国波士顿 Floating 医院及 ForranceHarbor 医院报道，因而命名为 Floating-Harbor 综合征，其主要特征为特殊面容、身材矮小、骨龄延迟、语言发育迟缓，大多数患者伴轻度智力障碍[1]。

【流行病学】

FHS 的发病率较低，具体发病率尚不清楚。目前仅有 60 余例报道，报道的 FHS 患者大多数人是欧洲血统，但在中国、日本、韩国及南美和南亚等国家也有 FHS 患者的报道。

【遗传学】

FHS 是一种罕见的常染色体显性遗传病，主要由编码 SNF-2 相关 CREBBP 激活蛋白的 SRCAP 基因突变引起。SRCAP 基因位于染色体 16p11.2，由 34 个外显子组成，编码 SRCAP 蛋白。目前已报道了 50 余种突变，突变主要集中在外显子 34，其次为外显子 33，主要包括无义突变、错义突变、小片段缺失及小片段插入等（http：//www.hgmd.cf.ac.uk/ac/index.php）。

【发病机制】

SRCAP 基因编码一种 SNF-2 相关的染色质重组 ATP 酶，即 SRCAP 蛋白，该蛋白在人体细胞核中含量丰富，可激活参与调节细胞生长和分裂的 CREBBP，而

CREBBP 又在调节细胞生长、细胞分裂、DNA 修复、分化、细胞死亡和肿瘤抑制等方面起着关键作用[2]。*SRCAP* 基因突变可导致 SRCAP 蛋白功能缺陷或丧失，从而导致 FHS 的发生。

【临床表现】

FHS 主要临床特征包括身材矮小、骨龄延迟、骨骼畸形、语言迟缓、特殊面容等。

1. 颅面部特征 典型的面部特征为三角脸，婴儿时期眼球突出、长睫毛、耳郭后旋，儿童时期眼窝深陷、鼻梁突出成宽柱状、人中短平、嘴大、唇薄，许多患者出现牙齿异常如龋齿、缺齿、小牙畸形等。

2. 骨骼异常 肋骨异常、拇指附指或拇指发育不良、桡骨头发育不良呈半脱位、锥形骨骺、杵状指。

3. 行为异常 部分患者可有行为异常，如多动、注意力缺陷、强迫症。

4. 智力发育 患者通常有轻至中度的智力障碍。语言能力受损较严重，构音障碍和言语功能障碍是最常见的。患者鼻音重，音调高。

5. 生长 身材矮小是 FHS 的基本特征。大多数 FHS 患者出生时体重低、头围正常。婴幼年身高和体重增长均较慢。成人平均身高为 140～155cm。

6. 听力异常 患者易出现传导性听力损失。

7. 神经系统异常 少数患者可出现癫痫发作。

8. 心血管异常 心脏畸形通常不是 FHS 的特征，有轻度主动脉缩窄、房间隔缺损及法洛四联症的报道。

9. 泌尿生殖系统 患者可能发生肾脏和泌尿生殖系统异常，包括男性尿道下裂、隐睾、附睾囊肿、精索静脉曲张，也有肾积水、肾钙化、肾囊肿和肾发育不全的表现。

【实验室检查】

由于该病导致多器官系统受累，应对患儿进行多方面评估，如进行智力、听力、生长发育评估，完善肿瘤筛查，泌尿系统超声，心电图，超声心动图，脑电图，颅脑及脊髓 MRI 等检查。当临床提示 FHS 时，可行 *SRCAP* 基因检测；若患者临床表现与其他许多以身材矮小或智力缺陷为特征的遗传性疾病不易区分，则可考虑全外显子基因检测，*SRCAP* 基因致病性变异可确诊该病。

【诊断和鉴别诊断】

1. 诊断

（1）临床诊断：目前尚未建立 FHS 的临床诊断标准。具有以下临床特征的患者应怀疑 FHS：特殊面容（三角脸、眼窝深陷、耳郭后旋、鼻梁突出呈宽柱状、人中短平、嘴大、唇薄等）、身材矮小、骨龄延迟、骨骼异常、语言发育障碍、智力缺陷等。

（2）基因诊断：*SRCAP* 基因致病性突变即可确诊。

2. 鉴别诊断 具体见表 2-13。

【治疗】

FHS 患者的治疗包括以下几方面[3]。

（1）屈光不正、斜视、听力损伤、癫痫、肾脏疾病、隐睾、骨科并发症、眼科及口腔问题等的治疗。

（2）目前关于 FHS 患者的生长激素治疗的信息有限，因此需要谨慎。

（3）早期干预治疗，对患者进行特殊教育和专业培训以改善智力发育缺陷。

（4）由行为学 / 心理学家管理，并根据需要考虑药物治疗。

（5）此外，FHS 患者应定期监测血压，每年行 1 次眼科评估、听力筛查及肾功能监测。

【遗传咨询】

大多数 FHS 患者是由 *SRCAP* 基因变异导致，该病以常染色体显性方式遗传，大多数患者变异为自发变异。迄今报道过 2 名患者，其 *SRCAP* 基因致病性突变来自患病的母亲[4]。若夫妇一方正常，一方存在 *SRCAP* 基因致病性突变，则生育患儿的风险为 50%。

表 2-13 FHS 与其他疾病的鉴别诊断 [3]

疾 病	致病基因	遗传方式	鉴别诊断中的临床特征	
			与 FHS 的重叠	与 FHS 的区别
3M 综合征	CCDC8、CUL7、OBSL1	AR	三角脸、骨龄可能出现延迟、出生前和出生后生长迟缓，男性可能出现尿道下裂	头部相对较大、面中部发育不全、眉毛浓密、小下颌、智力正常、短颈，男性性腺功能减退
Rubinstein-Taybi 综合征	CREBBP，EP300	AD	面部特征、身材矮小、小指弯曲、拇指或踇趾短粗	圆脸、下睑裂、严重智力缺陷、骨龄正常、心脏畸形
Silver-Russell 综合征	7 号染色体母源单亲二倍体，染色体 11p15 区甲基化异常，IGF-2 基因异常等	表观遗传	出生前和出生后生长迟缓，语言表达障碍（FHS 中的严重程度远高于 SRS 中的严重程度）	身体不对称、牛奶咖啡斑、蓝色巩膜，没有 FHS 特征性的面部异常及拇指异常

AD. 常染色体显性遗传；AR. 常染色隐性遗传

【预防】

该病目前尚无有效的预防措施，生育过该病患儿的父母，再次生育时建议进行产前诊断。

（范丽君　巩纯秀）

【参考文献】

[1]Budisteanu M, Bögershausen N, Papuc S M, et al. Floating-Harbor syndrome：presentation of the first romanian patient with a SRCAP mutation and review of the literature. Balkan J Med Genet, 2018，21（1）：83-86.

[2]Hood R L, Schenkel L C, Nikkel S M, et al. The defining DNA methylation signature of Floating-Harbor Syndrome. Sci Rep, 2016，6：38803.

[3]Nowaczyk M J M, Nikkel S M, White S M. Floating-Harbor Syndrome// Adam M P, Ardinger H H, Pagon R A, et al. GeneReviews®. Seattle（WA）：University of Washington, 2012.

[4]Nikkel S M, Dauber A, de Munnik S, et al. The phenotype of Floating-Harbor syndrome：clinical characterization of 52 individuals with mutations in exon 34 of SRCAP. Orphanet J Rare Dis,2013，8：63.

第十五节　局灶性真皮发育不良

【概述】

局灶性真皮发育不良（focal dermal hypoplasia, FDH，MIM#305600），又称 Goltz 综合征、Goltz-Gorlin 综合征，最早于 1962 年由 Goltz 和 Gorlin 等报道提出。该病为 X 连锁显性遗传病，目前证实为 PORCN 基因突变所致，90% 患者是女性，95% 病例为新生突变。其临床表现多样，主要影响胚胎期外胚层及中胚层来源的组织器官，出生后即发病，以皮肤、骨骼系统、眼睛、面部等多系统受累为主要特征。

【流行病学】

FDH 是一种罕见的遗传性疾病，目前全球患者总数约 500 例。有报道称，其在普通人群中的发病率为 1/150 000 ～ 1/50 000，以欧洲、北美及亚洲居多，但确切患病率尚不清楚。多为女性发病，男女发病比约为 1：9。目前我国对该病的发病率、生存率及累积死亡率尚未统计。

【遗传学】

FDH 为 *PORCN* 基因突变所致的 X 连锁显性遗传疾病。*PORCN* 基因（图 2-23）位于 Xp11.23，全长 12kb，包含 15 个外显子，其中 14 个为编码外显子，它们通过选择性剪接，产生 5 种转录变异型（A、B、C、D、E）。*PORCN* 基因为果蝇极性基因 *Porcupin*（PORC）家族的成员，确切功能尚不清楚。推测 *PORC* 家族位于内质网中，编码细胞质内质网跨膜蛋白。*PORCN* 基因编码由 461 个氨基酸组成的分子量为 52 kDa 的蛋白。PORCN 蛋白质为果蝇极性基因 *Porcupin* 的人类同源物，是膜结合 O- 酰基转移酶（MBOAT），属于 MBOAT 家族，有 4 个胞内区及 5 个胞外区，有 8 个跨膜区域可以跨过内质网，其中 1 个跨膜区域可以连接到膜上的 O- 酰基转移酶区。

PORCN 基因突变类型多种多样，迄今，发现致病性种类有：错义、无义突变、剪切突变、碱基缺失及重复等。有研究显示，无义突变最具代表性，而多数的错义突变位于高度保守的氨基酸区域。有数据表明，在某些家族性病例中，X 染色体失活水平与表观程度相关 [1]，但关于 FDH 的基因型 - 表型相关性的研究数据有限。

【发病机制】

PORCN 作为内质网丝氨酸 -O- 棕榈油酰基转移酶，其半胱氨酸残基上存在 S- 棕榈酰化 [2,3]，可以介导 16 碳不饱和脂肪酸棕榈油酸（C16：1）与 Wnt 蛋白的丝氨酸结合，使 Wnt 蛋白酰化。酰化的 Wnt 蛋白被转移到高尔基体上，与跨膜蛋白 Wntless 结合后，从高尔基体转运到细胞质膜 [4]。多泡体是 Wnt 蛋白释放的胞内位点，酰化的 Wnt 蛋白以多泡体为靶点，绕过细胞中的内体和溶酶体，通过外泌体输出到细胞外基质，而 Wntless 通过逆行运输在高尔基体回收。分

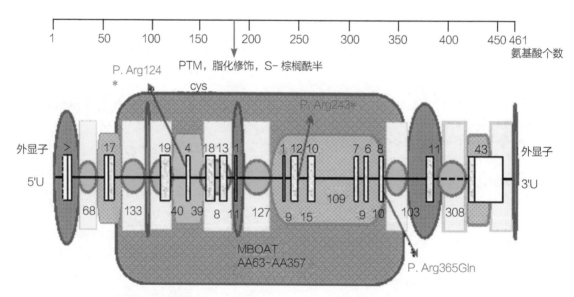

图 2-23 *PORCN* 基因结构示意图

粉色区域：胞外区；蓝色区域：胞内区；绿色区域：跨膜螺旋；黄色区域：跨膜结构；15 个外显子由方框（编码时加阴影）表示，方框由线（内含子）隔开；外显子大小显示在方框上方，而内含子大小显示在线条下方；MBOAT：膜结合 O- 酰基转移酶。* 终止密码，PTM：蛋白质翻译后修饰

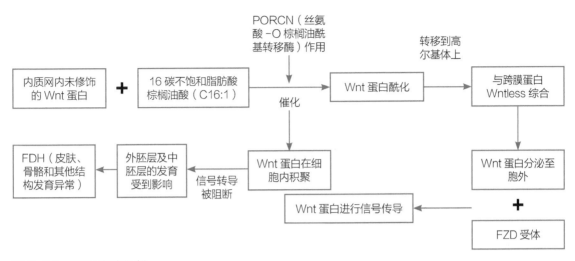

图 2-24　FDH 发病机制

泌到胞外的 Wnt 蛋白与受体结合，随后通过旁分泌或者自分泌两种方式进行信号传导。Wnt 蛋白具有高度保守性[5]。*PORCN* 基因突变后，蛋白质的生成受到影响，从而不能催化特定的棕榈油酸且将其添加到丝氨酸中，Wnt 蛋白就会在细胞内积聚，不能转导信号[6]，胚胎早期发育所需的化学信号通路被阻断，尤其是外胚层及中胚层的发育被影响，从而表现出皮肤、骨骼和其他结构的发育异常（图 2-24）。

女性每个细胞中 2 个等位基因中的 1 个发生突变时，便可以导致疾病的发生，而男性出现半合子突变，即唯一的基因发生突变时，多使胚胎致死。这也就导致了约 90% 的患者为女性。女性患者多为杂合或嵌合突变，以杂合突变为主，存活的男性患者多为嵌合或合子后嵌合，存在染色体 XXY 异常者亦可发病[7]。该病在女性中似乎高度外显，但表观程度各异。

【临床表现】

1. *女性患者*　由于女性患者多存在 X 染色体失活偏倚，活跃和失活 X 染色体的分布可能决定了女性 FDH 患者的表观程度（图 2-25）。

（1）典型的外胚层受累表现（多出生时即存在）

1）斑片状皮肤再生障碍（≥ 95%）：表现为皮肤萎缩和发育不良，通常沿 Blaschko 线（又称 B 线）在四肢沿肢体长轴分布，在躯干背部、跨脊椎皮面上呈 "V" 形分布，腹部正中线两侧大致呈 "S" 形，以及从乳房区域到上臂的倒 "U" 形。病理表现为真皮胶原纤维发育不良、真皮全层胶原束稀疏、脂肪组织上移。

2）皮肤色素沉着和（或）减退（90% ～ 100%）：通常沿 Blaschko 线分布，大多表现为皮肤色素减退。出生时可仅表现为红斑，随着时间推移可逐渐转变为皮肤色素减退[8]。

3）结节性脂肪疝（60% ～ 70%）：表现为皮肤上有柔软的黄粉色结节，通常见于躯干和四肢皮肤[1]。

4）指甲异常（80% ～ 90%）：常见的改变为脊状指甲、指甲发育不良等，可伴有纵向隆起，"V" 形凹陷等。

5）毛细血管扩张症（约 80%）：皮肤表面可见小簇静脉，见于面部、躯干和四肢。不会在出生时出现，随着年龄的增长逐渐出现。

（2）典型的骨骼畸形（出生时即存在）：并指 / 趾（70% ～ 90%）、手足裂畸形（75%）、少指 / 趾（45%）、截断面缺陷（15%）和长

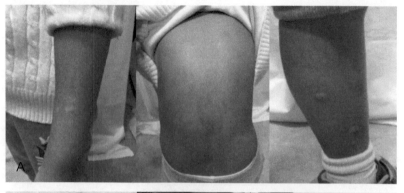

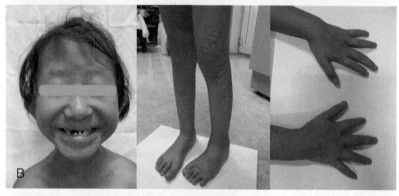

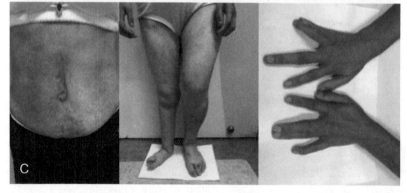

图 2-25　PDH 临床表现

A. 为患儿一；B. 为患儿二；C. 为患儿 B 的母亲手臂及背部皮肤沿 Blaschko 线呈线性色素沉着及色素脱失，小腿脂肪疝，指骨畸形及并指

骨发育不全（50%～80%）。

（3）其他常见的临床表现：乳头状瘤，毛发稀疏、粗糙、干燥，牙齿异常，先天脊椎发育异常，眼部异常，身材矮小，消化道及泌尿生殖系统畸形等[8-12]。

2. 男性患者　当男性患者为杂合突变时，多为致死性胚胎，故现报道的存活的男性患者较少，临床数据有限。就目前的研究数据来看，男性患者可具有女性患者的任何特征，包括皮肤、骨骼、颅面部、内脏器官、生殖系统（男性可表现为隐睾、腹股沟疝、

睾丸发育不良）、心理、生长发育等。男性患者因基因型为嵌合体或合子后嵌合型，故临床症状多较轻，可在成年后发现。

【实验室检查】

实验室检查基于先证者的基础之上，因该病为单基因疾病，故出现上述临床表现且高度怀疑该病的患者，建议对其血样采用序列分析，如果未发现致病性突变，可行多基因组测定。如果仍未检测到 PORCN 基因致病突变或缺失，则可对受影响的组织（如皮肤、乳头状瘤、手术标本）进行序列分析和

（或）多基因组测定，这将增加检测体细胞嵌合体的灵敏度。但如果患者表现并不典型且需要注意其他综合征时，最好的方法是进行全外显子测序，以明确一个或多个致病性基因。

该病可导致多器官系统受累，应对患者进行多方面评估，如对受累皮肤进行皮肤组织病理学检查，进行骨科评估、耳鼻喉科评估、眼科评估、口腔科评估、睡眠监测、生长发育评估、智力检测、心理检测、超声心动图，以及消化道超声、胃镜检查、泌尿系超声、颅脑及脊髓 MRI 等检查。

【诊断和鉴别诊断】

1. 诊断　对于出现上述临床表现的先证者个体，可以根据具有 3 种或 3 种以上典型的外胚层表现和至少一种典型的骨骼畸形表现来诊断[13]。当临床表现不典型时，可在进

行分子遗传学检测后，如果明确为 *PORCN* 基因的致病性变异即可确诊。

2. 鉴别诊断　具体见表 2-14。

【治疗】

对症治疗　FDH 并无特异性治疗手段，目前主要进行对症治疗。皮肤病变患者要注意局部皮肤感染及破损，需要对皮肤发育不良处加强防护。对于影响正常功能的骨骼畸形，需要进行功能训练及物理治疗。如果畸形严重，如截断面缺陷、长骨发育不全患者，需要骨科医生介入进行手术矫形或假肢移植。对于眼部异常患者，需要进行眼科评估后进行保守、手术、义眼置入等治疗。视力减退患者，应尽早干预，并尽最大努力保存现有视力。建议该病患者从萌牙开始定期进行口腔护理，以解决包括牙齿畸形、牙釉质发育不良、龋齿等问题。对可能引起严重胃食管疾病及影响吞咽、呼吸、

表 2-14　FDH 的鉴别诊断

疾病名称	遗传类型	致病基因	重叠于 FDH 的临床表现	区别于 FDH 的临床表现
色素失调症	XLD	*IKBKG*（Nemo）	出生后起病，男性多胚胎致死，女性多发 皮肤色素沉着/减退、萎缩样线状皮损等皮肤改变，牙齿迟萌、畸形、缺牙等牙齿发育不良，视力损害，斑秃等毛发异常，指甲异常，癫痫，小头畸形，胼胝体损害，认知、智力缺陷，发育迟缓	新生儿期皮肤多为红斑水疱改变，后持续数月存在疣状皮损，6 个月至成年出现色素沉着（色素沉着多为不规则的泼溅样或涡轮状、色素沉着和色素减退皮损一般不同时存在），组织病理上并没有真皮发育不全的改变，眼部病变主要为视网膜血管改变和视网膜色素上皮层病变[14]
与 *TP63* 基因突变相关疾病（7 种表型）	AD	*TP63*	出生后起病，肢体畸形（手足分裂、并指畸形、少指畸形）、外胚层病变（皮肤色素减退、毛发稀疏、唇腭裂、指甲畸形、斑秃、缺牙、牙釉质发育不良、乳房/头发育不良）、特殊面容、听力损害、生长发育迟缓的不同组合	男女性发病率无差异，皮肤表现通常不是沿着 Blaschko 线分布的[15]，眼部畸形表现为眼睑强直、泪道闭锁/阻塞、干眼、眼睑发炎等，泌尿系统表现为尿道下裂，消化道畸形很少见

（续　表）

疾病名称	遗传类型	致病基因	重叠于 FDH 的临床表现	区别于 FDH 的临床表现
Delleman 综合征	尚不清楚，有研究称为 X 连锁遗传	尚不清楚	面部不对称、小眼 / 无眼畸形、眼球震颤、虹膜缺损、白内障、唇腭裂，皮肤色素沉着、局灶性皮肤发育不全、再生障碍性皮肤缺损、斑秃，癫痫、胼胝体发育不良，隐睾、先天性髋关节脱位，生长发育迟缓、智力缺陷	以男性患者多发，耳后新月形病变，面部赘生物（错构瘤性），眼睑缺损，皮肤改变分布不规则，但并非沿着 Blaschko 线分布，特征性的高度不对称的颅脑畸形，包括额部多小回、脑室周围结节异位、脑皮质下异位、脑干 - 小脑畸形、GTAV 畸形、Dandy-Walker 畸形[16]
小眼畸形伴线状皮肤缺损综合征	XLD	*COX7B*、*HCCS* 或 *NDUFB11*	小眼 / 无眼畸形、白内障、听力损害、指甲发育不良，沿着 Blaschko 线分布的皮肤再生障碍性缺损、皮肤色素沉着，房间隔缺损、室间隔缺损、胼胝体发育不良、癫痫、脑积水、生长发育迟缓、智力缺陷、小头畸形、膈疝、双角子宫、尿道下裂	仅存在于女性患者，男性为致死性胚胎，皮肤损害通常局限于上半身，无乳头状瘤，组织病理学见非真皮发育不良，无脂肪组织上移，心肌病、心律失常，子宫发育不良、卵睾症、阴蒂肥大，无骨骼畸形[17]
Rothmund-Thomson 综合征	AR	Ⅰ型致病基因不详；Ⅱ型为 *RECQL4* 基因	皮肤色素沉着、色素减退、毛发稀疏、白内障、牙齿发育不良、龋齿、指甲发育不良、胃肠功能紊乱、腹股沟疝、隐睾、身材矮小、认知障碍	出生时正常，大多出生后 3 个月逐渐出现皮肤改变，开始时为面部红斑，逐渐波及全身，红斑呈网格状，色素沉着斑、色素减退斑及毛细血管扩张夹杂网格分布，呈皮肤异色改变；骨骼畸形以先天性桡骨、尺骨或髌骨缺如、骨量减少、骨小梁形成障碍等为临床表现；甲状腺功能减低症；小阴茎、性腺发育不良、卵巢早衰、性功能低下；患癌症风险增加，可见骨肉瘤及皮肤癌[18]
浅表脂肪瘤样痣	无遗传性	非基因突变	为柔软的、皮色或淡黄色的丘疹或结节，可呈脂肪疝样，组织病理学表现为真皮内出现大量脂肪细胞	为良性错构瘤病，临床除典型皮肤改变外无其他症状；组织病理学表现为胶原纤维无明显变细及明显减少，均有弹性纤维改变

AD. 常染色体显性遗传；AR. 常染色体隐性遗传；XLD. X 连锁显性遗传

睡眠的咽喉、气管、食管黏膜巨大乳头状瘤进行手术治疗。唇腭裂患者需要在出生后即使用特殊奶嘴，并尽早进行唇腭裂修补术。涉及膈疝、腹部缺损患者，由普外科医生进行手术治疗。存在泌尿系统畸形患者，需要定期检测肾功能、尿常规，避免反复泌尿系感染、血尿甚至肾衰竭等问题。如果伴有生殖系统畸形，需要内分泌科及泌尿外科共同评估。合并先天性心脏病患者，应给予外科手术治疗。合并癫痫的患者，应给予抗癫痫药物治疗。存在脑积水的患者，应行脑积水引流术。有感觉神经性听力损失的患者，可配备助听器。另外，患者应定期评估生长发育，身材矮小的患者应用生长激素治疗。而且，解决身体上的缺陷和功能问题的同时，还要注重疏导患者因综合征而伴随的心理问题。

虽然 FDH 患者大多存在多系统受累表现，且该病为慢性疾病，但大部分预后较好，可有正常的寿命。故尽早发现，尽早诊断，定期多系统功能评估，多学科长期干预治疗，可改善患者预后及生活质量。

【遗传咨询】

该病的遗传方式为 X 染色体显性遗传，目前研究表明，大部分患者为新生突变，约 5% 女性患者由父母遗传。如果母亲为 *PORCN* 基因杂合突变患者，且遗传给男性患者时大多为胚胎致死性，故有不足 50% 可能遗传给下一代。其可以存活的子女中，有 33% 为正常女性，33% 为女性患者，33% 为正常男性。如果母亲的 *PORCN* 基因为嵌合突变，其子女的遗传比例由嵌合比例及合子情况决定，可能高达 50%。如果父亲有 *PORCN* 基因致病突变，其女儿的遗传风险高达 100%，这取决于父亲基因的嵌合体水平。其男性后代则没有遗传该病的风险。

【预防】

该病目前尚无有效的预防措施，一旦家族中有人确诊了 *PORCN* 基因致病突变，再次生育时建议进行遗传咨询，并于置入前进行遗传性诊断。

（吴 迪 巩纯秀）

【参考文献】

[1]Bostwick B, van den Veyver I B, Sutton V R. Focal Dermal Hypoplasia//Adam M P, Ardinger H H, Pagon R A, et al. GeneReviews®. Seattle（WA）：University of Washington, Seattle,1993.

[2]Gao X, Hannoush R N. Single-cell imaging of Wnt palmitoylation by the acyltransferase porcupine. Nat Chem Biol,2014,10（1）：61-68.

[3]Lee C J, Rana M S, Bae C,et al. In vitro reconstitution of Wnt acylation reveals structural determinants of substrate recognition by the acyltransferase human porcupine. J Biol Chem, 2019, 294（1）：231-245.

[4]Torres V I, Godoy J A, Inestrosa N C. Modulating wnt signaling at the root：porcupine and wnt acylation. Pharmacol Ther, 2019,198：34‐45.

[5]Masumoto N, Lanyon-Hogg T, Rodgers U R, et al. Membrane bound O-acyltransferases and their inhibitors. Biochem Soc Trans, 2015, 43（2）：246-252.

[6]Grzeschik K H, Bornholdt D, Oeffner F, et al. Deficiency of PORCN, a regulator of Wnt signaling, is associated with focal dermal hypoplasia. Nat Genet，2007, 39（7）：833-835.

[7] 徐丹丹, 陆炜, 郑章乾, 等. *PORCN* 基因嵌合突变致男性局灶性真皮发育不全1例并文献复习. 中国循证儿科杂志,2017,12（5）：373-377.

[8]Bree A F, Grange D K, Hicks M J, et al. Dermatologic findings of focal dermal hypoplasia（Goltz syndrome）. Am J Med Genet C Semin Med Genet, 2016,172C（1）：44-51.

[9]Gisseman J D, Herce H H. Ophthalmologic manifestations of focal dermal hypoplasia（Goltz syndrome）：A case series of 18 patients. Am J Med Genet C Semin Med Genet, 2016, 172C（1）：59-63.

[10]Motil K J, Fete M, Fete T J. Growth, nutritional, and gastrointestinal aspects of focal dermal hypoplasia（Goltz-Gorlin syndrome）. Am J Med

Genet C Semin Med Genet，2016，172C（1）：29-33.

[11]Deidrick K K, Early M, Constance J, et al.Cognitive and psychological functioning in focal dermal hypoplasia. Am J Med Genet C Semin Med Genet，2016，172C（1）：34-40.

[12]吴迪，胡旭昀，李晓侨，等.以矮小为主诉的 PORCN致病变异引起的局灶性真皮发育不良1例.中华实用儿科临床杂志,2019,34（17）：1352-1354.

[13]Gao X, Hannoush R N. Single-cell imaging of Wnt palmitoylation by the acyltransferase porcupine. Nat Chem Biol, 2014,10（1）：61-68.

[14]马东来，胡瑾，方凯.皮损形态类似于色素失调症的局灶性真皮发育不全.临床皮肤科杂志,2011,40（4）：196-198.

[15]Sutton V R, van Bokhoven H. TP63-Related Disorders. //Adam M P, Ardinger H H, Pagon R A, et al. GeneReviews®. Seattle（WA）：University of Washington, Seattle,1993.

[16]Moog U, Dobyns W B. An update on oculocere-brocutaneous（Delleman-Oorthuys）syndrome. Am J Med Genet C Semin Med Genet, 2018, 178（4），414-422.

[17]Morleo M, Franco B. Microphthalmia with linear skin defects syndrome.//Adam M P, Ardinger H H, Pagon R A, et al. GeneReviews®. Seattle（WA）：University of Washington, Seattle,1993.

[18]刘之慧，潘慧，王林杰，等.Rothmund-Thomson综合征1例及文献复习,中华实用儿科临床杂志,2017,32（20）：1590-1592.

第十六节 Wolf-Hirschhorn 综合征

【概述】

Wolf-Hirschhorn 综合征（Wolf-Hirschhorn syndrome, WHS, MIM194190）临床特征性表现包括特殊面容（又称"希腊头盔面容"）（小头畸形、高前额、眉骨突出、眼距增宽、人中短、小颌畸形等）、产前/产后生长迟缓、发育延迟、不同程度的智力障碍及神经系统异常（肌张力低下及癫痫）。其他发现包括骨骼异常、先天性心脏病、听力丧失、尿路畸形、脑结构异常等[1]。WHS 主要由4号染色体短臂末端的关键区域（4p16.3）的小片段缺失所致，于 1965 年由 Wolf 和 Hirschhorn 等首次报道[2]。染色体 4p16.3 上有一个长度为 165kb 含 NSD2 基因的关键区域缺失，NSD2 基因也称为 WHSC1（WHS 候选 1 基因）。NSD2 基因已被认为是连续基因缺失的关键候选基因之一。

【流行病学】

WHS 是一种罕见的染色体遗传性疾病，发病率占新出生婴儿的 1/50 000 ～ 1/20 000，以女性患儿为主，男女比例约为 1：2[1]。到目前为止全世界已经报道了 8 种 NSD2 基因功能丧失突变，所有这些都是新生突变。

【遗传学】

WHS 患者具有高度相似而复杂的临床表现，涉及两个或多个相邻基因座的小片段缺失。其典型症状体征与 4 号染色体短臂末端多基因的丢失有关，临床表现的严重性与丢失片段的大小呈正相关（图 2-26）[3,4]。既往研究[3,5] 显示，在染色体 4p16.3 上存在与 WHS 发病相关的两个关键区域，其一是 WHS 关键区域一（WHSCR1），长度约为 165kb，包括 WHSC2 基因和一部分 NSD2 基因；其二是 WHS 关键区域二（WHSCR2），长度为 300 ～ 600kb，包括 LETM1 基因和一部分 NSD2 基因。其他邻近的基因可能在其特殊面容中发挥作用，如 FGFRL1 基因、CPLX1 基因、CTBP1 基因及 PIGG 基因等。NSD2 基因可编码核受体结构域蛋白 2，这是一种组蛋白-赖氨酸 N-甲基转移酶，NSD2 基因被认为在正常发育中起着重要作用（图 2-27）[6]。

【发病机制】

WHS 是由 4 号染色体的结构畸变导致 4p 重排，使 4p16.3 上的关键基因缺失而发病[7]。据目前统计，4p 结构畸变方式包括：

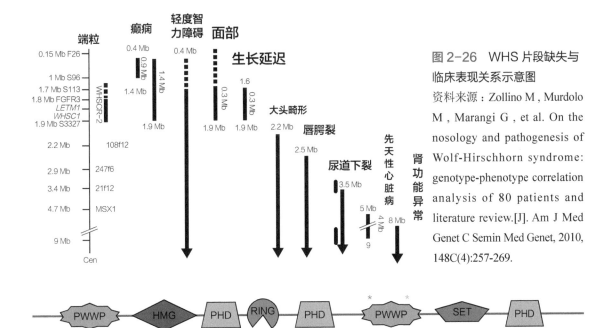

图 2-26　WHS 片段缺失与临床表现关系示意图

资料来源：Zollino M，Murdolo M，Marangi G，et al. On the nosology and pathogenesis of Wolf-Hirschhorn syndrome: genotype-phenotype correlation analysis of 80 patients and literature review.[J]. Am J Med Genet C Semin Med Genet, 2010, 148C(4):257-269.

图 2-27　*NSD2* 基因结构域图

PWWP，由 70 个氨基酸组成，由其中心"Pro-Trp-Trp-Pro"命名，通常作为转录因子调节发育过程的 DNA 结合蛋白、HMG，HMG-box 结构域存在于 HMG-box 蛋白的一个或多个拷贝中，这些蛋白形成了一个大的、多样的家族，参与 DNA 转录、复制和链修复；PHD，锌指结构域，它是一种在核蛋白中发现的 C4HC3 锌指样基序，被认为参与了染色质介导的转录调控；RING，是一种特殊类型的锌指状残基，由 40 ～ 60 个残基结合在 2 个锌原子上，可能参与调解蛋白质与蛋白质的相互作用；SET，该结构域为 130 ～ 140 个氨基酸，具有良好的进化保守序列基序

①单纯的 4p 缺失，发生率约为 75 %，源于生殖细胞或胚胎早期发育过程中，随机出现的染色体片段缺失，其中 85 % ～ 90 % 为父源性，常见于 4p16 或 4p15 处断裂、末端丢失。②非平衡易位，发生率约 22 %，常为 t（4p；8p），其中 10 % ～ 15 % 是家族遗传性的，父母一方为平衡易位携带者，传给子代时就形成不平衡易位，其 33 % 来自父亲、67 % 来自母亲。③臂内倒位，发生率 6%，由 4p 末端断裂倒转后重接。④衍生 4 号染色体，发生率 2%，由不平衡的臂间倒位，使 4q 的片段在缺失的 4p 上重复，若长、短臂断端重接，可形成环状染色体[4,8]。

患者临床表现的异质性与 4p16 缺失大小相关：小缺失的患者（< 3.5Mb）通常有

轻度的 WHS，缺失 5 ～ 18Mb 的患者有经典的 WHS，大缺失的患者有严重的表现[4]。除此之外，其还与丢失基因的种类有关：*NSD2* 基因缺失可能是引起面部、下颌、脑部畸形和免疫缺陷的主要原因[9]；*WHSC2* 基因缺失可能与生长发育迟缓相关[10]；*LETM1* 基因涉及线粒体离子交换、细胞信号传导和能量产生，被认为是 WHS 癫痫相关的主要候选基因[11]；*FGFR3* 基因缺失可能与 WHS 精神发育迟缓及认知损害相关[12]；*TACC3* 基因缺失与面部表现密切相关，如人中短、嘴角下弯及小头畸形[13]；*FGFRL1* 基因是目前 WHS 颅面部表现、身材矮小及潜在的骨骼特征最可能的候选基因[14]；*CPLX1* 基因、*CTBP1* 基因、*PIGG* 基因是最近提出的 *WHS*

癫痫相关的新的候选基因，且 *PIGG* 基因可能与 *SCN1A* 基因决定的 Dravet 综合征在病因上有相关性[15]。

【临床表现】

1. 胎儿期改变　产前超声检查往往有胎儿宫内生长受限、肾脏发育异常、羊水过少及鼻骨发育异常等[16]。

2. 出生后异常　患儿出生后多有生长发育迟缓，这可能由唇腭裂导致喂养困难及一些先天性心脏病所致。

3. 特殊面容　又称"希腊头盔面容"（小头畸形、高前额、眉骨突出、眼距增宽、人中短、小颌畸形等）。

4. 智力障碍　患儿伴有不同程度的智力障碍。

5. 神经系统异常　大多数患儿会有肌张力低下及癫痫发作，约 50% 患儿呈癫痫持续状态，首发高峰年龄为 6～12 个月，发作形式多变，如全身强直阵挛发作、单侧肢体伴或不伴肌阵挛发作及复杂部分性发作。

6. 心血管　约 50% 患儿伴有心血管畸形，如房室间隔缺损、肺动脉狭窄、动脉导管未闭等。

7. 其他　部分患儿有泌尿系统畸形、唇腭裂畸形、骨骼异常、脑结构畸形、皮肤干燥及耳朵畸形等。

NSD2 基因突变所致的 WHS 缺乏典型的临床表现，但多数伴有生长发育迟缓、智力障碍、肌张力低下及面部畸形，但其面部畸形更轻微或不易识别（图 2-28），包括耳部异常、眼距宽、高翘眉毛、鼻根部宽、异常牙齿、小头畸形、小颌畸形、内眦赘皮和口角下降，少数伴有人中短、刻板印象、颅面不对称、前额高、斜视和听力损失等。一些临床表现在 NSD2 所致的 WHS 和所有 WHS 中的比例不同，如表 2-15。

【实验室检查】

实验室检查是基于先证者基础之上的，因此，对于出现上述临床表现且高度怀疑本病的患儿，建议采用全外显子测序以明确致病基因。

该病可导致多器官系统受累，因此应对患儿进行多方面评估，如进行智力检测、生长发育评估、脑电图评估、超声心动图、颅脑 MRI 等检查。

【诊断】

1. 诊断　对于出现上述临床表现的先证者，在进行分子遗传学检测后如果在染色体 4p16.3 关键区域明确存在 *WHSC2* 基因、*LETMI* 基因、*NSD2* 基因缺失即可确诊 WHS。

2. 鉴别诊断

（1）CFC：常染色体显性遗传，致病基

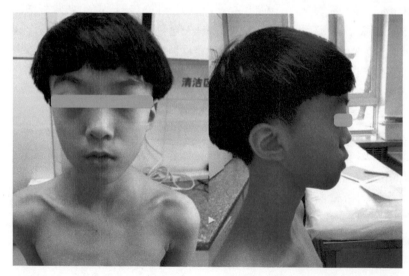

图 2-28　NSD2 所致的 WHS 患儿

特殊面容表现为小头畸形、低发际线、高翘眉毛、眼距宽、内眦赘皮、后旋耳朵、小颌畸形、长颈、鼻根部宽

表 2-15　*NSD2* 基因突变和 WHS 的表型

临床表现	在 NSD2 患者中的比例	在 WHS 患者中的比例
智力障碍 / 生长发育迟缓	100%（10/10）	> 75%
耳朵异常	88%（7/8）	> 75%
眼距宽	86%（6/7）	> 75%
高翘眉毛	86%（6/7）	> 75%
鼻根部宽	86%（6/7）	> 75%
牙齿异常	86%（6/7）	50% ～ 75%
肌张力低下	80%（8/10）	> 75%
宫内或出生后生长发育迟缓	80%（8/10）	> 75%
喂养困难	78%（7/9）	> 75%
小头畸形	60%（6/10）	> 75%
小颌畸形	57%（4/7）	> 75%
内眦赘皮	57%（4/7）	> 75%
嘴角向下	57%（4/7）	> 75%
骨骼异常	50%（3/6）	50% ～ 75%
人中短	43%（3/7）	> 75%
刻板印象	33%（2/6）	25% ～ 50%
突出的眉间	29%（2/7）	> 75%
面部不对称	29%（2/7）	50% ～ 75%
前额高	25%（2/8）	> 75%
听力受损	25%（1/4）	25% ～ 50%
干燥的皮肤	20%（1/5）	50% ～ 75%
泌尿生殖系统异常	17%（1/6）	25% ～ 50%
肠道异常	17%（1/6）	< 25%
食管异常	17%（1/6）	< 25%
脑结构畸形	14%（1/7）	25% ～ 50%
肝脏异常	14%（1/7）	< 25%
癫痫 / 脑电图异常	11%（1/9）	> 75%

因为 *BRAF*、*KRAS*、*MAP2K1*、*MAP2K2*，与 WHS 共同的临床表现有出生后喂养困难、智力低下、生长发育迟缓、高前额、心血管畸形，但其特异表现有面容粗陋及特应性皮炎、角化病或鱼鳞病等皮肤病。

（2）Noonan 综合征：常染色体显性遗传，致病基因为 *NRAS*、*PTPN11*、*RAF1*、*RIT1*、*SOS1*，与 WHS 共同的临床表现有身材矮小、生长发育迟缓、先天性心脏病，但其特异性表现有眼睑下垂、外眼角下斜、招风耳、蹼状颈、凝血功能障碍等。

【治疗】

1. 对症治疗　WHS 并无特异性治疗，目前仅遵循个体化对症治疗方案且需要多学科综合治疗。早期需要积极控制癫痫发作，治疗先天性心脏病，控制反复感染，解决喂养困难的问题，改善生长受限情况[17]。最近有报道，音乐治疗可以使患者情绪平静并且可以改善其沟通能力[18]。

2. 生长激素治疗　虽然 WHS 患儿的生长受限不是由于生长激素缺乏所致，但在一些患儿经过生长激素治疗，可出现明显追赶性生长，故可以用生长激素改善身高。

对于 *NSD2* 基因所致的 WHS 患儿，1 例先证者 4 岁开始进行生长激素治疗，经过 7.5 年的治疗，身高从－2.25SD 增加到－0.03SD，且没有观察到生长激素对其有明显的负面影响。但是，生长激素治疗的疗效还需更多的病例来判断。

【遗传咨询】

该病为罕见的染色体病，目前所发现的患者中多为新生突变。对于产检中高度怀疑该病及患有该病的父母再生育时建议进行产前基因诊断。

【预防】

该病目前尚无有效的预防措施，生育过该病患儿的父母，再次生育时建议进行产前诊断。

（吴　迪）

【参考文献】

[1] 易招师，张晓珍，陈辉，等．Wolf-Hirschhorn 综合征 2 例报告并文献复习．江西医药，2019,54（6）：627-629.

[2] Battaglia A，CareyJ C，South ST.Wolf-Hirschhorn Syndrome// Adam M P，Ardinger H H，Pagon R A,et al.GeneReviews. Seattle（WA），1993.

[3] 李静，陈雪，王兴周，等．Wolf-Hirschhorn 综合征一例及研究进展．中国优生与遗传杂志，2015，23（10）：42-66.

[4] Zollino M，Murdolo M，Marangi G，et al. On the nosology and pathogenesis of Wolf-Hirschhorn syndrome：genotype-phenotype correlation analysis of 80 patients and literature review. Am J Med Genet Part C，2008，148C：257-269.

[5] Zollino M，Lecce R，Fischetto R，et al. Mapping the Wolf Hirschhorn syndrome phenotype outside the currently accepted WHS critical region and defining a new critical region，WHSCR2 .Am J Hum Genet，2003，72（3）：590-597.

[6] Kim J Y，Kee H J，Choe N W，et al. Multiple-myeloma-related WHSC1/MMSET isoform RE-IIBP is a histone methyltransferase with transcriptional repression activity. Mol Cell Biol,2008, 28（6）：2023-2034.

[7] Hammond P，Hannes F，Suttie M，et al. Fine-grained facial phenotype-genotype analysis in Wolf-Hirschhorn syndrome . Eur J Hum Genet, 2012, 20（1）：33-40.

[8] Battaglia A，Filippi T，Carey J C. Update on the clinical features and natural history of Wolf-Hirschhorn（4p-）syndrome：experience with 87 patients and recommendations for routine health supervision. Am J Med Genet Part C Semin Med Genet, 2008, 148C（4）：246-251.

[9] Campos-Sanchez E，Deleyto-Seldas N，Dominguez V，et al. Wolf-Hirschhorn syndrome candidate 1 is necessary for correct hematopoietic and B cell development. Cell Rep, 2017, 19（8）：1586-1601.

[10] Kerzendorfer C，Hannes F，Colnaghi R，et al.Characterizing the functional consequences of NELF-A（WHSC2）and SLBP identifies novel cellular phenotypes in Wolf-Hirschhorn syndrome.

Hum Mol Genet, 2012, 21（10）: 2181-2193.

[11]Zollino M, Orteschi D, Ruiter M, et al. Unusual 4p16.3 deletions suggest an additional chromosome region for the Wolf-Hirschhorn syndrome-associated seizures disorder. Epilepsia, 2014, 55（6）: 849-857.

[12]Simon R, Bergemann A D. Mouse models of Wolf-Hirschhorn syndrome.Am J Med Genet Part C Semin Med Genet, 2008, 148C（4）: 275-280.

[13]Yao R, Natsume Y, Noda T. TACC3 is required for the proper mitosis of sclerotome mesenchymal cells during formation of the axial skeleton.Cancer Sci, 2007, 98（4）: 555-562.

[14]Engbers H, van der Smagt J J, van't Slot R, et al. Wolf-Hirschhorn syndrome facial dysmorphic features in a patient with a terminal 4p16.3 deletion telomeric to the WHSCR and WHSCR2 regions. Eur J Hum Genet, 2009, 17（1）: 129-132.

[15]Makrythanasis P, Kato M, Zaki M S, et al. Pathogenic variants in PIGG cause intellectual disability with seizures and hypotonia. Am J Hum Genet, 2016, 98（4）: 615-626.

[16]Makrythanasis P, Kato M, Zaki M S, et al. Pathogenic variants in PIGG cause intellectual disability with seizures and hypotonia. Am J Hum Genet, 2016, 98（4）: 615-626.

[17]欧跃徐, 曹洁 .Wolf-Hirschhorn 综合征 11 例临床分析 . 临床儿科杂志,2019,37（7）: 524-529.

[18]Arakawa C, Fujita Y, Fuchigami T, et al. Affinity for music in Wolf-Hirschhorn syndrome: two case reports. Pediatr Neurol, 2014, 51（4）: 550-552.

第十七节　软骨发育不全

【概述】

软骨发育不全（achondroplasia, OMIM ＃ 100800）是由 *FGFR3* 基因突变导致下游的 MAPK 信号通路持续激活所致。该疾病名称首次出现于 19 世纪，在 20 世纪上半叶用以描述所有的四肢短小型身材矮小的疾病，1967 年 Langer 等首次描述其具体的临床表现和影像学特征[1]。临床表现主要为不成比例的身材矮小、特殊面容、叉状手及神经、呼吸系统相关并发症，包括枕骨大孔缩窄、脑室扩大、睡眠呼吸暂停、上气道狭窄、中耳炎、胸部狭窄、椎管狭窄、脊柱后凸、下肢畸形等。

【流行病学】

软骨发育不全是最常见的一种遗传性侏儒症，据美国每年 ACH 的发病率为 1 :（10 000 ～ 30 000）推测，目前全球软骨发育不全患者总数约 250 000 例[2, 3]。目前我国对该病的发病率、生存率及累积死亡率尚未统计。

【遗传学】

软骨发育不全属于常染色体显性遗传疾病，外显率为 100%，但约 80% 为新发突变导致的散发病例。*FGFR3* 基因是目前报道的唯一致病基因，在 1994 年由 Shiang 等首次发现并报道[4]。该基因位于 4p16.3，大小为 15kb，由 19 个外显子和 18 个内含子组成，其不同位点的突变可导致包括软骨发育不全、软骨发育不良、严重软骨发育不良伴发育迟缓和黑棘皮病、致死性骨发育不良等在内的一系列不同疾病。迄今发现超过 97% 的 ACH 患儿可检测到 *FGFR3* 基因的 G380A 突变（绝大多数为 c.1138G ＞ A，少数为 c.1138G ＞ C）（GeneReviewsJapan : http : //grj.umin.jp/grj/achondroplasia.htm）。此外，*FGFR3* 基因的一些其他已报道的致病性错义突变详见表 2-16。

【发病机制】

FGFR3 基因编码的 FGFR3 是一种成纤维细胞生长因子受体（fibroblast growth faetor receptors, FGFR），由 3 个免疫球蛋白样的细胞外结构域、跨膜结构域和细胞内的酪氨酸激酶 3 部分组成，主要表达于软骨细胞表面。正常情况下，FGFR3 与配体 FGF18 或 FGF9 结合后可发生自体磷酸化，激活下游的胞内信号分子，即一方面信号通过 FRS2α、GRB、SOS 传递至 RAS，并最终由

表 2-16 导致软骨发育不全的 *FGFR3* 基因突变 [5-9]

突变位点	突变位置	突变结果	突变率
c.1138G → A	10 号外显子 380 位氨基酸	甘氨酸→精氨酸	≥ 95%
c.1138G → C	10 号外显子 380 位氨基酸	甘氨酸→精氨酸	3% ～ 4%
c.1123G → T	10 号外显子 375 位氨基酸	甘氨酸→半胱氨酸	1% ～ 2%
c.1037G → A	9 号外显子 364 位氨基酸	甘氨酸→谷氨酸	无相关数据
c.1180A → T	10 号外显子 394 位氨基酸	苏氨酸→丝氨酸	无相关数据
c.649A → T	5 号外显子 217 位氨基酸	丝氨酸→半胱氨酸	无相关数据

Raf/MEK/ERK 通路激活转录因子 Sox9，从而抑制软骨细胞的肥大；另一方面通过激活 Stat1，最终产生 p21 分子，从而抑制软骨细胞的增殖，以调控生长板软骨的生长[10]。当 *FGFR3* 基因发生突变时，FGFR3 及其下游的信号分子可持续激活，持续抑制软骨细胞的增殖分化和软骨基质的产生，使得包括四肢长骨在内的大多数骨的软骨内成骨过程明显受损，因而造成 ACH 患儿的四肢短小型身材矮小等表现。

【临床表现】[11]

1. 不成比例的身材矮小　患儿普遍存在四肢近端短小，上肢为著，不同患儿严重程度不一，导致躯干和四肢不成比例（图 2-29）[12]。患儿在新生儿期身长与正常同龄儿相比即存在不同程度的短小，其后随年龄增长身高差异逐渐明显，至青春发育期患儿身高可较同龄儿显著下降。美国与日本在对患者成年终身高的研究上结果相似，男性终身高约 130cm，女性终身高约 124cm[13,14]。

2. 发育迟缓　婴儿期患儿多数可有轻中度肌张力低下和抬头困难，随后出现独走困难等大运动功能发育的迟缓，部分患儿可表现为一些独特的运动方式以适应机体异常的生物力学改变。少数患儿小关节活动过度及指短可影响其精细运动功能的发育，从而出现进食技能的延迟[15]。语言发育延迟可能与其永久性或波动性的听力损失有关，大多数患儿的认知功能正常。

3. 特殊面容　面部的软骨发育不全导致患儿出现特殊面容，包括面中部整体变扁、鼻梁扁平、鼻棘缩短、鼻前倾、下颌骨相对突出（图 2-30）[12]。患儿出生时通常头围较大，存在不同程度的头颅额顶部突出，婴儿期前囟较大，可延迟至 5 ～ 6 岁闭合。

4. 神经　患儿多见枕骨大孔狭窄引起的颅颈交界处脊髓受压，从而出现脊髓病、脑室扩大、脑积水等并发症，甚至猝死。发生脑积水的患儿临床可表现为易激惹、前囟膨隆、头痛、呕吐、视神经盘水肿、展神经麻痹、偏瘫、意识丧失、高血压、心动过缓。年长患儿及成人可多见椎管狭窄[16]，表现为四肢疼痛麻木、肌肉无力、运动障碍、间歇性跛行、膀胱和直肠疾病。

5. 呼吸　患儿多见上气道梗阻，表现为阻塞性睡眠呼吸暂停，婴儿及年长患儿均可发生。婴儿期部分患儿可发生限制性肺病，多数表现为生理性周期性呼吸或者轻微的呼吸阻塞，严重时可出现慢性低氧血症、持续性呼吸急促、生长发育迟缓，甚至呼吸衰竭。

6. 耳和听力问题　患儿常发生持续性或复发性中耳炎，从而导致传导性耳聋等听力损失，严重时可影响患儿语言功能的发育。

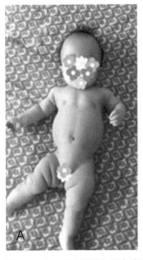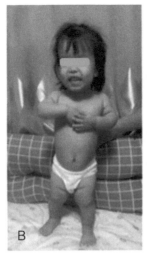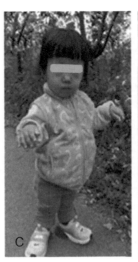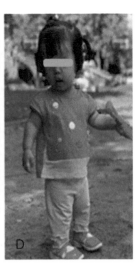

图 2-29　四肢短小且与躯干不成比例，呈现四肢短小型身材矮小

A. 婴儿期，头颅相对较大；B. 儿童早期，头颅相对较大；C ～ D. 儿童期

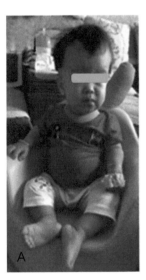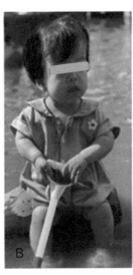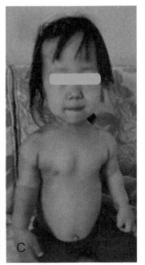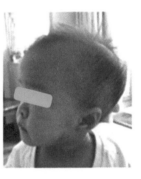

图 2-30　ACH 特殊面容

A ～ C. 面中部整体变扁、鼻梁扁平、鼻棘缩短、鼻前倾；D. 头颅相对较大，前额及下颌骨相对突出

Tunkel 等研究发现，超过 50% 成年患者和 25% 患儿存在不同程度的听力损失[17]。

　　7. 肌肉骨骼　患儿多表现为指短、叉状手（图 2-31）[18]、胸腰部脊柱后凸、膝内翻畸形。其他异常表现包括关节松弛、盘状半月板、关节炎等。婴儿期超过 90% 患儿存在可逆性腰椎后凸，开始行走后症状改善，但儿童期及青春期进展，15% ～ 30% 患者成年

时可发展为不可逆的脊柱后凸畸形[19]。青少年及成年患者常见膝内翻畸形，进展迅速，超过 40% 患者可致慢性下肢疼痛及步态异常[20]。肌肉发育超出正常，皮肤软、松弛，形成皮纹和皮下组织堆积。

　　8. 内分泌　可有肥胖、黑棘皮症表现。

【实验室检查】

　　对于出现上述临床表现且怀疑该病的患

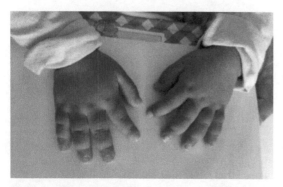

图 2-31 指短、叉状手

儿，需要进行 X 线检查评估。其特征性影像学表现包括管状骨粗短，长骨干骺端宽而不规则，股骨颈缩短，近端呈带状半透明，远端骨骺呈特征性倒"V"形；腓骨长度 / 胫骨长度 > 1.1；腰椎椎间距离逐渐减小（椎间距离比腰$_4$（L$_4$）/ 腰$_1$（L$_1$）< 1.0，腰椎后凸；坐骨切迹缩窄，髂骨翼发育不全呈矩形或圆形，髋臼顶平坦，小骨盆腔形似香槟酒杯；颅底短缩,面颅骨发育不良；叉状手（图2-32 ～图2-34）。

对于临床及影像学表现不典型但仍怀疑该病的患儿，建议完善分子遗传学检测，可先进行两种 *FGFR3* 基因常见致病突变（c.1138G > A 和 c.1138G > C）的针对性分析，若结果均为阴性，可进一步检测是否存在该基因的其他致病突变，或根据临床经验个体化选择其他可能的检测基因和检测方法以鉴别其他可能的疾病。

该病可导致多器官系统受累，故应对患儿进行多方面评估，如生长发育评估、听力测试、多导睡眠监测、颅脑及全脊柱 CT、颅脑及脊髓 MRI 等检查。

【诊断和鉴别诊断】

1.诊断 根据上述临床表现及 X 线检查可以做出诊断，若患儿的临床及影像学表现不典型，可进行分子遗传学检测，明

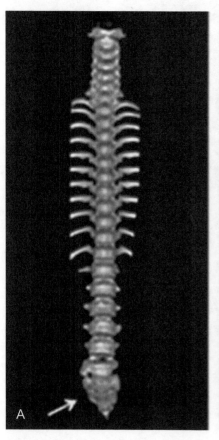

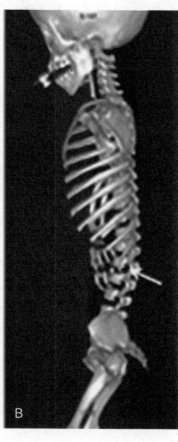

图 2-32 该图为一 7 岁女童，2 年多前因"身材矮小"就诊，临床诊断为软骨发育不全

A. 全脊柱 CT 重建正位示骶骨发育不良；B. 全脊柱 CT 重建侧位示骶尾骨后上翘，多发椎体前缘凹陷，椎体较小，箭头所示为椎体后缘呈扇形

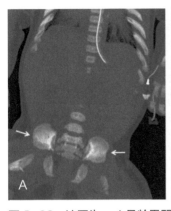
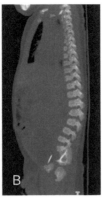

图 2-33　该图为一 4 月龄男婴，因"特殊面容、身材不成比例"就诊，临床诊断为软骨发育不全

A. 全脊柱 CT 正位示骨盆狭窄畸形，髋臼顶部边缘不规则，髋臼宽而平，坐骨切迹变小且深凹，箭头所示为髂骨翼变短呈方形；B. 全脊柱 CT 侧位示脊柱胸腰段后凸，椎体较小，椎体前缘不规则

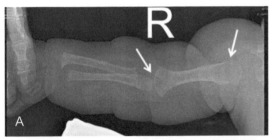

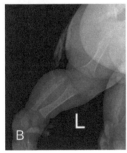
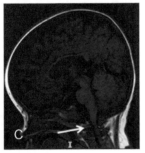

图 2-34　该图为一 5 月龄男婴，因"头大、四肢短小"就诊，临床诊断为软骨发育不全

A. 右上肢正位 X 线片示肱骨、尺骨及桡骨短粗，尺骨、桡骨远端干骺端形态不规则，箭头所示为肱骨干骺端增宽；B. 左下肢侧位 X 线片示股骨及胫腓骨短粗，干骺端增宽，股骨远端干骺端形态不规则；C. 颅脑磁共振平扫矢状位 T_1WI 示脑外间隙明显增宽，箭头所示为枕骨大孔前后径窄，延髓颈髓交界部局部变细

确为 *FGFR3* 基因的杂合性致病突变即可确诊该病。

2. 鉴别诊断[15, 21-24]　具体见表 2-17。

【治疗】

1. 生长激素治疗　在日本，生长激素治疗被批准应用于满足以下条件的 ACH 患儿：①年龄至少 3 岁；②骨龄男性小于 17 岁，女性小于 15 岁；③身高低于同年龄同性别正常儿童 3SD；④具备 ACH 的特征性体征；⑤ CT 或 MRI 检查提示没有需要手术治疗的临床并发症。目前我国尚无明确指南推荐应用生长激素，但临床有尝试使用的案例。其疗效具有明显的个体差异，Hertel 等研究表明，应用低剂量生长激素治疗 5 年的患儿身高 SDS 平均提高 1.3SD，高剂量生长激素可提高 1.6SD[25]。Harada 等报道，生长激素治疗可使男性患者的成年终身高增加 0.6SD（3.5cm），女性患者终身高增加 0.5SD（2.8cm）[26]。

2. 靶向药物　随着对 ACH 发病机制的深入研究，越来越多的靶向药物正在研发，这些药物能通过不同途径直接或间接阻断 FGFR3 介导的信号通路，抑制其下游信号的持续激活，包括可溶性 FGFR3 诱饵受体（sFGFR3）、FGFR3 特异性单克隆抗体、酪氨酸激酶抑制剂（TKI）、CNP 类似物、美克洛嗪（meclozine）、甲状旁腺激素（1-34）、他汀类药物（Statin）等。其中最有应用前景的是 CNP 类似物 Vosoritide，目前该药物已完成 2 期临床试验[27]。

3. 肢体的骨延长手术　临床上可应用肢体的骨延长手术以延长下肢并改善患儿的身材比例，但该治疗耗时长，出现严重并发症的风险较高，包括足下垂、残留的腓总神经麻痹、膝关节和踝关节外翻畸形、骨折、踝关节挛缩、骨骼延迟愈合或不愈合等，手术时机的选择非常重要。一项对 ACH 患儿进行下肢延长手术治疗的 Meta 分析表明，实施手术的平均年龄为 14.5 岁，平均身高增长 9.5cm，

表 2-17　软骨发育不全的分型与鉴别要点

	遗传类型	致病基因及常见突变位点	重叠于ACH的临床表现	区别于ACH的临床表现	X线片特点
软骨发育不良	AD	*FGFR3* c.1620C > A c.1620C > G	四肢短小型身材矮小、指短、头围较大、腰椎后凸、伸肘受限	临床表现与ACH相似但程度较轻，颞叶发育不全、惊厥、认知异常	长骨短缩且干骺端增宽、腰椎以下椎弓根间距缩小、指短、股骨颈短粗、髂骨翼变短呈方形
致死性骨发育不全	AD	*FGFR3* p.Arg248Cys p.Ser249Cys p.Gly370Cys p.Ser371Cys p.Tyr373Cys p.Lys650Glu	身材矮小、头围较大、特殊面容、腹部前凸、肌张力低下	临床表现与ACH相似但程度更重，颅缝早闭严重	严重短肢畸形，长骨弯曲变形、电话听筒状股骨（1型致死性骨发育不全多见），胸腔窄小、肋骨水平且短缩，椎体变扁呈"H"形，大头畸形，三叶草状颅骨（2型致死性骨发育不全可见）
严重软骨发育不良伴发育迟缓和黑棘皮病	AD	*FGFR3* p.Lys650Met	身材矮小、头围较大、面中部发育不良、阻塞性睡眠呼吸暂停	骨骼发育异常表现与ACH相似但程度更重，黑棘皮病更多见，神经系统损害更严重	颅骨大且前额突出、面中部骨骼发育不良、胸腔窄小、肋骨短缩、椎体扁平、腰椎以下椎弓根间距缩小、髂骨翼短缩、坐骨切迹窄、长骨显著缩短弯曲、胫腓骨反向弯曲（少见）
Crouzonodermoskeletal综合征（伴有黑棘皮病的Crouzon综合征）	AD	*FGFR3* p.Ala391Glu	骨骼表现与ACH相似，面中部发育不良	黑棘皮病、其他皮肤异常表现（黑素细胞痣、术后瘢痕色素减退）、颅缝早闭、Crouzon样面容、胆管闭锁/狭窄、口腔发育异常（腭裂、悬雍垂裂、牙骨质瘤）	多发颅缝早闭、上颌骨发育不良、腰椎以下椎弓根间距缩小、椎体扁平、坐骨切迹狭窄、掌骨指骨短而宽

（续　表）

	遗传类型	致病基因及常见突变位点	重叠于 ACH 的临床表现	区别于 ACH 的临床表现	X 线片特点
软骨 - 毛发发育不良	AD	*RMRP* g.70A > G	四肢短小型身材矮小、指/趾短、下肢弯曲、关节松弛、伸肘受限	毛发金色且稀疏细腻，淋巴系统发育异常，巨幼细胞性贫血，淋巴瘤、白血病，皮肤、眼、肝脏肿瘤，先天性巨结肠，肠吸收不良，皮肤、内脏肉芽肿	管状骨短粗，掌指骨短缩呈子弹状且伴圆锥形骨骺，管状骨干骺端发育不良，以膝关节处为著，远端干骺端增宽或呈扇形伴囊性结构，股骨头骨骺正常或轻度改变，椎体正常或呈双凸形，腰椎前凸，腰椎以下椎弓根间距可缩小
假性软骨发育不全	AD	*COMP* D469del	四肢短小型身材矮小，指短、关节松弛、肘及髋伸展受限、下肢畸形	出生时身长及面容正常，出生后生长速度慢；鸭子步态；轻度肌病；脊柱侧凸；早期发生骨关节炎；慢性疼痛	长骨显著缩短，以近端为著；干骺端宽而不规则；骨骺小、不规则且脆弱，以股骨头及肱骨骨骺为著；股骨颈内侧鸟嘴征；方形髂骨翼，坐骨切迹狭窄；髋臼顶平坦；椎体扁平、前缘不规则，呈椭圆形齿状排列；椎间隙增宽，椎弓根间距正常

AD. 常染色体显性遗传

愈合指数（即肢体延长 1cm 需要治疗的平均天数）为 30.8d，并发症发生率为 68%[28]。术后患儿需要尽快活动下肢以加快新骨质生成，并在骺板闭合时严密监测 1 ～ 2 年。

　　4. 对症治疗　对于出现不同器官系统临床并发症的该病患儿，应遵循个体化对症治疗方案[29]。

　　（1）脑积水患儿若出现颅内压增高表现，可考虑应用脑室腹腔分流术或内镜下第三脑室造瘘术治疗。

　　（2）对于出现颅颈交界处或椎管狭窄并引起明显压迫症状的患儿，应考虑紧急实施外科解压手术治疗。

　　（3）对于出现膝内翻、腰椎后凸畸形的患儿首先考虑物理或康复治疗，若症状进行性加重则需要进行手术矫正。

　　（4）对于发生阻塞性睡眠呼吸暂停的患儿，考虑腺样体或扁桃体切除术、减重、气道正压通气等治疗，阻塞严重时应考虑行气管切开及外科手术。

　　（5）积极治疗反复发作的中耳炎、持续性中耳积液及相关听力损失，进行语言及智力评估并积极干预。

　　【遗传咨询】

　　该病的遗传方式为常染色体显性遗传，外显率为 100%，80% 患儿为新发致病突变，多与父亲年龄大于 35 岁有关，20% 患儿由家族遗传所致，但也有文献报道由于父母生殖细胞嵌合而导致再次生育相同疾病的患儿[30]。因此，对于已生育 ACH 患儿的父母再生育时建议进行产前基因诊断，而对于 ACH 患者本人，理论上其将 *FGFR3* 基因致病突变遗传给下一代的风险为 50%。

【预防】

常规的产前超声检查可能会发现胎儿四肢短小的问题，但此结果通常直到妊娠中期才可见，并且诊断困难，容易造成误诊和漏诊。对于一方或双方检测出存在 *FGFR3* 基因致病突变的父母，由于其下一代发生 ACH 风险很高，需要行产前或胚胎植入前的分子遗传学检测。Vivanti 等研究发现，采集母体血清中的无细胞胎儿 DNA 进行遗传学检测具有很高的敏感度和特异度[31]。

（施玉婷　巩纯秀）

【参考文献】

[1]Langer L O, Baumann P A, Gorlin R J. Achondroplasia. Am J Roentgenol，1967，100：12-26.

[2]Waller D K, Correa A, Vo T M, et al. The population-based prevalence of achondroplasia and thanatophoric dysplasia in selected regions of the US. Am J Med Genet A, 2008, 146A：2385-2389.

[3]Baujat G, Legeai-Mallet L, Finidori G, et al. Achondroplasia. Best Pract Res Clin Rheumatol，2008，22（1）：3-18.

[4]Shiang R, Thompson I M, Zhu Y Z, et al. Mutations in the transmembrane domain of FGFR3 cause the most common genetic form of dwarfism, achondroplasia. Cell，1994，78：335-342.

[5]Ikegawa S, Fukushima Y, Isomura M, et al. Mutation of the fibroblast growth factor receptor 3 gene in one familial and six sporadic cases of achondroplasia in Japanese patients. Hum Genet，1995，96：309-311.

[6]Superti-Furga A, Eich G. Bucher H U, et al. A glycine 375 to cysteine substitution in the transmembrane domain of the fibroblast growth factor receptor 3 in a newborn with achondroplasia. Eur J Pediatr，1995，154：215-219.

[7]Prinos P, Kilpatrick M W, Tsipouras P. A novel G346E mutation in achondroplasia. Pediatr Res,1994，37：151A.

[8]Zhu B, Dong QM, Huang XH, et al. Mutation analysis of fibroblast growth factor receptor 3 gene in an achondroplasia family. Chinese Journal of Medical Genetics，2003，20：373-375.

[9]Zhang, S R, Zhou X Q, Ren X, et al, Ser217Cys mutation in the Ig Ⅱ domain of FGFR3 in a Chinese family with autosomal dominant achondroplasia. Chin Med J，2007，120：1017-1019.

[10]Ornitz D M, Marie P J. Fibroblast growth factor signaling in skeletal development and disease. Genes Dev,2015，29：1463-1486.

[11]Takuo K, Masanori A, Taichi K, et al. Clinical Practice Guidelines for Achondroplasia. Clinical Pediatric Endocrinology，2020，29（1）：25-42.

[12]Pauli R M. Achondroplasia：a comprehensive clinical review. Orphanet Journal of Rare Diseases, 2019，14（1）：1-49.

[13]Tachibana K, Suwa S, Nishiyama S, et al. Study on height in patients with achondroplasia by national survey. Shounika Sinryou, 1997，60：1363-1369.

[14]Horton W A, Rotter J I, Rimoin D L, et al. Standard growth curves for achondroplasia. J Pediatr，1978，93：435-438.

[15]Ireland P J, Donaghey S, McGill J, et al. Development in children with achondroplasia：a prospective clinical cohort study. Dev Med Child Neurol，2012，54：532-537.

[16]Horton W A, Hall J G, Hecht J T. Achondroplasia. Lancet,2007，370：162-172.

[17]Tunkel D, Alade Y, Kerbavaz R, et al. Hearing loss in skeletal dysplasia patients. Am J Med Genet A, 2012，158A：1551-1555.

[18]Pauli R M. Achondroplasia. //Cassidy S B, Allanson J E.Management of Genetic Syndromes. 3rd ed. New Jersey Wiley-Blackwell，2010.

[19]Misra S N, Morgan H W. Thoracolumbar spinal deformity in achondroplasia. Neurosurg Focus 2003，14：e4.

[20]Hunter A G, Bankier A, Rogers J G, et al. Medical

complications of achondroplasia : a multicentre patient review. J Med Genet, 1998，35：705-712.

[21]Sargar K M, Singh A K, Kao S C. Imaging of skeletal disorders caused by fibroblast growth factor receptor gene mutations. RadioGraphics ,2017，37：1813-1830.

[22]Mäkitie O, Vakkilainen S. Cartilage-Hair Hypoplasia–Anauxetic Dysplasia Spectrum Disorders.2012 Mar 15 [updated 2020 Aug 6].In: Adam MP,Ardinger H H,Pagon RA,Wallace SE, Bean LJH,Stephens K,Amemiya A,editors.Gene Reviens [Internet].Seattle（WA）: Vniversity of Washington,Seattle；1993-2020.

[23]Poseya K L, Hecht J T. Novel therapeutic interventions for pseudoachondroplasia. Bone，2017，102：60-68.

[24]Tandon A, Bhargava S K, Goel S, et al. Pseudoac-hondroplasia : a rare cause of rhizomelic dwarfism. Indian J Orthop，2008，42（4）：477-479.

[25]Hertel N T, Eklöf O, Ivarsson S, et al. Growth hormone treatment in 35 prepubertal children with achondroplasia : a five-year dose-response trial. Acta Paediatr,2005，94：1402-1410.

[26]Harada D, Namba N, Hanioka Y, et al. Final adult height in long-term growth hormone-treated achondroplasia patients. Eur J Pediatr,2017，176：873-879.

[27]Savarirayan R, Irving M, Bacino C A, et al. C-Type Natriuretic Peptide Analogue Therapy in Children with Achondroplasia. N Engl J Med, 2019, 381：25-35.

[28]Kim S J, Pierce W, Sabharwal S. The etiology of short stature affects the clinical outcome of lower limb lengthening using external fixation. A systematic review of 18 trials involving 547 patients. Acta Orthop, 2014, 85：181-186.

[29]Pauli R M, Botto L D. Achondroplasia // Management of Genetic Syndromes. 4 ed. New York : John Wiley & Sons,2018.

[30]Natacci F, Baffico M, Cavallari U, et al. Germline mosaicism in achondroplasia detected in sperm DNA of the father of three affected sibs. Am J Med Genet A，2008，146A：784-786.

[31]Vivanti A J, Costa J M, Rosefort A, et al. Optimal non-invasive diagnosis of fetal achondroplasia combining ultrasonography and circulating cell-free fetal DNA analysis. Ultrasound Obstet Gynecol, 2019, 53（1）：87-94.

第十八节　Beckwith–Wiedemann 综合征

【概述】

Beckwith-Wiedemann 综 合 征（Beckwith-Wiedemann Syndrome,BWS,OMIM #130650）是染色体 11p15.5 多个调控生长的基因表达异常所致的先天性疾病，患儿临床表现及分子病原学均具有异质性。典型临床表现包括巨大儿、脐膨出、脐疝、巨舌、偏侧肢体肥大、多脏器肥大等。同时，患儿的胚胎性肿瘤发病风险较普通患儿更高，需要引起临床医师的注意。

【流行病学】

有研究报道在意大利皮埃蒙特大区，BWS 在活产儿中的患病率约为 1：10 340，我国暂缺 BWS 患病率相关研究报道。

【遗传学及发病机制】

BWS 主要由染色体 11p15.4 ～ 11p15.5 多个调控生长的基因表达异常所致。该区域主要有两个功能区，印记控制区 1（imprinting center 1,IC1）调控 IGF-2/H19 基因，印记控制区 2（imprinting center 2,IC2）调 控 CDKN1C/KCNQ1OT1 等基因。IC1 中的 IGF-2 基因为父源等位基因表达的胎儿生长因子，H19 基因为母源等位基因表达的非编码 RNA。IC2 包括一系列印记基因，包括 KCNQ1 基因及 CDKN1C 基因。差异性甲基化区域（differential methylation regions,DMR）亦包含 KCNQ1OT1 基因的启动子，调节母源性基因的 IC2 印记基因的表达[1]。

DNA 的甲基化异常是 BWS 最常见的基因缺陷。约 50% 患者可见母源性 IC2 区域的去甲基化，5% ～ 10% 的患者可见 IC1 区超甲基化（图 2-35）。父源 11 号染色体单亲二倍体 [maternal upiparental disomy of chromosome, UPD（11）pat] 可出现在 20% 的患者中，CDKN1C 基因突变可在 5% 的散发病例及 40% 的家族性病例中出现。有研究表明，UPD（11）pat 的镶嵌现象及 ICR1

或ICR2的甲基化改变与偏侧肢体肥大有关。*CDKN1C*基因突变或ICR2的甲基化缺陷与脐膨出有关。有研究发现，高加索人种的BMS患者IC2低甲基化频率更高，而非高加索人种的UPD（11）pat频率更高。同时，高加索人种中BWS的典型临床表现如巨舌、脐膨出等出现的频率更高，这提示IC2低甲基化可能与以上临床表现有关。

【临床表现】

不同BWS患儿的临床表现差异巨大，有些可能仅仅表现为偏侧肢体肥大、鲜红色素痣等；有些则表现为患儿在宫内、新生儿期或儿童时期夭折。我国对BWS患儿群体进行的研究发现，患儿最常见的临床主要表现为巨舌（71.4%）、单侧肢体肥大（33.3%）、脐膨出（14.3%），而次要临床表现为脐疝和（或）腹直肌分离（65.0%）、耳皱褶或小凹（61.9%）[2]。患儿主要的临床表现集中在以下几个方面（图2-36，图2-37）。

正常染色体11p15印记簇示意图

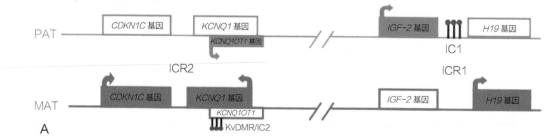

两种BWS患者11p15印记簇示意图

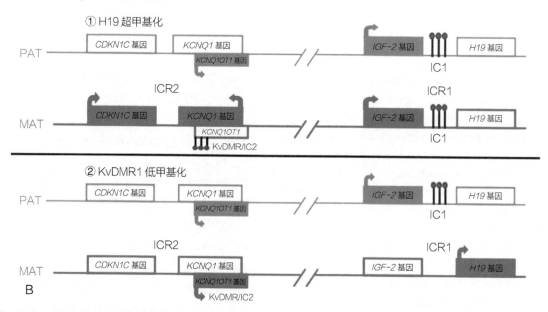

图2-35　BWS11p15印记缺陷机制

A. 正常染色体11p15印记簇示意图。B. 两种BWS导致印记基因调节改变的例子：①H19超甲基化，导致了双等位基因均表达IGF-2。②IC2区的转录起始位点差异性甲基化区的低甲基化，导致*CDKN1C*基因表达减少。图中蓝色代表父源性等位基因，红色代表母源性等位基因，中空方块代表不表达基因，填充的方块代表表达的基因，点棍代表甲基化位点[1]

1. 妊娠晚期及出生后最初几年生长异常及相关并发症　BWS 患儿常见的生长异常包括出生时为巨大儿、巨舌、偏侧肢体肥大等。其中，巨舌可能会造成患儿喂养困难、语言困难及睡眠障碍等。但随着年龄增长，患儿生长发育将逐渐趋向正常，至成人期通常与健康人无异。除此之外，患儿可能合并 1 个或多个脏器肥大，包括肝、肾、肾上腺、胰腺、脾等。由于胰岛细胞增生，30% ～ 50%BWS 患儿可有高胰岛素血症性低血糖。

2. 躯体及脏器畸形　患儿躯干部分畸形包括脐疝、脐膨出、腹直肌分离、耳皱褶或小凹、鲜红色素痣等。肾脏畸形可表现为肾髓质发育不良、肾钙质沉着及肾结石。约 20% 患儿可有包括心脏肥大等在内的心脏畸形[1]。

3. 并发胚胎性恶性肿瘤　BWS 患儿胚胎性恶性肿瘤的发生率较高，应引起临床医生重视。BWS 患儿恶性肿瘤大多数发生于 8 ～ 10 岁之前。其中肾母细胞瘤、肝母细胞瘤最常见，另外，还有横纹肌肉瘤、肾上腺皮质癌及神经母细胞瘤等。儿童期 BWS 发生肿瘤的风险平均为 7.5%。不同的表观遗传学改变使患儿患肿瘤的风险不同（表 2-18）。H19 DMR 超甲基化和父源 11 号染色体单亲二倍体患儿患肿瘤风险最高，约为 25%，尤以肾母细胞瘤及肝母细胞瘤为甚。KvDMR 低甲基化患儿较易发生肝母细胞瘤、横纹肌肉瘤和性腺肿瘤。ICR2 母源性低甲基化则为肿瘤的低风险类型[3]。

【诊断和鉴别诊断】

1. 诊断　BWS 诊断的主要和次要指标及临床表现评分见表 2-19。临床表现评分 ≥ 4 分时，无须分子生物学证明染色体 11p15 存在异常。当患儿临床表现评分 ≥ 2 分，需要进行基因检测以进一步明确诊断。基因检测阴性者，需要动态监测病情发展，

其他基因导致	11p15 印记区调节异常	临床诊断 BWS
孤立的单侧增生	非典型性 BWS	BWS

BWSp

图 2-36　BWS 临床表现与基因谱系关系
虚线代表区域的患者为有明显孤立性单侧增生，但没有发现 11p 区域基因突变的患者，对于这部分患者，可能通过对其他身体组织的检验或换用敏感度更高的检验方法会发现 11p15 区域基因突变

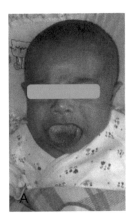
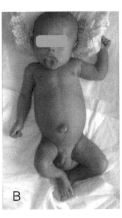
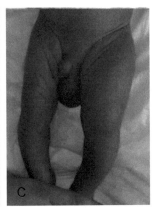

图 2-37　BWS 患儿临床表现

患儿男，2 个月，以"反复低血糖、发现腹腔肿瘤 2 个月"入院。A. 患儿巨舌，露出口腔，人中长；B. 巨舌、脐疝、双下肢不对称；C. 患儿左下肢较右侧粗大

表 2-18　BWS 患者遗传学改变的发生频率、临床表现及相关肿瘤风险

遗传学改变	发生频率	临床表现	肿瘤发生风险概率	肿瘤类型
H19 DMR-GOM（超甲基化）	2%～7%	偏侧肢体肥大	＞25%	肾母细胞瘤、肝母细胞瘤
KvDMR1-LOM（低甲基化）	≤50%	脐膨出、偏侧肢体肥大	≤5%	肝母细胞瘤、横纹肌肉瘤、性腺肿瘤（无肾母细胞瘤）
父源 11 号染色体单亲二倍体	≤20%	偏侧肢体肥大	＞25%	肾母细胞瘤、肝母细胞瘤
CDKN1C 基因突变	≤5%	脐膨出、腭裂	＜5%	神经母细胞瘤
染色体重置	＜2%	发育延迟	不详	不详

表 2-19　BWS 诊断的主要和次要指标及临床表现评分

主要指标（2 分／项）：

巨舌

脐膨出

偏侧肢体肥大

多灶性和（或）双侧肾母细胞瘤

高胰岛素血症（持续＞1 周，需要处理）

病理提示：肾上腺皮质细胞肥大，胎盘间充质发育不良或胰腺肿瘤

次要指标（1 分／项）：

出生体重＞2SDS

面部色素痣

母妊娠期羊水过多和（或）胎盘增大

耳朵折痕或小凹

暂时性的低血糖（持续时间＜1 周）

典型的肿瘤（神经母细胞瘤、横纹肌肉瘤、单侧肾母细胞瘤、肝母细胞瘤、肾上腺皮质癌或嗜铬细胞瘤）

肾肿大和（或）肝大

脐疝和（或）腹直肌分离

或咨询遗传学专家[4]。

2. 鉴别诊断　BWS 需要与 Simpson–Golabi–Behmel 综合征、Costello 综合征、Perlman 综合征、Sotos 综合征、黏多糖贮积症 Ⅵ（Maroteaux–Lamy 综合征）及 8 号染色体嵌合等综合征相鉴别。可以通过基因诊断对它们进行鉴别。

【治疗与随访】

若母亲在妊娠期即怀疑胎儿有可能为 BWS 患儿，则胎儿出生后初期即需要严密监测血糖，注意预防低血糖的发生。同时，患儿需要定期进行肿瘤学监测，如影像学检

查 B 超、CT、MRI 等，4 岁前需要定期监测甲胎蛋白以发现早期的肝母细胞瘤或其他胚胎性肿瘤。

BWS 综合征患儿的其他临床缺陷如低血糖、脐疝、海绵肾等一般需要进行常规的对症治疗。对于生长发育而言，由于患儿最终的生长发育将在正常范围内，所以通常不需要治疗。轻至中度的巨舌可以在口腔及面部骨骼生长发育过程中逐渐适应。如果巨舌造成喂养困难、发音困难或影响患儿外貌，必要时可行整形外科手术。同时，对于双腿长差异大于 1 ～ 2cm 的患儿，可能需要进行外科手术治疗[4]。

【预后】

BWS 患儿可死于低血糖、早产、心脏肥大、巨舌或肿瘤等并发症。患儿 2 岁前发生恶性肿瘤的概率最高，但随着患儿年龄增长，恶性肿瘤发病率逐渐降低，目前没有证据证明成年期 BWS 患者恶性肿瘤发病率与其他人群之间有显著差异[4]。

【遗传咨询】

准确的遗传咨询取决于潜在的分子病因。BWS 主要由表观遗传异常所致，11p15 母源性 IC2 区域的去甲基化和 UPD（11）pat，父母生育第 2 胎的患病风险较低，即有 BWS 孩子的父母不太可能有另一个也患 BWS 的孩子。后代生育 BWS 患儿的风险也很低，即 BWS 的个体不太可能将这种情况遗传给他的孩子。文献中关于临床诊断为 BWS 患儿的父母有另一个 BWS 患儿的研究数据是有限的。然而，总体风险可能很低。同样，临床诊断为 BWS 的个体后代患 BWS 的风险可能很低。

（吴 迪）

【参考文献】

[1]Weksberg R, Shuman C, Beckwith J B. Beckwith-Wiedemann syndrome. European Journal of Human Genetics, 2010, 18（1）：8-14.

[2]Luk H M. Clinical and molecular characterization of Beckwith-Wiedemann syndrome in a Chinese population. Journal of Pediatric Endocrinology & Metabolism, 2017, 30（1）：89-95.

[3]Soejima H, Higashimoto K. Epigenetic and genetic alterations of the imprinting disorder Beckwith-Wiedemann syndrome and related disorders. Journal of Human Genetics, 2013, 58（7）：402-409.

[4]Brioude F, Kalish J M, Mussa A, et al. Clinical and molecular diagnosis, screening and management of Beckwith-Wiedemann syndrome：an international consensus statement. Nature Reviews Endocrinology,2018, 14（4）：229-249.

第3章 以面部异常为主要特征的综合征

第一节 Rothmund-Thomson 综合征

【概述】

Rothmund-Thomson 综合征（Rothmund-Thomson syndrome，RTS，OMIM# 268400）是一种罕见常染色体隐性遗传病，最初于1868 年由 Rothmund[1]、1923 年由 Thomson 分别报道，故称 Rothmund-Thomson 综合征，临床特征为出生后 1 年内先出现在头面部后蔓延到全身的皮肤异色病样改变，毛细血管扩张、皮肤萎缩及网状色素沉着，可伴有或无光敏感、白内障。约 1/2 患者身材矮小，伴小手、小足，毛发可以缺如或稀少，另伴有骨骼发育障碍、牙齿发育障碍、因性器官发育不全而性功能减退，约有 25% 患者出现指甲营养不良等。另外，患者也可伴有出汗不良、无汗等外胚叶发育不良症状[2]。部分患者可发生恶性肿瘤，常见者为鳞状细胞癌、基底细胞上皮瘤及鲍温病，偶见骨肉瘤[3]。

【流行病学】

Rothmund-Thomson 综合征发病率未做统计，截至 2019 年，文献报道患者总数仅400 余例[4,5]。患儿出生时会出现皮肤异样改变，故早期在皮肤科就诊的患儿居多，我国对该病的发病率、生存率及累积死亡率尚未统计。

【遗传学】

Rothmund-Thomson 综合征是一种罕见的常染色体隐性遗传病，2/3 Rothmund-Thomson 综合征病例是由 RECQL4 基因的致病性突变引起的[6]，依据有无 RECQL4 基因突变将 Rothmund-Thomson 综合征分为 2 种亚型，两者表型也存在差异：① RTS Ⅰ 型不合并基因突变，以皮肤异色样改变、外胚层发育不良及青少年白内障为主要特点；② RTS Ⅱ 型存在 RECQL4 基因突变，以皮肤异色样改变和先天性骨质疏松为主要特点，RECQL4 基因定位在常染色体 8q24.3 区，有 21 个外显子，可编码 1208 个氨基酸组成的蛋白。以往研究表明，Rothmund-Thomson 综合征患者基因突变大多发生在 RECQL4 基因 8～14 外显子的保守区[7]，目前 RECQL4 基因上发现的突变数量十分少，其中突变有无义突变、移码突变、内含子插入或缺失的剪接位点突变。这些突变的结果多数是使蛋白翻译早期终止和截断 RECQL4 蛋白（常缺少大部分解螺旋酶区）。截断突变的患者与骨肉瘤的发展相关[8]。

【发病机制】

RECQL4 是 RECL 解螺旋酶家族中的一员，该家族是保持基因稳定的蛋白家族。目前已证实，人类 RECQ 家族由 RECQL1、BLM、WRN、RECQL4 和 RECQL5 组成，其中 3 个已显示与 5 个以基因不稳定性和肿瘤易感性为特征的常染色体隐性遗传病相关[9]。而常染色体隐性遗传病 Rothmund-Thomson 综合征、Rapadilino 综合征（桡骨发育不全、髌骨发育不全和腭裂或弓状腭裂、腹泻和关节脱位、肋骨畸形、鼻子纤细、智力正常）和 Baller-Gerold 综合征（桡骨发育不全和颅骨骨缝重叠）与 *RECQL4* 基因突变相关，这使得 RECQL4 在 DNA 解螺旋酶 RecQ 家族中的地位独特[10]。但其在 Rothmund-Thomson 综合征致病过程中发挥的作用尚不完全清楚。

【临床表现】

1. 皮肤异色样改变　患儿通常在 3 ～ 6 月龄时出现面部红斑，并逐渐蔓延至四肢、躯干部和（或）臀部（图 3-1），皮损逐渐融合成片，最终发展为皮肤异色样改变、皮肤萎缩、过度角化等（图 3-1 ～图 3-4）。

2. 面部异常　部分患儿有面部异常，包括三角脸、内眦赘皮、睫毛及眉毛缺如、牙列不齐、耳郭呈明显的反螺旋角畸形，见图 3-2 ～图 3-4。

3. 骨骼畸形　桡骨、尺骨或髌骨缺如、骨量减少，骨小梁形成障碍。

【实验室检查】

基因检测患儿的实验室检查通常无异常，基于上述临床表现且高度怀疑该病的患儿，建议采用多基因检测，约 2/3 患儿可以检测出 *RECQL4* 基因突变，但如果患儿表现并不典型且考虑其他综合征时，最好的方法是进行全外显子测序以明确致病性基因。

【诊断和鉴别诊断】

1. 诊断　Rothmund-Thomson 综合征的诊断主要依赖临床表现：患儿通常在 3 ～ 6 月龄时出现面部红斑，并逐渐蔓延至四肢，躯干部和（或）臀部，皮损逐渐融合成片，最终发展为皮肤异色样改变、皮肤萎缩、过度角化等。当皮疹表现不典型时，如出现以下 2 个或 2 个以上异常时也可考虑本病：①包括头发、睫毛或眉毛稀疏；②身材矮小（比例正常）；③幼年胃肠功能紊乱，频繁出现呕吐、腹泻；④骨骼发育异常，如先天性桡骨、尺骨或髌骨缺如，骨量减少，骨小梁形成障碍等；⑤牙齿发育不良，如出牙较晚或异位萌出、牙齿数量异常、龋齿；⑥指甲发育不良；⑦青少年白内障等。

2. 鉴别诊断　典型的 Rothmund-Thomson 综合征皮损是面部红斑、毛细血管扩张、色素沉着和色素减退斑，临床中发病需要与皮

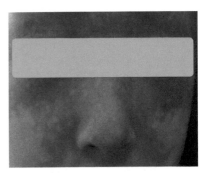

图 3-2　内眦赘皮，睫毛及眉毛缺如，皮损逐渐融合成片，过度角化

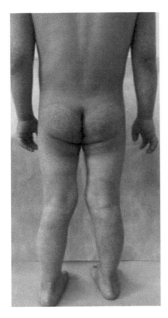

图 3-1　全身皮肤异色样改变，四肢及臀部斑点

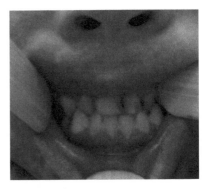

图 3-3　牙列不齐

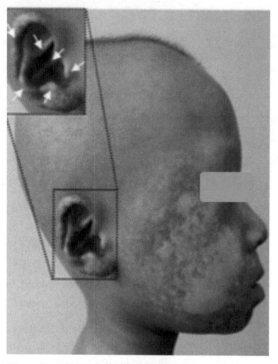

图 3-4　耳郭呈明显的反螺旋角畸形

损表现类似的几种遗传病相鉴别，见表 3-1。

【治疗】

目前该病缺乏有效的治疗，患者应该避免日晒并应用防晒剂，并长期随访定期排查是否发生肿瘤是很有必要的。若并发白内障及皮肤肿瘤则行手术治疗。对于身高问题，部分患儿使用生长激素治疗，但效果尚不明确。

【遗传咨询】

该病的遗传方式为常染色体隐性遗传，理论上女性和男性同样受累，但既往报道中女性多于男性，男女比例约为 1∶2，近亲结婚家庭中该病的患病率高，对于已生育 Rothmund-Thomson 综合征患儿的父母再生育时建议进行产前基因诊断。

【预防】

该病目前尚无有效的预防措施，生育过该病患儿的父母，再次生育时建议进行产前诊断。

表 3-1　Rothmund-Thomson 综合征与其他疾病鉴别要点

临床特征		Rothmund-Thomson 综合征	Baller-Gerold 综合征	Rapadilino 综合征
生长发育	身高	身材矮小	身材矮小	身材矮小
	头		锥形短头畸形	
	面部	前额突出、下颌前突	前额扁平、小颌畸形	长脸、小下巴
头颈部	耳		低位后旋耳、传导性听力损失	异常耳、听力缺陷
	眼	青少年带状白内障、小眼、小角膜、斜视、青光眼、中胚层虹膜发育不全（部分患者）	眼睑下垂、内眦赘皮、眼距过宽	睑裂小
	鼻	鼻小、鞍状鼻	鼻梁突出	鼻细长
	口腔	小牙、牙萌出延迟、多牙或缺牙、牙冠多发畸形	小口畸形、高上腭	腭裂、高腭穹
心血管	心脏		先天心脏缺陷	
腹部	胰腺	环状胰腺		
	胃肠	肛门前置	会阴瘘、肛门前置、肛门闭锁	

（续　表）

临床特征		Rothmund-Thomson 综合征	Baller-Gerold 综合征	Rapadilino 综合征
泌尿生殖系统	内/外生殖器	隐睾（男性）	直肠阴道瘘（女性）	
	肾脏		肾脏异常	
骨骼	整体	骨质疏松		关节脱位
	头骨		颅缝早闭（冠状骨、额骨、人字骨）	
	脊柱	脊柱后侧凸（部分患者）	脊椎异常	
	骨盆	先天性髋关节脱位（罕见）		
	四肢	前臂短小、膝盖骨缺失、关节活动过度（罕见）、关节活动受限（罕见）	桡骨缺失/发育不全，短弯曲尺骨，腕骨融合，腕骨掌骨指骨缺失	桡骨发育不全、膝盖骨发育不良
	手	拇指发育不全、小手	拇指缺失/发育不全	拇指缺失、指关节僵硬
	足	内外足、小足		
皮肤、指甲、头发	皮肤	婴儿期红斑样皮肤损伤、皮肤异色病（萎缩性斑块与毛细血管扩张）、毛细血管扩张、皮肤萎缩、光敏感、浅表无痛性皮肤溃疡（部分患者）	皮肤异色病(有文献报道)	斑点状色素沉着
	指甲	指甲萎缩		
	头发	头发稀疏、秃头、头发早白		
神经	中枢神经系统	智力发育迟缓（5%～13%）	智力发育迟缓	智力正常
内分泌		性腺功能减退		
肿瘤		骨源性肉瘤、基底细胞癌、鳞状细胞癌（有肿瘤高风险）		
其他		—	—	婴儿期痢疾

（宋艳宁　巩纯秀）

【参考文献】

[1]Rothmund A. Uber cataracte in verbindung mit einer eigenthuemlichen Hautdegeneration. Albrecht Von Craefes Arch Klin Exp Ophthal,1868,14:159-182.

[2]Simon T, Kohlhase J, Wilhelm C, et al. Multiple malignant diseases in a patient with Rothmund–Thomson syndrome with RECQL4 mutations: case report and literature review. Am J Med Genet A , 2010,152A(06):1575-1579.

[3]Cumin I，Cohen J Y，David A，et al. Rothmound-Thomson syndrome and ostesosarcoma.Med Pediatr Oncol，1996，26(6)：414-416.

[4]Larizza L, Roversi G, Volpi L. Rothmund–Thomson syndrome. Orphanet J Rare Dis,2010,5:2.

[5]Larizza L, Roversi G, Verloes A. Clinical utility gene card for: Rothmund–Thomson syndrome. Eur J Hum Genet,2013,21:1-5.

[6]Wang L L，Gannavarapu A，Kozinetz C A，et al.Association between osteosarcoma and deleterious mutations in the RECQL4 gene in Rothmund-Thomson syndrome. J Natl Cancer Inst，2003，95(9)：669-674.

[7]Balmj P，Concannon P，Jamal R，et al.Anunusual mutation in RECQ4 gene leading to Rothmund-Thomson syndrome. Mutat Res,2002,508(1-2)：99,105.

[8]Larizza L,Magnani I，Roversi G. Rothmond-Thomson syndrome and RECQL4 defect：splitting and lumping. CancerLett，2006，232(1)：107,120.

[9]Hickson I D. Reco helicases：caretakers of the genome. Nat RevCancer,2003，3(3)：169,178.

[10]van Maldergem L，Siitonen H A，Jalkh N，et al.Revisiting the craniosynos to sisradialray hypoplasia association：Baller-Gerold syndrome caused by mutations in theRECQL4 gene. J Med Genet，2006，43(2)：148,152.

第二节　颅额鼻综合征

【概述】

颅额鼻综合征（craniofrontalnasal syndrome, CFNS，#OMIM 304110）由 X 染色体上基因 *EFNB1* 杂合性突变而使跨膜蛋白 (ephrinB1) 异常所致。临床特征性表现包括颅缝早闭、短头畸形、眼距宽、鼻梁低平、鼻尖矢状纵沟、并指及多指畸形、下肢不对称等先天畸形。

【流行病学】

颅额鼻综合征是一种罕见的遗传性疾病，目前全球患者总数仅数十例。目前我国仅 2019 年王峤等[1]报道了 1 例，该病的发病率、生存率及累积死亡率尚无统计。

【遗传学】

颅额鼻综合征属于 X 染色体遗传疾病，其遗传方式特殊，与典型的 X 连锁隐性或 X 连锁显性遗传病不同，女性杂合子症状严重，而男性半合子症状较轻甚至无明显临床症状[2]，不同于典型的 X 连锁隐性或显性遗传方式，为 X 连锁显性遗传的男性逃逸。

【发病机制】

该病致病基因为 *EFNB1*，该基因定位于 Xq13.1，全长约 13kb，包含 5 个外显子，编码 ephrinB1 蛋白，参与调控细胞的生长、分化、迁移、血管和神经系统形成等过程。*EFNB1* 基因突变导致 ephrinB1 蛋白异常，不能正常进行信息传递，研究理论认为细胞会通过其他途径与 Eph 受体表达细胞结合进行信息传递，在女性杂合子中，由于 X 染色体随机失活，两种不同的 Eph/ephrin 信号传导细胞内同时存在，相互作用，从而产生疾病。而男性半合子虽也携带 *EFNB1* 基因变异，但不存在两种不同信号传导细胞，从而临床表现轻微或无临床表现[3-5]。

【临床表现】

1. *颜面部*　临床表现以颅面部异常为主，包括短头畸形、眼距宽、眼窝浅、眼球突出、鼻尖宽、鼻尖部有矢状沟，部分患者有明显的面部不对称、腭裂、高腭弓。大多数患者出生后即可发现单侧或双侧冠状缝早闭[2]（图 3-5）。

2. *四肢骨骼*　大部分患者存在指（趾）畸形，表现为多指或并指畸形，拇指或踇趾宽大，常有赘生指畸形，改变多为单侧，双侧不对称。个别患者有双下肢不对称。约 1/3 患者合并胸廓畸形或翼状肩。

3. *神经系统*　主要为神经系统形态异常，以胼胝体发育不全最为常见，部分患者有脑室扩张、小脑发育不良。该病患者大多发育正常，少数患者存在轻度智力、运动发育迟缓。

4. *泌尿系统*　约 1/7 患者有重复肾、异

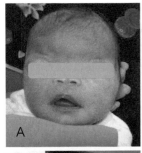
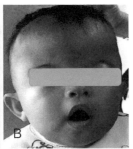
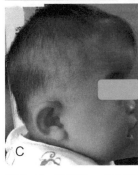
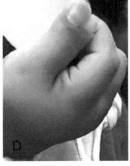

图 3-5 该图为一 8 月龄女婴，因"发现面容异常
8 个月"收入院，基因确诊为颅额鼻综合征

A. 患儿新生儿期面部照片：可见前额突出、眼距宽、
低鼻梁、鼻尖矢状沟；B ~ D. 患儿 8 个月就诊时照片，
B、C 可见短头畸形、鼻梁低平、鼻尖宽、鼻尖可见
一矢状沟、人中短、高腭弓、小下颌、耳位低；D. 右
手拇指赘生指畸形

位肾或尿道下裂。

5. 心血管系统 约 1/10 患者合并心血
管结构畸形，包括主动脉瓣及肺动脉瓣异
常和动脉导管未闭、房间隔缺损、室间隔
缺损。

6. 其他 个别患者合并先天性膈疝、脐
疝、腹股沟疝、纵隔子宫[6]。

【实验室检查】

该病目前已知致病基因为 EFNB1，对于
出现上述临床表现且高度怀疑该病的患儿，
建议行 EFNB1 基因测序以明确诊断。如果
患儿表现并不典型且考虑其他综合征时，最
好的方法是进行全外显子测序以明确致病性
基因。

该病可导致多器官系统受累，故应对患
儿进行多方面评估，包括超声心动图、颅脑
MRI、骨骼 X 线片、泌尿系超声等检查，以
及智力检测、生长发育评估。

【诊断和鉴别诊断】

1. 诊断 对于出现上述临床表现的先证
个体，在进行分子遗传学检测后如果明确为
EFNB1 基因的杂合性致病变异即可确诊。

表 3-2 颅额鼻综合征的鉴别诊断

	遗传类型	致病基因	重叠于颅额鼻综合征的表型	区别于颅额鼻综合征的表型
Crouzon 综合征	AD	FGFR2	冠状缝早闭、短头畸形、眼窝浅、眼球突出	上颌骨发育不良、下颌骨前突，常合并视力及听力损害
Apert 综合征	AD	FGFR2	冠状缝早闭、短头畸形、眼窝浅、眼球突出	尖形鼻，并指畸形（为双侧对称性改变），常伴有精神、运动发育迟缓、身材较 Costello 综合征更矮小
Pfeiffer 综合征	AD	FGFR1 FGFR2	冠状缝早闭、短头畸形、眼窝浅及眼球突出、宽大畸形的拇指或踇趾	听力损害
Saethre-Chotzen 综合征	AD	TWIST1 FGFR2	冠状缝早闭、短头畸形、面部不对称	眼睑下垂、发际线低、形状异常的小耳、鹰钩鼻、身材矮小、椎体融合

AD. 常染色体显性遗传

2. 鉴别诊断　具体见表3-2。

【治疗】

颅额鼻综合征的治疗以对症治疗为主，包括手术修复特殊外观、心脏外科手术等。目前，国外已有数例手术修复面部异常的成功案例，手术可明显改善患者面部外观[7, 8]。

【遗传咨询】

对于有生育需求的患者应明确其基因变异类型，妊娠期可进行产前诊断。先证者父母外周血基因检查均未携带致病变异，亦应考虑生殖细胞嵌合的可能，先证者的父母生育下一胎时亦建议进行产前诊断。

【预防】

生育过该病患儿的父母，再次生育时建议进行产前诊断。

（王　峤　巩纯秀）

【参考文献】

[1] 王峤, 李晓侨, 巩纯秀. 颅额鼻综合征一例. 中华儿科杂志, 2019,57(5): 375-377.

[2]Wieacker P, Wieland I. Clinical and genetic aspects of craniofrontonasal syndrome: towards resolving a genetic paradox. Mol Genet Metab, 2005,86(1-2):110-116.

[3]Bush J O , Soriano P . Ephrin-B1 forward signaling regulates craniofacial morphogenesis by controlling cell proliferation across Eph-ephrin boundaries. Genes & Development, 2010, 24(18):2068-2080.

[4]Yamamoto T, Igarashi N, Shimojima K, et al. Use of targeted next-generation sequencing for molecular diagnosis of craniosynostosis: Identification of a novel de novo mutation of EFNB1. Congenit Anom (Kyoto), 2016 ,56(2):91-93.

[5]Apostolopoulou D, Kaxira O S, Hatzaki A, et al. Genetic analysis of syndromic and nonsyndromic patients with craniosynostosis identifies novel mutations in the TWIST1 and EFNB1 genes. Cleft Palate Craniofac J, 2018, 55(8): 1092-1102.

[6]Vasudevan P C, Twigg S R, Mulliken J B, et al. Expanding the phenotype of craniofrontonasal syndrome: two unrelated boys with EFNB1 mutations and congenital diaphragmatic hernia. Eur J Hum Genet,2006 ,14(7):884-887.

[7]Wolfswinkel E M, Weathers W M, Correa B, et al. Craniofrontonasal dysplasia: variability of the frontonasal suture and implications for treatment. J Craniofac Surg, 2013 ,24(4):1303-1306.

[8]Denadai R, Roberto W M, Buzzo C L, et al. Surgical approach of hypertelorbitism in craniofrontonasal dysplasia. Rev Col Bras Cir, 2017,44(4):383-390.

第三节　Crouzon 综合征

【概述】

Crouzon 综合征（Crouzon syndrome，CS，OMIM#123500）是一种罕见的先天性遗传病，属于颅缝早闭综合征的一种。该病于1912 年由法国神经病学家 Octave Crouzon 首次进行描述，将其命名为遗传性颅面发育不全，并定义其特征为头颅畸形（舟状头或三角头畸形）、面部畸形、双侧突眼及斜视[1]。

【流行病学】

Crouzon 综合征在活产儿中的发病率为1/（25 000 ～ 31 000），男女发病率之比为 3 : 1，占颅缝早闭综合征的 4.8%。30% ～ 60% 的 Crouzon 综合征患者为散发病例[2]。

【遗传学】

Crouzon 综合征是一种常染色体显性遗传病，具有家族聚集发病的特点，也有散发的患者。绝大部分 Crouzon 综合征的致病基因为定位于 10q26.13 的 FGFR2。FGFR2 基因突变与至少 9 种不同的临床综合征有关，包括 Crouzon 综合征、Pfeiffer 综合征、Apert 综合征、Jackson-Weiss 综合征、Beare-Stevenson 综合征、Cutis-Gyrata 综合征、Saethre-Chotzen 综合征、Lacrimo-auriculo-dento-digital 综合征、Antley-Bixler 综合征等。绝大多数引起 Crouzon 综合征的突变基因位于外显子8 和 10[3]。有研究者报道 1 例

Crouzon 综合征合并黑棘皮病的患者，后证实该患者存在 *FGFR3* 基因突变[4]。Crouzon 综合征为常染色体显性遗传病，有家族聚集性，但 30% ～ 60% 为散发病例。有研究者认为，部分散发病例的突变基因来源于父亲，认为父亲的年龄越大越易携带生殖系基因突变[5]。也有研究者发现，有些散发病例的突变基因来自生殖系嵌合体的母亲。

【发病机制】

FGFR2 基因是 Crouzon 综合征的致病基因，其编码产物 FGFR2 蛋白，属于 FGFR。目前已知的 FGFR 有 4 种，分别为 FGFR1、FGFR2、FGFR3 和 FGFR4，均属于酪氨酸激酶受体，由细胞内结构域、跨膜区域及细胞外的酪氨酸激酶域 3 部分组成。FGFR2 可与多个 FGFR 结合，参与成纤维细胞生长因子（fibroblast growth factors，FGF）的信号传递，FGF/FGFR 信号参与颅面骨骼发育过程中的软骨内成骨和膜内成骨，并对发育起重要作用。国内外现有的研究表明，*FGFR2* 基因突变导致 Crouzon 综合征发病的分子机制是 *FGFR2* 基因变异导致配体非依赖的 FGFR 活化造成信号过表达。在骨缝成骨时，FGF/FGFR 信号增强，可促使成骨细胞到骨细胞的转化，并促进成骨细胞凋亡，同时可以加速成骨中的矿化，这个作用将会耗尽骨缝周围增殖活跃的间充质细胞，使骨缝发生骨性融合[6]。

【临床表现】

Crouzon 综合征是颅缝早闭中最常见的类型。Crouzon 综合征的颅缝早闭以冠状缝多见，其次是矢状缝、人字缝，颅缝早闭的顺序和范围决定了畸形的程度，颅缝早闭可发生于出生前，也可发生于婴儿期或儿童期。

Crouzon 综合征的特征性临床表现包括以下几点。

1. 颅骨畸形　颅缝过早闭合，可表现为舟状头或尖头畸形，且患者颅骨畸形随年龄增长逐渐加重。

2. 面部畸形　①眼球突出、眼距变宽、眼眶浅、外斜视、视力减退；②外耳道闭锁，传导性听力损失，感音神经性耳聋；③颅面部发育不良，面中部扁平、凹陷，鼻尖弓状隆起，鼻后孔狭窄或闭锁，上颌骨后缩，下颌前突；④牙齿咬合关系不良，高腭弓，少数出现腭裂。

3. 行为和发育异常　少数患者出现抽搐，部分患者出现生长发育迟缓，当颅内压严重增高时，可能引起智力发育迟缓。

Crouzon 综合征患者通常四肢及脊柱发育正常。根据患儿不同程度的颜面畸形，Crouzon 综合征可分为 5 种类型：①上颌型，以面中部凹陷为主要特征；②假性型，主要表现为突眼畸形；③颜面型，有典型的突眼、面中部后缩和反颌畸形；④颅型，除颜面型的特征外，还有短头、颌窦发育不良等；⑤颅面型，所有症状均可出现，并有明显的颅内压升高、眼眶增宽等伴随症状[7]。

【实验室检查】

颅内评估可通过 CT、X 线或 MRI 进行；呼吸系统评估包括鼻内镜、多导睡眠监测等；眼科评估包括检眼镜和视神经评估在内的各项相关检查。

1. 产前检查　包括超声、MRI 及基因检测等。对于有家族史的胎儿，可在妊娠早期通过胎盘绒毛活检检测是否有致病基因变异。妊娠中晚期可通过定期超声检查确定是否存在颅缝早闭及颅面部畸形。产前超声检查对于颅缝早闭的诊断率较高，但因颅缝形成于胚胎第 16 周左右，故超声可明确诊断的时间也较晚。

2. 产后检查

（1）头颅 X 线及 CT 检测：对于有家族史且在出生时伴有轻度突眼的患儿，出生后至出生后 3 年，应定期行头颅 X 线检查。头颅 X 线可明确颅缝早闭及头颅畸形的程度，大脑指压症是判断患者颅内压增高的重要指标。三维 CT 重建技术诊断颅缝早闭的敏感度和特异度高。通过头颅 X 线及 CT 可以测量代表颅底、眼眶、鼻咽腔、上颌骨及下颌骨的各种角度及径线长度，既可明确畸形情况，又可指导手术及随访。

（2）其他器官功能检查：包括眼科检查、听觉系统检查、呼吸道检查等。其中眼底检查中是否伴有视盘水肿是判断颅内压情况的重要指标[8]。

【诊断和鉴别诊断】

1. 诊断　通过患者典型的面部特征及体征通常可诊断，影像学检查及基因检测有助于进一步明确诊断。Crouzon 综合征的早期诊断需要全面的临床诊断、影像学检查和遗传学分析。

（1）临床诊断：临床诊断主要依靠颅缝早闭、面中部发育不良、眼部畸形等，无明显颅缝早闭并不能排除 Crouzon 综合征的诊断。

（2）影像学检查

1）X 线及 CT 检查：X 线及 CT 检查对 Crouzon 综合征的诊断及治疗有重要意义。头颅 X 线可明确颅缝早闭及头颅畸形的程度。三维 CT 诊断颅缝早闭的敏感度可达 96%，特异度达 100%。前囟隆起及大脑指压症是判断颅内压力的重要指标。

2）其他器官的检查：包括眼科检查、听觉系统检查、呼吸道检查等。

（3）遗传学分析：FGFR2 基因检测对于 Crouzon 综合征的诊断具有重要意义。生育过 Crouzon 综合征患儿的父母再生育时应产前检测是否有 FGFR2 基因突变。

2. 鉴别诊断　目前已报道超过 70 多种的颅缝早闭综合征，根据颅缝早闭的种类和数目的差异及不同的伴随症状，分为 Apert 综合征、Crouzon 综合征、Pfeiffer 综合征、Beare-stevenson 综合征、Jackson-Weiss 综合征、Antley-Bixler 综合征等。Crouzon 综合征患者无四肢异常，这是与其他颅缝早闭综合征的重要鉴别特征，Apert 综合征伴有手足并指/趾畸形，Pfeiffer 综合征伴有短粗、弯曲的拇指/踇趾，Jackson-Weiss 综合征伴有足部畸形。

此外，以眼球突出为主要表现的 Crouzon 综合征应与眼外肌和球后组织体积增加、淋巴细胞浸润和水肿所致的内分泌突眼，眼球本身疾病引起的眼球增大及炎症性、肿瘤性、血管性、外伤性眼球突出相鉴别。

【治疗】

颅缝早闭患者的治疗都很复杂，需要儿科、口腔颌面外科、整形外科、神经外科、耳鼻喉科、眼科等多学科联合治疗。Crouzon 综合征并无特异性治疗手段，目前仅遵循个体化对症治疗，主要为手术矫正和处理并发症。

目前关于手术的时机及方法尚无统一标准。澳大利亚颅面外科 Flapper 团队[9]针对颅缝早闭综合征提出了系列治疗方案，亦被大多数医生接受。在新生儿期，对于患者病情进行完整评估，若出现严重并发症，则予以急性处理。在新生儿及婴儿期即因颅缝早闭出现严重的临床症状如严重突眼、呼吸困难、急性颅内压升高等，需要立即对症治疗，包括保护眼球及视力、维持呼吸道通畅及适宜颅内压等。对于呼吸困难的患者，应根据呼吸道阻塞的解剖原因选择治疗方法，包括持续正压通气支持、后鼻道扩大术、腺样体扁桃体切除术等。对于脑积水患者需要行脑室分流术。根据患者年龄，手术治疗主要分为 3 个阶段：第一阶段是在 1 岁以内，可施行额眶前移、颅缝松解和（或）颅腔重塑手术，主要目的为维持适宜颅内压、保护眼球及维持呼吸道通畅，促进患儿神经系统、眼球等的发育，但复发风险高；第二阶段是在 1～9 岁，可针对呼吸困难、突眼或社会心理学的需要行中面部前移手术；第三阶段是在 10 岁后，针对颅面畸形复发行手术矫治[8]。

【遗传咨询】

Crouzon 综合征是一种常染色体显性遗传病，具有家族聚集发病的特点，也有散发

的患者。因此，对于已生育 Crouzon 综合征
患儿的父母再生育时仍建议进行产前基因诊
断，Crouzon 综合征患者及其正常配偶再生
育患儿的风险为 50%。

【预防】

该病目前尚无有效的预防措施，生育
过该疾病患儿的父母，再次生育时建议进
行产前诊断。早期产前诊断 Crouzon 综合征，
若畸形严重可选择终止妊娠。对于选择继
续妊娠的家庭，应给患儿制订最优围生期
治疗方案。

（范丽君 巩纯秀）

【参考文献】

[1]Conrady C D, Patel B C. Crouzon Syndrome.
Treasure Island: StatPearls Publishing,2020.

[2]Guo L，Lai Y N，Li L X. FGFR2 gene mutation
in a family with Crouzon syndrome and a sporadic
Crouzon syndrome patient.Zhonghua Yi Xue Yi
Chuan Xue Za Zhi, 2008,25（2）:218-220.

[3]Meyers G A, Day D, Goldberg R, et al. FGFR2 exon
Ⅲ a and Ⅲ c mutations in Crouzon, Jackson-Weiss,
and Pfeiffer syndromes: evidence for missense changes,
insertions, and a deletion due to alternative RNA
splicing. Am J Hum Genet,1996,58（3）:491-498.

[4]Di Rocco F, Collet C, Legeai-Mallet L, et al. Crouzon
syndrome with acanthosis nigricans: a case-based
update. Childs Nerv Syst,2011,27（3）:349-354.

[5]Glaser R L, Jiang W, Boyadjiev S A, et al. Paternal
origin of FGFR2 mutations in sporadic cases of
Crouzon syndrome and Pfeiffer syndrome. Am J
Hum Genet,2000,66（3）:768-777.

[6]Rice D P, Rice R, Thesleff I. Fgfr mRNA isoforms in
craniofacial bone development. Bone,2003,33（1）:14-27.

[7]Mathijssen I M. Guideline for care of patients with
the diagnoses of cranio synostosis: working group on
craniosynostosis. J Craniofac Surg,2015,26(6):1735-
1807.

[8]王世玉.Crouzon 综合征的诊断及治疗进展.中国
美容医学,2012,21（7）:1273-1277.

[9]Flapper W J, Anderson P J, Roberts R M, et

al. Intellectual outcomes following protocol
management in Crouzon, Pfeiffer, and Muenke
syndromes. J Craniofac Surg,2009,20（4）:1252-1255.

第四节 DiGeorge 综合征

【概述】

DiGeorge 综合征（DiGeorge syndrome,
DGS，OMIM#188400）是由染色体 22q11.2
缺失所致的先天性遗传病，属于原发性免
疫缺陷病，妊娠早期胚胎第三、四咽囊发
育障碍，从而导致胸腺和甲状旁腺发育不
全及心血管畸形等。该病 1968 年由 Angelo
DiGeorge 首先描述，主要临床表现包括先天
性心脏病、低钙血症和手足抽搐症、胸腺缺
如或者发育不良、反复感染及特殊面容。

【流行病学】

DiGeorge 综合征是除了唐氏综合征之
外，先天性心脏病的第二大病因。据文献统
计，活产儿 DiGeorge 综合征的发病率在白
种人、黑种人和亚洲人中为 1/（6000～6500），
在西班牙裔中为 1/3800[1]。通过产前检查
筛查，其在解剖上正常的胎儿中患病率约
为 1/1000，对于有先天性心脏病等重大结构
异常的胎儿，22q11.2 缺失者的患病率约为
1/100[2]。该病患儿中婴儿的死亡率约为 4%[2, 3]。
目前我国对该病的发病率、生存率及累积死
亡率尚未统计。

【遗传病学】

DiGeorge 综合征是常染色体显性遗传
的邻近基因缺失综合征。22q11.2 微缺失
是导致 DiGeorge 综合征的主要原因。缺
失片段一般为 1.5～3.0Mb，其中有 4 个
低拷贝重复序列（low copy repeat,LCR），
命名为 LCRA～LCRD。在费城儿童医
院的 1421 例患者研究中，在有特征性的
致病个体中，绝大多数（84%）有标准的
LCR22A～LCR22D 缺失，14% 具有其他
LCR 介导的缺失[4]。大多数 22q11.2 缺失为

新生突变（＞90%），双亲不受累。10%的患儿父母的一方有22q11.2缺失，并且来源于父亲和母亲的概率相近。在家族遗传中符合常染色体显性遗传的特征。

【发病机制】[2,5]

染色体22q11.2区域包含4个LCR或者片段重复，因此是基因结构最复杂的区域之一。这些LCR超过96%的部分是相同的，因此，在减数分裂时重复序列发生非等位基因的同源重组，从而导致了片段的缺失。典型的3Mb缺失（LCR22A～LCR22D）见于85%的患者中，嵌套缺失占22q11.2缺失的5%～10%。但是缺失的大小与临床表现无明确的相关性，基因型与临床表现的关系也不明确。

DiGeorge综合征患者可以有多种临床表现，最常见的包括心脏异常、低钙血症和胸腺发育不良。TBX1是最重要的关键基因，它与DiGeorge综合征特征性临床表现相关。TBX1基因位于22q11.2染色体上，包含A和B两个亚单位，A亚单位由1462个核苷酸组成，包含9个外显子，B亚单位由1539个核苷酸组成，包含10个外显子。TBX1属于T-BOX转录因子家族，在胚胎发育的过程中参与了咽弓内胚层的发育和排列、动脉弓动脉的重塑和神经嵴细胞的分化和迁移。因此，TBX1基因的缺失导致胸腺、甲状旁腺和心脏流出道的发育异常。另一个基因是DGCR8，DGCR8是一种双链RNA结合蛋白，miRNA通过与mRNA特意结合转录抑制或者降解调节靶基因。miRNA表达水平的微小变化可以影响脑发育和突触的可塑性，miRNA这些表达的变化也与心血管系统和胚胎发育有关。其他的单个蛋白编码基因在DiGeorge综合征的主要临床表现中也发挥作用。它们包括CRKL基因，CRKL将细胞衔接蛋白编码为生长因子信号，该信号映射到LCR22B–LCR22D区并以剂量敏感的方式起作用。人类和小鼠的模型数据表明，CRKL的单倍型不足可能是有嵌套远端缺失个体心脏异常的病因，并且CRKL有调节自然杀伤细胞的功能。

【临床表现】

1. 胎儿期表现　产前超声可以筛查出结构异常，包括先天性心脏病、腭裂、肾脏异常、羊水过多、多指/趾畸形、膈疝、先天足畸形、气管食管瘘和神经管缺损等。

2. 心血管系统　早在胎儿期和新生儿期就会出现，有64%的患者有先天性心脏病[4]，最常见的异常是流出道的圆锥动脉畸形，包括法洛四联症（包括或不包括肺动脉闭锁）、永存动脉干、主动脉弓中断和室间隔缺损。室间隔缺损是超声心动图上最常见的异常。先天性心脏病是患儿死亡的主要原因（占87%[2]）。有一部分患儿有主动脉根扩张，但其临床意义不清楚。

3. 内分泌系统　甲状旁腺功能低下及其导致的低钙血症发生率为17%～60%，新生儿期最严重。儿童的后期和成年期在生病、青春期和妊娠期间的患者有低钙复发的报道。有报道，80%患有DiGeorge综合征的成年人经历过低钙血症，其他特征的表现包括甲状腺功能减退、甲状腺功能亢进、生长激素缺乏症、胎儿宫内生长迟缓和身材矮小。

4. 免疫系统　胸腺发育不良可引起T细胞生成障碍，从而会导致免疫缺陷。该病患者与T细胞减少有关的特异性和自身免疫性疾病风险增加。类风湿关节炎在患儿中的发病率是普通人群的20倍。其他相关的自身免疫性疾病包括特发性血小板减少性紫癜、再生障碍性贫血和乳糜泻。

5. 腭　67%的患者存在腭异常。最常见的异常是腭咽功能不全，这可能是结构问题（短腭），也可能是功能问题（腭咽肌张力减退）或两者的都有。患者出现腭黏膜下裂和（或）悬雍垂裂的情况也很普遍。但是显性腭裂和唇裂/腭裂少见。

6. 眼睛　眼部异常包括角膜后胚胎环（49%）、上睑下垂、双行睫、角膜神经突出、视网膜血管弯曲和视神经倾斜。斜视患者约占 18%，弱视患者占 4%。少数人患有白内障和眼缺损[6]。

7. 颅面部　除了腭和眼部的异常外，颅面表现还包括耳部异常、鼻部异常、不对称哭泣面容、小颌畸形和颅缝早闭。耳郭异常包括耳郭过度折叠或成方形、耳郭凹陷、耳前有小窝或小赘和外耳道狭窄。感音神经性和传导性听力损失都有报道。鼻梁突出、球状鼻、鼻翼发育不全、鼻翼塌陷／鼻尖裂很常见[4]。由血管环、喉软骨软化病和喉蹼引起的喘鸣、喉闭锁和声门下狭窄都可能发生。面部特征是可变的，也可能没有表现。

8. 泌尿生殖系统　男性患者发生泌尿生殖系统异常比女性患者发生泌尿生殖系统异常的概率高得多。16% 的患者有肾脏异常。最常见的肾脏异常包括单侧肾积水、肾脏发育不全和多囊性肾发育不良[4]。虽然肾盂积水是最常见的上尿道异常，但是大多数患者（63%）存在孤立的上尿路扩张。4% 男性患者患有隐睾症，4% 男性患者有尿道下裂。女性患者可有子宫或阴道的发育不全。其他异常包括腹股沟疝、阴茎下弯、包茎和睾丸未降。

9. 消化系统　约 36% 的儿童患者有严重的进食困难。进食困难在没有心脏缺陷或腭部异常的个体中有报道。这类儿童进一步评估通常显示存在鼻咽反流、环咽肌突出、环咽关闭异常和（或）憩室。便秘是大多数人存在的慢性问题。此外，还报道过的结构异常如肛门闭锁、肠旋转不良、肠不旋转、先天性膈疝、食管闭锁、气管食管瘘、先天性巨结肠和食管环等都会导致严重的进食和吞咽问题，在某些情况下还会导致便秘。

10. 肌肉骨骼系统　90%～100% 的患者枕骨和颈椎的影像存在至少一个枕颈的异常表现[7]。常见的特征包括颅骨变平、脊柱侧弯、肋骨异常和椎骨异常。肢体最常见的表现为马蹄内翻足，其他畸形包括髌骨脱位、多指／趾畸形、肩胛畸形和足趾过度折叠。

11. 神经精神系统　大多数患者婴儿期可表现为肌张力低下，还有不对称哭泣面容、小头畸形和癫痫发作的症状。大脑影像学异常包括持续的第五脑室（cavum septi pellucidi）和（或）第六脑室（cavum vergae）、多小脑回或皮质发育不良和小脑发育不全。性格和行为异常可以表现为不受抑制、冲动，也可以表现为害羞、退缩。常见的表现有注意力缺陷、焦虑、社交互动困难、自闭症等。60% 成年患者患有精神病，约 25% 有精神分裂症，焦虑症和抑郁症在该病患者中也很普遍。22q11.2 缺失与患早发性帕金森病的风险增高有关。目前其他神经退行性疾病研究较少。

12. 其他　恶性肿瘤包括肝母细胞瘤、肾细胞癌、甲状腺癌、黑色素瘤、白血病和神经母细胞瘤等，总体发病率约 6%[4, 8]。该病患者还可见龋齿、肺小叶异常。

【实验室检查】

1. 化验检查　血常规［包括淋巴细胞计数（T 细胞和 B 细胞）、血小板体积］、生化检查（血清钙离子）、甲状腺激素、甲状旁腺激素和生长激素检测等。

2. 影像学检查　胸部、颈部 X 线、心电图和超声心动图、甲状腺和肾脏超声、胸部 MRI。

3. 基因检测　确定序列拷贝数的基因组测试方法包括染色体微阵列（CMA）技术或者靶向缺失分析。染色体微阵列（CMA）技术使用寡核苷酸或单核酸多态性微阵列（SNP）可以检测先证者的重复缺失。靶向缺失分析包括 FISH、定量 PCR（qPCR）、多重连接依赖探针扩增技术等方法用于检测已知有 22q11.2 重复缺失的先证者亲属。

【诊断和鉴别诊断】

1. 诊断　对于具有上述特征性临床表现的患者应该怀疑 DiGeorge 综合征，诊断是通过染色体微阵列分析或者其他基因分析发现 22q11.2 染色体的杂合缺失确定的。

2. 鉴别诊断　该病与其他疾病的鉴别诊断。

（1）单基因遗传病：具体见表 3-3。

（2）常染色体疾病：该病与常染色体疾病的鉴别诊断见表 3-4。

【治疗】[10, 11]

DiGeorge 综合征尚无特异性治疗手段。治疗时需要考虑到患者个性化的特征，进行多学科的协调和护理。先天性心脏病的诊断较早，可以手术治疗。患者合并低钙血症时给予钙和 1,25-（OH）$_2$D$_3$，并监测其患肾结石的风险。对于有免疫缺陷患者，需要积极控制感染，但是很少预防性使用抗生素和胸腺移植，淋巴细胞异常的患儿不应该接种活病毒疫苗。唇腭裂的治疗与正常唇腭裂患者一样。对于有精神疾病患者，需要早期诊断并进行干预。

【遗传咨询】

该病是常染色体显性遗传的邻近基因缺失综合征，是由 3.0Mb 的片段缺失引起的。90% 以上的患者是新生突变，约 10% 的患者遗传自杂合的双亲。由于 22q11.2 嵌套缺失所致的 22q11.2 微缺失综合征患者中，60% 的患者遗传了父母的缺失。先证者的父母有已知的 22q11.2 缺失，同胞的风险为

表 3-3　DiGeorge 综合征与单基因遗传病的鉴别诊断

	遗传类型	致病基因	重叠于 DiGeorge 综合征的临床表现	区别于 DiGeorge 综合征的临床表现
CHARGE 综合征	AD	CHD7	先天性心脏病、腭的异常、眼器官先天裂开与脑神经缺损、鼻后孔闭锁、发育不足、耳郭畸形、听力丧失、生长发育迟缓、颜面麻痹、泌尿生殖器异常、免疫缺陷	气管 - 食管瘘或闭锁、癫痫、小头畸形、脑下垂体异常
Smith-Lemli-Opitz 综合征	AR	DHCR7	多指 / 趾畸形、腭裂、	小头畸形
阿拉吉欧综合征	AD	JAG1 NOTCH2	蝴蝶椎、先天性心脏病、角膜后胚胎环	胆管缺少、胆汁淤积
法洛四联症	AD	TBX1	先天性心脏病、耳前窝、室间隔缺损、肺动脉狭窄、主动脉骑跨、右心室肥厚	

AD. 常染色体显性遗传；AR. 常染色体隐性遗传

表 3-4　DiGeorge 综合征与常染色体疾病的鉴别诊断

	重叠于 DiGeorge 综合征的表型	区别于 DiGeorge 综合征的表型
10p13-p14 缺失 [9]	心脏缺陷、免疫缺陷、甲状旁腺功能减退、腭裂、发育迟缓、小头畸形、隐睾	内眦赘皮、鼻梁扁平、手足畸形
雅各布森综合征	小头畸形、小颌畸形、耳位低、眼表现（斜视、上睑下垂）、心脏缺陷、尿道下裂、隐睾、免疫缺陷	前额突出、关节挛缩、智力障碍

50%。DiGeorge 综合征患者的后代有 50% 的概率可遗传 22q11.2 缺失。

【预防】

妊娠之前最好确定是否有遗传风险。如果夫妻双方的家庭中存在 22q11.2 缺失的成员，可以进行产前检查和胚胎植入前基因检测。如果没有已知 22q11.2 缺失的家族史，妊娠后可以通过常规超声检查是否有 22q11.2 缺失相关的结构异常。

（何子君　巩纯秀）

【参考文献】

[1]Botto L D, May K, Fernhoff P M, et al. A population-based study of the 22q11.2 deletion: phenotype, incidence, and contribution to major birth defects in the population. Pediatrics，2003，112（1 Pt 1）: 101-107.

[2]Mcdonald-Mcginn D M, Sullivan K E, Marino B, et al. 22q11.2 deletion syndrome. Nat Rev Dis Primers，2015,1 : 15071.

[3]Fernandes B. Post-operative cardiac outcomes in a large cohort of patient s with Digeorge Syndrome: understanding the morbidity and mortality, 2015 .

[4]Campbell,lan M.Sheppard,Sarah E, et al.What is new with 22q? An update from the 22q and you center at the children' s hospital of philadelphia. Am J Med Genet A，2018，176（10）: 2058-2069.

[5]Ae Lackey，M.R. Muzio.DiGeorge Syndrome//StatPearls[Internet].Treasure Island（FL）: StatPearls Publishing, 2019.

[6]Forbes B J, Binenbaum G, Edmond J C, et al. Ocular findings in the chromosome 22q11.2 deletion syndrome. Journal of American Association for Pediatric Ophthalmology & Strabismus，2007，11（2）: 179-182.

[7]Homans J F, Tromp I N, Colo D, et al. Orthopaedic manifestations within the 22q11.2 deletion syndrome: a systematic review. Am J Med Genet A，2018，176（10）: 2104-2120.

[8]Lambert M P, Arulselvan A, Schott A, et al. The 22q11.2 deletion syndrome: cancer predisposition, platelet abnormalities and cytopenias. Am J Med Genet A，2018，176（10）: 2121-2127.

[9]Lichtner P, König R, Hasegawa T, et al. An HDR（hypoparathyroidism, deafness, renal dysplasia）syndrome locus maps distal to the DiGeorge syndrome region on 10p13/14. J Med Genet，2000，37（1）: 33-37.

[10]Bassett AS, McDonald-McGinn D M, Devriendt K, et al. Practical guidelines for managing patients with 22q11.2 deletion syndrome. J Pediatr,2011,159（2）: 332-339.e1.

[11]Fung W L, Butcher N J, Costain G, et al. Practical guidelines for managing adults with 22q11.2 deletion syndrome. Genet Med，2015，17（8）: 599-609.

第五节　歪嘴哭综合征

【概述】

歪嘴哭面容（asymmetric crying facies，ACF）是因单侧口角降肌和降下唇肌不发育或发育不良造成的患儿大哭时健侧口角下拉，而患侧口角不下拉，造成双侧口角不对称的特殊面容。但患儿双眼均可闭合，吸吮正常，无流涎现象，且患儿平静状态下，双侧口角对称。当 ACF 合并其他系统畸形时称为歪嘴哭综合征（asymmetric cry syndrome，ACS）[1]。

【流行病学】

国外文献报道，新生儿 ACF/ACS 的发病率为 0.38%[2]，而陆澄秋等报道我国 ACF/ACS 发病率为 0.077%[3]，目前国内共报道53 例 ACF/ACS，国内发病率偏低考虑与该病临床表现多样、青年医生及基层医生对该病缺乏充分的认识而容易漏诊及误诊有关。

【遗传学】

有国外研究表明，ACF/ACS 部分与染色体 22q11.2 缺失有关。22q11.2 缺失可能是人类最常见的染色体疾病之一，估计其在新生活产儿中的发病率为 1/（4000 ~ 10 000）。22q11.2 缺失综合征可包含多种临床表现，如心血管系统畸形（如法洛四联症、室间隔缺损、动脉导管未闭）、腭裂、腭咽闭合功能不全、免疫缺陷、颜面部畸形，以及消化系统、泌尿生殖系统、眼睛、中枢神经系统、骨骼等多种系统畸形，ACF 仅是其中的一个表型。部分文献报道单个基因如 *ARID1A*、*EYA1*、*HIVEP2* 突变可能与 ACF/ACS 有关[4]。

【发病机制】

目前该疾病的病因及发病机制尚不明确，22q11.2 缺失可引起第 1、2、3、4 对咽囊颈神经嵴细胞移行、分布异常，导致口角降肌、口腭耳、心血管、甲状腺及其他器官系统发育不全，而出现表现形式多样的畸形。单个与 ACF/ACS 有关的基因突变可能是影响口角降肌发育而引起该病。

【临床表现】

ACS 临床表现多样而复杂（图 3-6），除有特定的 ACF 外，多合并全身系统及部位畸形，以心血管系统畸形最常见，这可能与 22q11.2 缺失有关，因为该染色体异常是颜面部及心脏发育异常的常见病因。

1. 心血管系统 常见动脉导管未闭、三尖瓣闭锁、法洛四联症、室间隔缺损等。

2. 呼吸系统 可见血管环、喉气管软化和声门下狭窄。

3. 消化系统 可见肛门闭锁、食管闭锁、空肠闭锁、肠旋转不良、副脾、脐疝和腹股沟疝。

4. 免疫系统 可见反复感染、胸腺发育不良，以及自身免疫性疾病如幼年类风湿关节炎、Graves 病及白癜风。

5. 中枢神经系统 可见肌张力低下、小头畸形、癫痫发作(特发性或与低钙血症有关)。

6. 骨骼 可见脊柱侧凸、肋骨和椎体异常、多指畸形。

7. 泌尿生殖系统 可见肾盂积水、肾脏发育不良、多囊肾、隐睾和尿道下裂。

8. 腭畸形 可见腭咽闭合功能不全、腭裂、鼻音重、吞咽困难。

9. 颜面部畸形 可见 ACF、鼻梁突出、耳朵畸形、小下颌、颅缝早闭。

10. 眼科检查 可见上睑下垂、白内障、失明和斜视。

11. 听力 可见感音神经性和传导性耳聋。

12. 发育 可见发育延迟和（或）学习障碍。

13. 精神疾病 可见自闭症、精神分裂症、焦虑和社交障碍。

【实验室检查】

患者可有甲状腺及甲状旁腺功能减退症，应筛查甲状腺功能五项、甲状旁腺激素及血钙等，完善生长激素、IGF-1、IGFBP3 以了解生长激素情况，完善血常规，患儿可能存在三系减少（即红细胞、白细胞和血小板数量都减少）的情况，完善心脏超声、泌尿系超声及消化系统超声等评估脏器受累情况，眼底检查及听力筛查了解眼睛及听力情况。完善 FISH 了解是否存在 22q11.2 缺失，必要时行全外显子测序以了解是否存在基因突变。

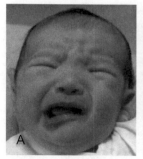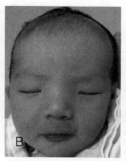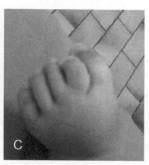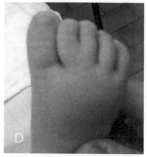

图 3-6　ACS 的临床表现

A. 患儿哭时嘴歪；B. 患儿平静状态下无歪嘴症状；C. 左足第 2、3 足趾并趾；D. 右足第 2、3 足趾并趾[5]

【诊断和鉴别诊断】

1. 诊断　根据患儿典型的 ACF 和（或）合并其他系统的畸形，并排除神经系统疾病和面神经麻痹等疾病，即可诊断 ACS，存在 22q11.2 缺失则支持该诊断。据报道，ACS 可有 180 种临床表现，因此，缺少有效的实验室确诊方法，一旦发现患儿存在 ACF，就要进行全面查体及辅助检查，以评估脏器受累情况。

2. 鉴别诊断　ACS 需要与面神经麻痹，新生儿缺氧缺血性脑病（hypoxic ischemic encephalopathy, HIE），第一、二鳃弓综合征等疾病相鉴别[6]。

（1）面神经麻痹：依据病变部位可分为中枢型面神经麻痹和周围型面神经麻痹。中枢型面神经麻痹表现为病灶对侧鼻唇沟变浅、口角歪斜、皱额、闭目无障碍，这与 ACF 有相似之处，不易辨别。周围型面神经麻痹则是指各种因素导致面神经受压或面神经本身的炎症引起的面神经核及周围面神经损害，主要表现为患侧鼻唇沟变浅、口角下垂、哭时偏向健侧，并有眼睑不能闭合。周围型面神经麻痹行神经肌电图检查时往往有患侧面神经运动神经诱发电位波幅相较健侧降低，面神经传导速度减慢。ACS 除大哭及做鬼脸时口角歪斜以外，双侧鼻唇沟对称、双眼能闭合、能皱眉，且神经肌电图检查无阳性表现。面神经麻痹一般无其他脏器受累。因此，鉴别面神经麻痹和 ACS，可依据哭时鼻唇沟、双眼、皱眉与否等临床表现，肌电图检查及是否有脏器受累等协助诊断。

（2）新生儿 HIE：围生期因宫内窘迫或生产时窒息史引起的缺氧和脑血流减少或暂停而导致的胎儿及新生儿的脑损伤。新生儿 HIE 的临床表现为出生后 1 周尤其是 12 h 内出现的神经系统症状和体征，主要表现为过度兴奋、嗜睡甚至昏迷等意识障碍；肌张力及新生儿原始反射和脑干功能的改变。当造成中枢型面神经麻痹时，表现同上文描述。行头颅 CT 及 MRI 可以明确是否有脑水肿、脑梗死、颅内出血等征象，特别是头颅常规 MRI 可清晰地描述新生儿 HIE 患儿的脑组织受损范围及明确损伤类型。因此是否存在围生期窒息病史、出生时 Apgar 评分、头颅 CT 及 MRI 等影像学检查和是否存在脑水肿、脑梗死、颅内出血等征象为 HIE 与 ACS 的重要鉴别点。

（3）第一、二鳃弓综合征：又称单侧颜面部发育不全，是除唇、腭裂以外，最常见的颜面部先天性畸形，主要表现为安静及哭闹时均有单侧外耳畸形、同侧下颌骨短小、双侧面部发育不对称、两侧口角不对称，呈歪嘴状。当 ACS 存在有耳郭畸形时两者容易混淆，但 ACS 仅在患儿哭闹时患侧口角不能下移，而健侧口角下移造成口角不对称，出现嘴歪表现，患儿在安静时面部、口唇是对称的。因此，在安静及哭闹状态下面部及口唇是否对称是鉴别第一、二鳃弓综合征及 ACS 简单而有效的方法。

【治疗】

目前，ACS 无特殊治疗方法，主要是针对合并畸形的对症处理，有研究表明 ACF 不会随年龄增长而好转，注射肉毒毒素 A 和筋膜移植方法以减弱未受累口角降肌的肌力可改善 ACF。

【遗传咨询】

ACS 病因尚不完全明了，目前发现部分与 22q11.2 缺失有关，该染色体异常约 94% 为新发突变，少部分为遗传。一旦产前查出该染色体异常，产前可通过完善 B 超、胎儿超声心动图、羊膜腔穿刺细胞染色体及基因芯片筛查，评估胎儿脏器受累情况，结合胎儿临床表现严重程度、家庭状况等综合评估，进行遗传咨询，并非所有 22q11.2 缺失都需要终止妊娠。

（王　毅　巩纯秀）

【参考文献】

[1] 杨思源. 小儿心脏病学.3 版. 北京：人民卫生出版社，2005: 561-563.

[2] Garzena E, Ventriglia A, Patanella G A. Congenital malformations and asymmetric crying facies. Acta biomed Ateneo parmense, 2000, 71（1）:507-509.

[3] 陆澄秋，庄晓磊，储晨. 歪嘴哭面容新生儿的临床特征及随访研究. 中国当代儿科杂志，2012，14（12）:913-917.

[4]McDonald-McGinn D M, Sullivan K E, Marino B, et al. 22q11.2 deletion yndrome. Nat Rev Dis Primers,2015,1:15071.

[5]Ho K Y, Liang J N. Asymmetric crying facies syndrome.J Pediatr, 2019, 212:235.

[6] 朱韵雅，郑顺利. 歪嘴哭综合征的临床特征及文献复习. 国际医药卫生导报，2015, 21（16）：2511-2512.

第六节　KBG 综合征

【概述】

KBG 综合征（OMIM # 148050）是由于锚蛋白重复结构域 11（Ankyrin Repeat Domain11，ANKRD11）基因的杂合功能缺失性突变引起的一种罕见常染色体显性遗传病。"KBG"来源于 1975 年首次被诊断出患有该病的 3 个家庭姓氏的首字母[1]。临床特征主要为明显的颅面部异常、上颌中切牙巨牙畸形、骨骼异常、身材矮小、生长发育迟缓和智力障碍[2]。

【流行病学】

目前尚未确定 KBG 综合征的发病率，迄今已报道了 200 多例病例，其中中国已报道 5 例。有研究表明 ANKRD11 突变约占未确诊发育迟缓患者的 1%[3]，这可能是由于人们对疾病的认识不全，在出现明显发育迟缓或恒牙萌出前难以辨别，以及部分患者表现轻微，导致 KBG 综合征诊断存在不足。

【遗传学】

KBG 综合征属于常染色体显性遗传疾

病，表现为完全显性，家族间和家族内患病成员的表现度不同。目前报道的患者中以男性多见，且男性表现较女性更严重，具体原因不清。已确定 ANKRD11 基因的杂合功能缺失性突变是 KBG 综合征的病因，除了 ANKRD11 基因的核苷酸突变外，KBG 综合征还与包含 ANKRD11 基因的 16q24.3 微缺失或基因内微重复相关[4]。ANKRD11 基因位于 16q24.3，由 21 个外显子组成，编码由 2663 个氨基酸构成的蛋白质，分子量为 297kDa。ANKRD11 的单核苷酸突变和小缺失约占致病突变的 83%，染色体微阵列可检测的涉及 ANKRD11 的较大拷贝数变异（主要是缺失）约占 17%[5,6]。在已报道患者中错义突变并不常见，需要谨慎解释错义突变的致病性，尤其是在没有进行亲代验证的情况下。此外，也报道了剪接位点变异导致的 KBG 综合征[7,8]。88% 的 ANKRD11 突变是新发突变[5]，部分为遗传或家族性病例报道，垂直传递与低水平的嵌合相关，从而导致较轻的表现[4,9]。

【发病机制】

ANKRD11 在大脑广泛表达，主要定位在神经元和神经胶质细胞的细胞核中[9]。ANKRD11 含有多个功能结构域，包括位于 N 和 C 末端的两个转录抑制结构域、一个转录激活结构域、一个锚蛋白重复结构域和多个核定位信号[10,11]。ANKRD11 的 N 末端形成同源二聚体，而 C 末端是蛋白质降解所必需的，ANKRD11 蛋白在细胞周期中受到严格调控[12]。ANKRD11 是神经发育过程中控制组蛋白乙酰化和基因表达的关键染色质调节因子，对神经的可塑性起重要作用[13]。其通过募集组蛋白去乙酰化酶和 P160 共激活因子 / 核受体复合物相互作用，从而抑制配体依赖性转录激活[11]。此外，ANKRD11 可能对神经元的迁移和分化起作用[14,15]。

目前普遍认为 ANKRD11 基因致病性突变引起单倍剂量不足是导致 KBG 综合征的

病因[9]。最近也有研究认为，许多 ANKRD11 基因突变导致终止密码子提前出现，从而产生截短蛋白，这种截短的蛋白通过逃避无义介导的 mRNA 衰变和降解受损导致异常蛋白质在细胞内积累而致病[12]。ANKRD11 基因突变型患者和 16q24.3 微缺失型患者的致病机制可能不同，两组患者的性状部分重叠但亦有不同，可能是由于 16q24.3 微缺失型患者还存在其他基因缺失从而出现不同的表现。

【临床表现】

1. 特殊面容　60%～89.1% 的患者表现出独特的颅面部特征，典型特征为短头畸形、圆形或三角形脸（脸型可能会随着年龄的增长而越来越呈三角形[16,17]）、颧骨突出、弓形眉、连眉、眼距过宽、内眦赘皮、上睑下垂、鼻梁宽而高、球形鼻尖、鼻翼厚、鼻尖上翘、人中长、嘴巴呈丘比特弓形、上唇薄、发际线低[5]。

2. 牙齿表现　85%～95.3% 的患者出现牙齿异常[2,6]，最典型的特征是恒牙的上颌中切牙巨牙畸形（通常定义为男性牙齿宽度 ≥10mm，女性牙齿宽度 ≥9.7mm）。此外，也可见少牙、牙釉质发育不全、融合牙、其他牙齿和乳牙的巨牙畸形[18]。

3. 精神行为表现　94%～97.7% 的患者有轻至中度的智力低下，大多数患者表现为轻度的智力低下，轻度的学习困难。28%～55% 的患者有行为异常，包括注意缺陷多动障碍、易受挫折、焦虑、强迫性行为和攻击性行为等。39% 的患者有睡眠障碍[5]。目前对 ANKRD11 基因突变患者是否存在孤独症谱系障碍仍存在争议。

4. 神经系统表现　31%～50% 的患者有癫痫发作，癫痫发作的年龄为 3～7.5 岁，癫痫类型为非特异性的，但大多数患者表现为强直阵挛性发作和失神性癫痫发作，抗癫痫治疗常有效，许多患者症状在青春期后缓解[14]。52% 发现非特异性脑部异常，包括小脑蚓部发育不全、脑室扩大、脑白质减少、

胼胝体发育不良、Chiari Ⅰ 畸形、脊髓脊膜膨出和脑室周围结节性异位等[5,19]。约 50% 以上的患者有脑电图异常，但尚缺乏特征性的脑电图表现[20]。

5. 生长发育　91% 患者有出生后生长发育迟缓，尤其是语言发育迟缓明显，患儿学习说话和走路均较晚，平均步行年龄为 21 个月[6]，说出第一句话的平均年龄为 36 个月[16]。极少数患者报道有宫内发育迟缓。

6. 骨骼系统　60%～67% 的患者身材矮小（图 3-7），范围为 -4～-2SD，72% 的 KBG 综合征儿童患者和 57% 的 KBG 综合征成人患者身高低于第 3 百分位数线[21]。女性终身高范围为 138～161cm，男性终身高范围为 151～173cm[5]。70%～83% 的患者有手部异常，主要为短指和小指先天性侧弯[5,22]，22% 患者表现为前囟闭合延迟[6]。此外，还可出现骨龄延迟、椎体异常、髋关节异常、尾附肢等表现。

7. 眼部　视力异常存在于约 56% 的患者中，约 13% 的患者有斜视[22,23]。

8. 耳鼻喉　27%～44% 的患者有听力下降，以传导性听力下降最常见，可能与反复中耳炎有关[24]。约 26% 的患者有腭异常，包括黏膜下腭裂和腭咽功能不全，此外，还可出现双悬雍垂。

9. 胃肠道　患者可有喂养困难、胃食管反流和便秘，尤其在儿童早期。

10. 心脏　22%～26% 的患者出现心脏缺陷，包括结构性缺陷（房室间隔缺损或室间隔缺损）和瓣膜病（动脉瓣二尖瓣关闭不全，二尖瓣气球样变，肺动脉狭窄）[22]。

11. 泌尿生殖系统　25%～35% 的男性患者有隐睾[16]。此外，还报道了患者有阴茎阴囊融合、泌尿系统异常[4,25,26]。

包含 ANKRD11 基因突变的 16q24.3 微缺失综合征会导致类似于 KBG 综合征的表型。尽管这两种综合征的临床表现重叠，但表型存在一些差异。在 16q24.3 微缺失综

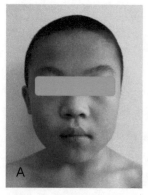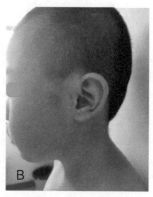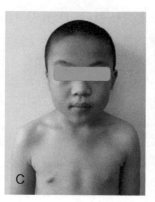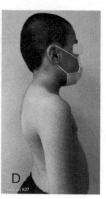

图 3-7　因"身材矮小"就诊，确诊为KBG综合征

A. 弓形眉，内斜视，内眦褶皮，宽鼻梁；B. 短头；C. 耳郭不对称，颈短，乳距宽，嘴唇丰满；D. 脊柱后凸

合征中，缺失的片段长度为 138 kb ～ 2.07 Mb，最典型的特征是孤独症谱系障碍、身材矮小、不同程度的智力障碍、具有牙齿异常的面部畸形、影响胼胝体的脑部异常[27]。16q24.3 微缺失患者的孤独症谱系障碍、先天性心脏缺陷、血小板减少和散光的患病率更高，这可能与缺失的 *ANKRD11* 基因侧翼基因（*SPG7*、*CDH15*、*ZNF778*、*CBFA2T3*、*CDT1*、*ZFPM1* 等）的单倍剂量不足有关 [4,5,27,28]。

【实验室检查】

对于临床表现高度怀疑该病的患儿，建议行基因检测。

该病可导致多器官系统受累，故应对患儿进行多方面评估，如智力检测、神经心理评估、生长发育评估、睡眠监测、完善脑电图、颅脑 MRI、听力检测、超声心动图、肾脏超声检查、视力检测及口腔检查。对于有身材矮小、脊柱侧弯的患者，可进行 X 射线检测判断是否有骨龄延迟、脊椎及肋骨的异常。

【诊断和鉴别诊断】

1. 诊断

（1）临床诊断：KBG 综合征目前尚无统一的临床诊断标准。对于有以下 2 个或 2 个以上主要诊断标准或一个主要标准合并 2 个次要标准的患者，应高度怀疑 KBG 综合征[19]。

主要诊断标准：①上颌中切牙的巨牙畸形；②发育迟缓或轻至重度智力障碍或与行为障碍相关的学习困难；③特征性的颅面部表现；④出生后身材矮小；⑤一级亲属患 KBG 综合征。

次要诊断标准：①反复中耳炎引起的听力损失；②腭异常；③发际线低、头发粗糙；④前囟闭合延迟；⑤手部异常；⑥脊椎及肋骨异常；⑦脊柱侧凸；⑧脑电图异常伴或不伴癫痫发作；⑨喂养困难；⑩男性隐睾。

（2）分子遗传学诊断：对于临床表现怀疑 KBG 综合征的患者，应进行基因检测，如明确为 *ANKRD11* 基因的致病突变即可确诊，如 *ANKRD11* 基因测序未发现突变，应使用微阵列比较基因组杂交（Array-CGH）技术检测是否存在 16q24.3 微缺失。

2. 鉴别诊断

（1）CDLS：遗传方式为常染色体显性遗传。多为散发病例，偶有家族性病例。主要表现为特征性颅面部表现（小头畸形、发际线低、高眉弓及连眉、浓眉、长睫毛、鼻短小而鼻孔前倾、人中长而凸出、鼻梁宽或塌陷、小或方形下颌、口唇薄而口角下垂、腭弓高、宽齿缝或牙齿缺失等），宫内生长受限及出生后生长发育落后，肢体缺陷，听力下降，心脏、胃肠和泌尿生殖系统也常累及[29]。80% 的 CDLS 与 *NIPBL*、*SMC1A*、

SMC3、HDAC8、RAD21 基因突变有关[30]。KBG 综合征与 CDLS 临床特点具有共同的特征，如智力障碍、生长发育迟缓和一些颅面部和肢体的异常（短手、小指侧弯），区别在于前者一般无宫内发育迟缓，出生体重正常，有典型的巨牙畸形，而后者常表现为宫内生长受限、小头畸形、肢体畸形（残缺）、智力障碍较典型的 KBG 综合征更重。

（2）Kabuki 综合征：Ⅰ型由 KMT2D 基因突变导致，呈常染色体显性遗传。Ⅱ型由 KDM6A 基因突变导致，呈 X 连锁显性遗传。典型临床表现包括特殊面容（长眼睑伴外 1/3 下眼睑外侧、拱形眉和阔眉伴外 1/3 眉稀疏、鼻尖扁、鼻小柱短、招风耳、小下颌等）、轻中度智力低下、轻度骨骼发育畸形（短指、小指弯曲、脊椎体异常）、皮纹异常（最典型的是胎脂垫持续存在）、出生后发育迟缓，还可出现小头畸形、蓝巩膜、唇腭裂、牙齿发育不全、听力受损、肌张力低下、先天性心脏病、泌尿系畸形[31,32]。KBG 综合征与 Kabuki 综合征的区别在于 Kabuki 综合征的患者具有典型的面容特征及胎脂垫，而 KBG 综合征患者有典型的巨牙畸形，且常有行为异常，临床上可资鉴别。

（3）SRS：疾病主要表现为特征性面容（三角形脸、相对巨颅、前额突出、下颌小而尖、人中边界清晰、耳位低、嘴巴宽大伴口角下垂、齿列不齐等）、宫内生长受限、出生后生长发育迟缓、肢体不对称、大汗、喂养困难、新生儿低血糖。此外，还可出现小指侧弯、多指并指、性腺异常（如隐睾、尿道下裂）、心脏异常、脊柱异常、智力低下等。SRS 的病因主要为印记基因的异常，目前报道最多的是 11p15 区甲基化异常（30%～60%）和 7 号染色体母源单亲二倍体（5%～10%）[33]。SRS 与 KBG 综合征患者的表现差异主要为前者出生即低体重，新生儿期可出现低血糖，且有躯体偏身不对称，可以此与 KBG 综合征患者进行鉴别。

（4）Coffin-Siris 综合征：遗传方式为常染色体显性遗传。典型表现为生长发育迟缓、智力低下、颜面粗糙、多毛、喂养困难、反复感染和小指／趾甲缺失及小指／趾骨远端缺失[34]。目前发现其与 SMARCB1、SMARCE1、SMARCA4、ARIDIA 及 ARIDIB 基因相关。与 KBG 综合征的重叠表现包括生长发育迟缓、神经发育异常、行为异常、癫痫发作、听力下降和脑部异常，Coffin-Siris 综合征与 KBG 综合征临床特点的区别在于前者颜面粗糙，常有远端肢体畸形。

【治疗】

目前对于 KBG 综合征患者的治疗主要为对症治疗。基于其复杂的临床症状，涉及多系统异常，须遗传学、内分泌学、神经病学、心脏病学、外科学和康复医学等多学科的共同参与治疗。对于先天性心脏病的患儿，应在心内科医生的指导下明确治疗方案。对于隐睾的男性患儿，应行外科手术治疗。临床研究表明，生长激素干预对表现为身材矮小和生长激素缺乏症的 KBG 综合征患儿有效，但目前仅个别案例报道了生长激素带来的益处，尚无大样本研究数据支持，仍需要进一步探索[21]。对发育迟缓、自闭症／多动症、智力障碍的患者必要时提供教育支持。对所有分子诊断为 KBG 综合征的个体进行心脏评估和定期听力测试、神经心理评估、生长速度监测及全面的听力学和口腔评估对于预防长期并发症是必要的。

【遗传咨询】

该病为常染色体显性遗传，如患者父母之一是患者，则再生育时每胎都有 50% 概率发病。如患者无患病的亲代，即患儿为新发突变，患儿父母再生育时一般突变率较低。此外，如连续生育 2 名患病孩子检测出相同的致病性突变，亲代检测不携带此突变，则需要考虑亲代为生殖腺嵌合体的情况。对于已生育 KBG 综合征患儿的父母再生育时建议行产前基因诊断。

【预防】

该病尚无有效的预防措施，生育过该病患儿的父母再次生育时建议进行产前诊断。

（高芬琦　李乐乐　巩纯秀）

【参考文献】

[1]Herrmann J , Pallister P D , Tiddy W , et al. The KBG syndrome: A syndrome of short stature, characteristic facies, mental retardation, macrodontia and skeletal anomalies. Birth Defects Original Article, 1975, 11（5）:7-18.

[2]Skjei K L , Martin M M , Slavotinek A M . KBG syndrome: Report of twins, neurological characteristics, and delineation of diagnostic criteria. American Journal of Medical Genetics Part A, 2007, 143（3）:292-300.

[3]Wright C F, Fitzgerald T W, Jones W D, et al. Genetic diagnosis of developmental disorders in the DDD study: a scalable analysis of genome-wide research data. Lancet, 2015,385（9975）:1305-1314.

[4]Khalifa M , Stein J , Grau L , et al. Partial deletion of ANKRD11 results in the KBG phenotype distinct from the 16q24.3 Microdeletion syndrome. American Journal of Medical Genetics Part A, 2013, 161（4）:835-840.

[5]Goldenberg A, Riccardi F, Tessier A, et al. Clinical and molecular findings in 39 patients with KBG syndrome caused by deletion or mutation of ANKRD11. American Journal of Medical Genetics Part A, 2016，170（11）:2847-2859.

[6]Low K, Ashraf T, Canham N, et al. Clinical and genetic aspects of KBG syndrome. American Journal of Medical Genetics Part A, 2016，170（11）:2835-2846.

[7]Tekin M , Kavaz A , Berberolu M , et al. The KBG syndrome: confirmation of autosomal dominant inheritance and further delineation of the phenotype. American Journal of Medical Genetics Part A, 2004, 130A（3）:284-287.

[8]Karen J , Low, Alison, et al. A splice-site variant in ANKRD11 associated with classical KBG syndrome. American journal of medical genetics.（Part A）, 2017, 173: 2844-2846.

[9]Sirmaci A , Spiliopoulos M , Brancati F , et al. Mutations in ANKRD11 Cause KBG syndrome, characterized by Intellectual disability, skeletal malformations, and macrodontia. The American Journal of Human Genetics, 2011, 89（2）:289-294.

[10]Barbaric I , Perry M J , Dear T N , et al. An ENU-induced mutation in the Ankrd11 gene results in an osteopenia-like phenotype in the mouse mutant Yoda. Physiological Genomics, 2007, 32（3）:311-321.

[11]Zhang A , Li C W , Chen J D . Characterization of transcriptional regulatory domains of ankyrin repeat cofactor-1. Biochemical & Biophysical Research Communications, 2007, 358（4）:1034-1040.

[12]Walz K, Cohen D. Neilsen P M, et al. Characterization of ANKRD11 mutations in humans and mice related to KBG syndrome. Human genetics,2015,134（2）:181-190.

[13]Gallagher D, Voronova A, Zander M A ,et al. Ankrd11 is a chromatin regulator involved in autism that is essential for neural development.Developmental Cell, 2015, 32（1）:31-42.

[14]Lo-Castro A , Brancati F , Digilio M C , et al. Neurobehavioral phenotype observed in KBG syndrome caused by ANKRD11 mutations. American Journal of Medical Genetics Part B Neuropsychiatric Genetics, 2013, 162B:17-23.

[15]Ka M , Kim W Y . ANKRD11 associated with intellectual disability and autism regulates dendrite differentiation via the BDNF/TrkB signaling pathway. Neurobiology of Disease, 2018, 111: 138-152.

[16]Brancati F , D,Avanzo M G , Digilio M C , et al. KBG syndrome in a cohort of Italian patients. American Journal of Medical Genetics, 2004, 131A（2）:144-149.

[17]Kumar H , Prabhu N , Cameron A . KBG syndrome: review of the literature and findings of 5 affected patients. oral surgery oral medicine oral pathology oral radiology & endodontology, 2009, 108（3）:e72-e79.

[18]Ockeloen C, Willemsen M, de Munnik S, et al. Further

delineation of the KBG syndrome phenotype caused by ANKRD11 aberrations.European Journal of Human Genetics,2015，23（9）:1176-1185.

[19]Swols D M , Foster J , Tekin M . KBG syndrome. Orphanet Journal of Rare Diseases, 2017, 12（1）:183.

[20]SamantaD，Willis E.Electroencephalographic findings in KBG syndrome: a child with novel mutation in ANKRD11 gene. Acta Neurologica Belgica, 2015, 115（4）:779-782.

[21]Reynaert N , Ockeloen C W , SäVendahl L , et al. short stature in KBG syndrome: first responses to growth hormone treatment. Hormone Research in Paediatrics, 2015, 83（5）:361-364.

[22]Murray N , Burgess B , Hay R , et al. KBG syndrome: an australian experience. American Journal of Medical Genetics Part A,2017, 173: 1866-1877.

[23]Gnazzo M,Lepri F R,Dentici M L, et al. KBG syndrome: Common and uncommon clinical features based on 31 new patients.American Journal of Medical Genetics Part A, 2020, 182: 1073-1083.

[24]Bianchi P M , Bianchi A , Digilio M C , et al. Audiological findings in a de novo mutation of, ANKRD11, gene in KBG syndrome: report of a case and review of the literature. International Journal of Pediatric Otorhinolaryngology, 2017，103:109-112.

[25]Xu M , Zhou H , Yong J , et al. A Chinese patient with KBG syndrome and a 9q31.2–33.1 microdeletion. European Journal of Medical Genetics, 2013, 56（5）:245-250.

[26]Crippa M , Rusconi D , Castronovo C , et al. Familial intragenic duplication of ANKRD11 underlying three patients of KBG syndrome. Molecular Cytogenetics, 2015, 8（1）:20.

[27]Novara F , Rinaldi B , Sisodiya S M , et al. Haploinsufficiency for ANKRD11-flanking genes makes the difference between KBG and 16q24.3 microdeletion syndromes: 12 new cases. European Journal of Human Genetics, 2017, 25: 694-701.

[28]Isrie M , Hendriks Y , Gielissen N , et al. Haploinsufficiency of ANKRD11 causes mild cognitive impairment, short stature and minor dysmorphisms. European Journal of Human Genetics, 2011, 20（2）:131-133.

[29]Kline A D , Krantz I D , Sommer A , et al. Cornelia de lange syndrome: clinical review, diagnostic and scoring systems, and anticipatory guidance. American Journal of Medical Genetics, 2007, 143A（12）:1287-1296.

[30]Mannini L , Cucco F , Quarantotti V , et al. Mutation spectrum and genotype-phenotype correlation in cornelia de Lange syndrome. human mutation, 2013, 34（12）:1589-1596.

[31]Niikawa N,Kuroki Y,Kajii T, et al.Kabuki make-up （Niikawa-Kuroki）syndrome: a study of 62 patients. American Journal of Medical Genetics, 1988, 31（3）:565-589.

[32]Paderova J , Drabova J , Holubova A , et al. Under the mask of Kabuki syndrome: elucidation of genetic-and phenotypic heterogeneity in patients with Kabuki-like phenotype. European Journal of Medical Genetics, 2018, 61（6）: 315-321.

[33]Eggermann T . Russell–Silver syndrome. American Journal of Medical Genetics Part C Seminars in Medical Genetics, 2010, 154C（3）:355-364.

[34]Halgren C , Kjaergaard S , Bak M , et al. Corpus callosum abnormalities, intellectual disability, speech impairment, and autism in patients with haploinsufficiency of ARID1B.Clinical genetics,2012,82（3）:248-255.

第七节　Antley–Bixler 综合征

【概述】

Antley-Bixler 综合征（Antley-Bixler syndrome，ABS，OMIM#207410）是一种罕见的先天性多发畸形综合征，由 Antley 和 Bixler 在 1975 年首先报道并命名[1]。临床特征性表现主要包括颅缝早闭、面中部发育不全和四肢骨骼发育异常等。

【流行病学】

ABS 是一种罕见的疾病，具体发病率尚不清楚。迄今全球报道 ABS 患者总数达上百例，大部分患者为日本人或欧洲人，男女比例大致相等。其中 76% 的患者是新生儿或胎儿，成人患者占 24%[2]。

【遗传学】

目前 ABS 发病与遗传因素及妊娠期服用高剂量氟康唑药物有关，目前已知的致病基因为 *FGFR2* 基因和细胞色素 P450 氧化还原酶（cytochrome P450 oxidoreductase, POR, OMIM#124015）基因。

FGFR2 基因突变导致的 ABS 呈常染色体显性遗传。*FGFR2* 基因定位于 10q26.13，可选择性剪接编码 FGFR2b 和 FGFR2c 两种亚型的蛋白，均由细胞外配体结合区（3 个免疫球蛋白样结构域）、跨膜螺旋和胞内酪氨酸激酶活性区 3 部分组成。*FGFR2* 基因的错义突变通常集中在第 II 和第 III 个免疫球蛋白样结构域的枢纽区，改变了配体 - 受体结合的特异性。

2004 年首次报道了 *POR* 基因突变导致 ABS，提示 *POR* 基因可能为 ABS 的另一致病基因。*POR* 基因突变相关的 ABS 呈常染色体隐性遗传，*POR* 基因定位于 7q11.23，全长 71753 bp，由 16 个外显子组成。目前，已报道了 90 余种 *POR* 基因突变，主要为错义突变、无义突变、小片段插入、小片段缺失及剪接突变等（http://www.hgmd.cf.ac.uk/ac/index.php）。有研究表明，*POR* 基因在白种人中热点突变为 p.A287P，日本人及中国人常见的突变为 p.R457H[3]。

【发病机制】

目前的研究显示，ABS 至少有以下 3 个病因：*FGFR2* 基因突变、*POR* 基因突变、妊娠期服用高剂量氟康唑药物。

1. *FGFR2* 基因突变　FGF 是骨骼生长和发育过程中重要的有丝分裂原，可结合到不同的 FGFR 而发挥作用。FGF 具有促成纤维细胞有丝分裂、促血管生成和促进胚胎组织发育等多种生物学活性，在许多涉及细胞生长、分化、迁移和趋化现象的重要生物学过程中发挥关键作用。*FGFR2* 基因可编码 FGFR2 蛋白，属于 FGFR 家族。目前已在多种颅缝早闭相关的疾病（包括 Apert、Pfeiffer、Crouzon 和 Antley-Bixler 等综合征）中发现该基因突变。患者由于眼眶周围骨骼过早闭合、眼眶较浅而出现眼球突出、眼距过宽，同时由于上颌骨发育不全导致面中部凹陷、下颌骨前突等。

2. *POR* 基因突变　*POR* 基因编码 POR，POR 是电子供体，在内质网将 NADPH 的电子传递给细胞色素 P450 酶，该酶包括 17α- 羟化酶 /17,20 裂链酶（P450c17A）、21- 羟化酶（P450c21）、芳香化酶（P450arom）及参与胆固醇、肝细胞药物代谢过程中的多种 P450 酶。*POR* 基因突变会导致不同程度的类固醇激素（包括糖皮质激素、盐皮质激素和性激素）合成障碍，其中性激素合成障碍可导致患者出现青春期发育障碍，雄激素合成障碍还会导致 46, XY 患者出现外生殖器男性化不全；此外，芳香化酶缺陷导致产前母亲和女性胎儿男性化，患者出现雌激素缺乏的相关症状；胆固醇合成障碍可导致 ABS 样骨骼畸形等。

3. 妊娠期服用高剂量氟康唑　氟康唑是胆固醇合成过程中关键酶 CYP51A1 的抑制剂，可抑制羊毛甾醇转化为麦角甾醇，使真菌的细胞膜合成受阻，真菌细胞破裂死亡。妊娠期服用高剂量氟康唑可导致胎儿胆固醇合成障碍，从而导致婴儿先天性畸形。

【临床表现】

ABS 患者最典型的临床特征表现为婴儿期骨骼发育异常，主要分为颅面和四肢两个部分，主要包括颅缝早闭、前额突出、短头畸形、面中部发育不良、鼻后孔闭锁或狭窄、鼻梁扁平、梨形鼻、高腭弓、耳位低、外耳道狭窄致传导性听力损失、脊柱侧弯、脊椎和肋骨发育异常、肩胛骨发育不良、肘关节强直、新生儿骨折、长骨弯曲、关节活动受限、短趾及不规则趾等。其中，颅缝早闭和面中部发育不全通常是临床医生最先识别的异常。其他少见临床表现，如脑积水，尿路异常包括肾盂扩张和膀胱输尿管反流。部分儿童患者体格发育迟缓，认知、语言和精细动作发育迟缓（图 3-8）。

除骨骼发育异常外，*POR* 基因突变的患者还会出现以下表现：①母妊娠期男性化，如痤疮、多毛、面部肿胀、声音低沉等；②合并肾上腺皮质功能减退者也可出现相应症状，但一般症状较轻；③性发育异常，46,XY 患者表现为小阴茎、尿道下裂、隐睾等，还可出现青春期发育迟缓及生精障碍，46,XX 患者外生殖器表现为阴蒂肥大、阴唇融合甚至有男性外观，青春期无乳房发育或发育不良，原发性闭经，卵巢囊肿反复发作。

【实验室检查】

1. 激素检测　若患者同时合并颅面、骨骼、泌尿生殖系统畸形，疑似 *POR* 基因突变导致的 ABS 时，须行激素检测。*POR* 基因突变导致的 ABS 主要的激素特征

是 21- 羟化酶和 17α- 羟化酶联合缺陷及性激素合成障碍。表现为促肾上腺皮质激素（adrenocorticotropic hormone, ACTH）增高，皮质醇正常或降低，促肾上腺皮质激素激发试验后皮质醇反应不良；孕烯醇酮、孕酮、17α- 羟孕烯醇酮、17α- 羟孕酮水平升高，促肾上腺皮质激素激发后进一步升高；性激素水平正常或偏低；LH、FSH 升高或正常。

2. 泌尿生殖系统超声检测　*POR* 基因突变导致的 ABS 患者常合并泌尿生殖系统畸形。肾上腺超声示肾上腺正常或增大；女性超声检查可出现幼稚子宫、双侧卵巢发育不良，反复发作的卵巢囊肿。

3. X 线 / 头颅 CT 检测　患者可出现骨龄落后、骨密度减低。X 线 /CT 检测有助于发现头颅骨畸形、肱桡骨融合、股骨弯曲等骨骼畸形。

4. 遗传学检测　疑似 ABS 的患者须行

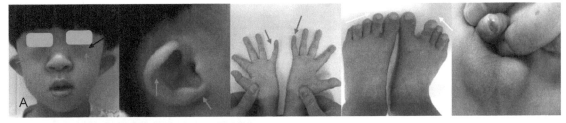

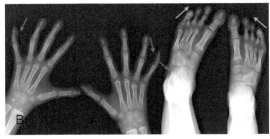

图 3-8

该图为一男孩因"外生殖器异常"就诊，其染色体核型为 46，XX，基因检测示 *POR* 基因复合杂合致病性突变，诊断为 *POR* 基因突变导致的 ABS：①患者面容特征，头部表现为头冠大、额头突出、面中部凹陷；眼部表现为突眼、下眼睑脂肪垫（A 图黑色箭头）及下眼睑颧骨横线显著（A 图红色箭头）；外耳表现为耳位低、杯状耳、对耳轮缺失（A 图绿色箭头）、耳垂发育不良、耳垂折痕（A 图蓝色箭头）；鼻部表现为鼻梁低、鼻翼发育不良、梨形鼻、口唇部表现为人中短、深，唇结节显著，腭弓高，小下颌。②四肢畸形，小指弯曲（A 图紫色箭头、B 图红色箭头）、双手末节指骨发育短小、肘外翻、双肘活动受限，双足外侧楔状骨与骰骨部分骨性融合（B 图蓝色箭头）、踝骨融合、双足近节趾骨以远趾骨发育短小、双足第 4 趾短缩畸形（A 图黄色箭头、B 图绿色箭头）。③外生殖器，外生殖器似男性、小阴茎、阴茎下弯、阴囊空虚未及睾丸

FGFR2、POR 基因检测。

【诊断】

目前，临床上对于 ABS 的诊断无确切标准，但是颅缝早闭、面中部发育不全、肘部关节骨性连接等症状是临床诊断最基本的依据。FGFR2 基因致病性突变或 POR 基因纯合或复合杂合突变有助于确诊。

【鉴别诊断】

目前已报道超过 70 多种的颅缝早闭综合征，根据发生早闭颅缝的种类、数目的差异及不同的伴随症状，分为 Apert 综合征、Crouzon 综合征、Pfeiffer 综合征、Beare-stevenson 综合征、Jackson-Weiss 综合征、ABS 等。ABS 应与其他综合性颅缝早闭综合征相鉴别（表 3-5）。

此外，POR 基因突变导致的 ABS 患儿除了具有先天性肾上腺皮质增生症（congenital adrenal hyperplasia, CAH）的临床表现外，还包括颅缝早闭、面中部发育不全、四肢骨骼畸形等特征性症状，临床上应注意将其与其他类型 CAH 区分。

【治疗】

1. 肾上腺皮质功能减退的对症治疗 合并 CAH 的患者可行皮质激素替代治疗（包

表 3-5　其他常见的颅缝早闭综合征的临床特点[4]

疾　病	颅缝早闭	其他颅面部/气道特点	手足畸形	神经系统	其　他
Apert 综合征	多颅缝早闭，通常包括冠状缝	眼球突出、面中部发育不全、腭裂、牙齿异常、气道梗阻、传导性听力损失	手足软组织或骨性并指/趾或多指/趾畸形	智力缺陷（约50%）、脑室扩张（>50%）、ChiariI畸形	椎体融合、多汗症、指甲营养不良
Beare-Stevenson Cutis Gyrata 综合征	多颅缝早闭	严重的面中部发育不全及眼球突出、腭裂、传导性听力损失、气道梗阻	正常	智力缺陷（100%）、脑积水，Chiari畸形 I 型	新生儿死亡率高、黑棘皮病、多毛
Crouzon 综合征	多颅缝早闭，可能在儿童后期发生	随着年龄增长逐渐加重的面中部发育不全、听力损失、气道梗阻	通常正常	脑积水、智力通常正常	椎体融合（约25%）
Jackson-Weiss 综合征	多颅缝早闭	眼球突出、传导性听力损失、气道阻塞	踇趾短而宽、弯曲远离其他足趾，并趾畸形	多数智力正常	膝外翻
Pfeiffer 综合征	多颅缝早闭，头颅呈锥形或异常尖	多数伴有中重度眼球突出、面中部发育不全、传导性听力损失、气道阻塞	拇指/踇趾短而宽，弯曲远离其他指/趾，指过短	脑积水、Chiari畸形 I 型、智力缺陷	肘关节或膝关节融合

（续　表）

疾　病	颅缝早闭	其他颅面部 / 气道特点	手足畸形	神经系统	其　他
Muenke 综合征	单侧或双侧冠状缝融合	面中部发育不全、眼球突出、中枢性听力障碍	指过短、腕骨和跗骨融合	生长发育迟缓（66%）、智力障碍（36%）、注意缺陷多动障碍（24%）、癫痫（20%）	-

括糖皮质激素和盐皮质激素）。

2.性发育异常的治疗　46，XY 尿道下裂、隐睾者可行手术矫正；小阴茎者可使用双氢睾酮外涂或十一酸睾酮口服。46，XX 阴蒂肥大者可行阴蒂减压术，阴唇融合者可行手术分离，必要者行阴道重塑。对青春期发育延迟或未发育患者，需要睾酮或雌激素替代治疗以诱导第二性征发育。女性患者雌激素治疗有助于预防或缓解卵巢囊肿，药物无效且必要时可行手术治疗。

3.骨骼畸形的治疗　临床上已经可以通过手术矫正缓解 ABS 患者头颅发育不全等症状。存在鼻后孔闭锁或狭窄、胸腔狭窄、喉和气管狭窄的患者，需要在分娩后第一时间进行气管插管，幼年时期气管狭窄者可以考虑手术治疗。存在骨骼畸形患者可根据畸形程度选择矫形手术。

【遗传咨询】

FGFR2 基因突变导致的 ABS 的遗传方式为常染色体显性遗传。部分先证者是由于新生突变而致病，且患者中父母均没有症状，但不排除父母生殖细胞嵌合而导致再次生育相同疾病患儿的可能。对于已生育该病患儿的父母再生育时仍建议进行产前基因诊断。患有 *FGFR2* 基因突变导致的 ABS 的患者与正常人婚育，理论上其再生育患儿的风险为 50%。

POR 基因突变导致的 ABS 的遗传方式为常染色体隐性遗传。当家族中已知致病突变时，可以通过分子遗传分析进行携带者检测。若夫妇双方均为 *POR* 基因突变携带者，则生育患儿的风险为 25%。

【预防】

FGFR2 及 *POR* 基因突变导致的 ABS 目前尚无有效的预防措施，生育过该病患儿的父母再次生育时建议进行产前诊断。此外，母亲妊娠期应避免服用高剂量氟康唑药物，以降低胎儿出生后患 ABS 的风险。

（范丽君　巩纯秀）

【参考文献】

[1] Antley R, Bixler D. Trapezoidocephaly, midfacial hypoplasia and cartilage abnormalities with multiple synostoses and skeletal fractures. Birth Defects Orig Artic Ser，1975，11（2）:397-401.

[2]Bai Y, Li J, Wang X. Cytochrome P450 oxidoreductase deficiency caused by R457H mutation in POR gene in Chinese: case report and literature review. J Ovarian Res，2017，10（1）:16.

[3]Fan L, Ren X, Song Y, et al. Novel phenotypes and genotypes in Antley-Bixler syndrome caused by cytochrome P450 oxidoreductase deficiency: based on the first cohort of Chinese children. Orphanet J Rare Dis，2019，14（1）:299.

[4]Wenger T, Miller D, Evans K. FGFR craniosynostosis syndromes overview//Adam M P, Ardinger H H, Pagon R A, et al., eds. GeneReviews®. Seattle（WA）: University of Washington,1998.

第 4 章 以肥胖或糖尿病为主要特征的综合征

第一节　Prader-Willi 综合征

【概述】

Prader-Willi 综合征（Prader-Willi syndrome，PWS，OMIM # 176270）又称肌张力低下 - 智力障碍 - 性腺发育滞后 - 肥胖综合征、普拉德 - 威利综合征，由 Prader 等[1] 于 1956 年首次报道，是最早被证实涉及基因组印记的遗传性疾病[2]。PWS 患儿临床表现为婴儿期肌张力低下、喂养困难，儿童期开始的过量饮食和进行性肥胖、性腺发育不良、身材矮小、代谢综合征及认知行为障碍。

【流行病学】

国外不同人群的发病率为 1/30 000 ～ 1/10 000[3-5]，我国缺乏流行病学资料。该病多散发。

【遗传学】

PWS 由父源染色体 15q11.2-q13 区域印记基因的功能缺陷所致。PWS 主要遗传类型包括以下几项。

（1）父源染色体 15q11.2-q13 片段缺失：（西方 PWS 患者占 65% ～ 75%），包括缺失Ⅰ型 T1D、缺失Ⅱ型 T2D；中国和亚洲人群该型的比例稍高于 80%，要高于西方人群[6]。

（2）15 号染色体母源单亲二倍体，UPD（15）mat 导致 15q11.2-q13 区域的父源等位基因缺失（占 20% ～ 25%）。

（3）印记中心微缺失及突变（占 1% ～ 3%）。

【发病机制】

15q11.2-q13 区域长约 6Mb，从染色体长臂远端至着丝粒方向可依次分为远端非印记区域、Angelman 综合征印记区、PWS 印记区及近着丝粒处断裂点 BP1 和 BP2 间的非印记区域 4 个亚区。印记中心位于 PWS 印记区内 SNURF-SNRPN 基因启动子区域，掌控印记区内父源印记与母源印记之间的转换[2-4]。

极少数 PWS 患儿（＜ 1%）由于 15 号染色体发生平衡易位，尽管保留了 SNURF-SNRPN 基因的启动子和编码序列及其转录活性，但患儿仍呈 PWS 的典型表现。已有报道指出父源表达的 snoRNA 基因簇 SNORD 116 的缺失可能与 PWS 的表型关系密切[7]。

【临床表现】

PWS 的临床表现复杂多样，异常表现随年龄而异，以影响中枢神经系统，特别是以下丘脑为主（图 4-1，图 4-2）。特征性的临床表现有肌张力减退、出生后喂养困难、智力低下、儿童期出现严重肥胖、性腺功能减退。对该病不同年龄段的临床表现参见《中国 Prader-Willi 综合征诊治专家共识》(2015)[8]。

【实验室检查】

诊断方法包括高分辨染色体核型分析技术、FISH、微卫星连锁分析和 DNA 甲基化分析等。甲基化特异性多重连接探针扩增（MS-MLPA）技术通过设计好的多组特异性探针可同时检测染色体多个位点的基因缺失、重复突变，结果符合率≥ 99%，但无法区分单亲二倍体和印记中心甲基化异常，需结合微卫星连锁分析明确诊断并分型。建议根据所在实验室已有条件和经验选择相应的分子诊断方法（图 4-3）。

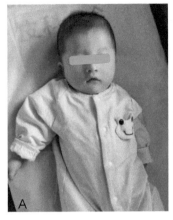
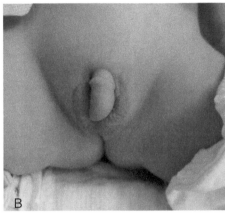

图 4-1 PWS 患者临床表现
该图为一 5 月龄男婴，因"发育迟缓，食欲缺乏"来诊，甲基化特异性多重连接探针扩增检测：染色体 15q11.2-q13 大片段缺失，异常甲基化，确诊为 PWS。A. 皮肤白皙，毛发色淡，杏仁眼，口角下斜，四肢肌张力低；B. 隐睾，阴囊发育差

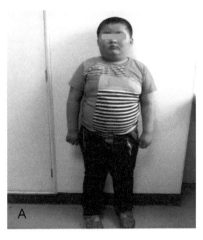
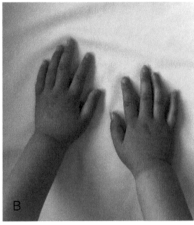

图 4-2
该图为一 7 岁 9 个月的男孩，因"肥胖 4 年"来院，FISH 检测确诊为 PWS。A. 特殊面容：杏仁眼，前额窄，鲤鱼嘴；B 双手小，指端尖细

【诊断和鉴别诊断】

1. 临床评分诊断 目前国际上通行的 PWS 临床评分标准主要根据 Holm 等[9]于 1993 年提出、2012 年 Cassidy 等[3] 修正后的标准：包括 6 条主要标准、11 条次要标准和 8 条支持证据。年龄＜ 3 岁总评分 5 分以上，主要诊断标准达 4 分即可诊断；年龄≥ 3 岁总评分 8 分以上，主要诊断标准达 5 分即可诊断（表 4-1）。

2. 鉴别诊断

（1）婴儿期的肌张力低下需要与以下疾病进行鉴别：新生儿败血症、缺血缺氧性脑病、脊肌萎缩症、先天性肌营养不良、糖原贮积症Ⅱ型、Angleman 综合征、脆性 X 染色体综合征等。

（2）儿童期出现肥胖和智力异常的鉴别诊断：遗传综合征如 Rett 综合征、Albright 综合征、Cohen 综合征、Bardet-Biedl 综合征、Alstrom 综合征、Urban-Roger 综合征等；染色体缺失或重复类病如 1p36、2q37.3、6q16.2、10q26 等。

对于经 MS-MLPA 等甲基化分析未发现阳性结果的患儿，需要结合染色体 G 显带核型分析及 Array-CGH 等分析结果，明确是否存在其他原因造成的类似的 PWS 的临床表现。

【治疗】

PWS 的治疗应采用包括内分泌遗传代谢、康复理疗、营养、心理、新生儿、眼科、外科等多学科参与的综合管理模式，根据不同年龄段患儿的表型特征，针对不同问题进行有效干预。治疗越早开始，越可能改善 PWS 患儿的生活质量。

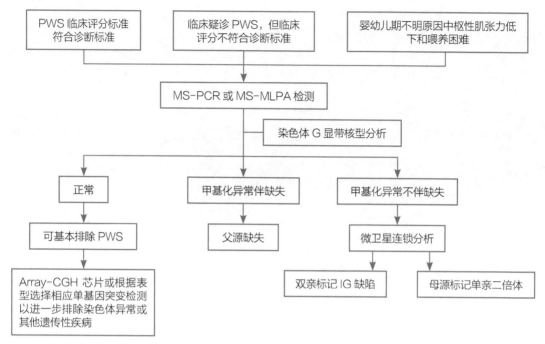

图 4-3 Prader-Willi 综合征的分子诊断策略

MS-PCR. 甲基化特异性聚合酶链反应；MS-MLPA. 甲基化特异性多重连接探针扩增；Array-CGH. 微阵列比较基因组杂交；IC. 印记中心

表 4-1 PWS 临床评分标准	
标　准	**内　容**
主要标准 （1 分 / 项）	1. 新生儿和婴儿期肌张力低下、吸吮力差
	2. 婴儿期喂养、存活困难
	3. 1～6 岁体重过快增加，肥胖、贪食
	4. 特征性面容：婴儿期头颅长、窄脸、杏仁眼、小嘴、薄上唇、嘴角向下（3 种及以上）
	5. 外生殖器小、青春发育迟缓或发育不良、青春期性征发育延迟
	6. 发育迟缓、智力障碍
次要标准 （0.5 分 / 项）	1. 胎动减少，婴儿期嗜睡、少动
	2. 特征性行为问题：易怒、情感爆发和强迫性行为等
	3. 睡眠呼吸暂停
	4. 15 岁时仍矮小（无家族遗传）
	5. 色素减退（与家庭成员相比）
	6. 与同身高人相比，小手（＜正常值第 25 百分位数）和小足（＜正常值第 10 百分位数）
	7. 手窄、双尺骨边缘缺乏弧度
	8. 内斜视、近视
	9. 唾液黏稠，可在嘴角结痂
	10. 语言清晰度异常
	11. 自我皮肤损伤（抠、抓和挠等）

1. 饮食行为与营养管理 对于肌张力低下伴进食困难的婴儿期患儿，尽力保证其有足够的热量摄入。对于吸吮无力者，可给予鼻饲管或特殊奶嘴喂养。对于年长儿，应制订三餐计划，严格控制饮食。尽早的饮食治疗和坚持长期的营养监测能改善预后。对饮食行为，至今尚无一种药物可以帮助控制食欲。胃减容手术能否用于 PWS 尚存争议，有报道该手术后既不能改变患儿的饱腹感，也不能改善患儿过度摄食行为，而且手术的并发症发生率较高。根据我国目前的国情，不推荐该手术用于常规治疗。仅限于个别临床综合技术能力强的中心，在常规保守干预疗法失效的情况下，为挽救患儿极重度肥胖可能产生的致死性危险，应谨慎开展探索性手术治疗。

2. 生长激素治疗 一般认为，初治时间为婴幼儿早期、肥胖发生前（通常为 2 岁前）。建议在不存在明显生长激素使用禁忌证的情况下，宜早于 2 岁开始 rhGH 治疗，以助肌肉组织发育、改善肌力，改善摄食能力并尽早纠正代谢紊乱情况。考虑到 PWS 患儿在儿童期开始即可能出现超重、肥胖，因此，推荐采用体表面积计算 rhGH 用量。起始剂量为 0.5 mg/（m^2·d），并根据 IGF-1 水平（在同年龄同性别参考值的 +1 ～ +2SD）调节剂量，建议每 3 ～ 6 个月调整 1 次，逐渐增加至 1.0 mg/（m^2·d），每日总剂量不超过 2.7 mg。rhGH 治疗可一直持续至成年期，即使骨骺完全融合仍有改善体脂成分、脂代谢和认知功能的作用。推荐成年期患者的 rhGH 用量为 0.1 ～ 0.2 mg/d，并使 IGF-1 水平维持在成年期同性别参考值的 0 ～ +2SD 水平，以降低不良事件发生的概率。当存在感染和呼吸道梗阻症状时，建议暂停 rhGH 治疗。

rhGH 治疗的禁忌证及相关问题：①禁忌证，严重肥胖、有未控制的糖尿病、未控制的严重阻塞性睡眠呼吸暂停（obstructive sleep apnea，OSA）、活动性肿瘤和活动性精神病禁用 rhGH。②需要注意监测心功能、胰岛素和血糖、脊柱 X 线等[8]。

3. 性腺发育不良 PWS 患儿同时存在下丘脑功能低下所致低促性腺激素性性腺功能低下和原发性性腺缺陷。多数患儿出生时即表现有外生殖器发育不良、隐睾、青春期发育延迟。男性 PWS 性腺功能减退患儿在生后早期（< 6 个月）经睾酮或 hCG 治疗可以改善阴茎大小，促进阴囊发育，并有可能协助睾丸下降到阴囊。12 月龄内患儿 hCG 用量为每次 250U，1 岁以上患儿 hCG 每次用量为 500U，每周肌内注射 2 次，共 6 周[10]。疗效不佳时仍应尽快考虑手术治疗。

【遗传咨询】

PWS 的再发风险与其分子遗传机制有关，绝大多数 PWS 家庭的再发风险低于 1%，但部分情况下可高达 50%。PWS 患儿很少有生育的报道，其子代患 PWS 的概率与先证者的遗传机制及性别有关。理论上女性缺失型患者的子代有 50% 的概率发生 Angelman 综合征，而男性缺失型患者的子代有 50% 的概率发生 PWS。由于胎盘绒毛等组织的低甲基化状态，不推荐将其用于产前诊断；如确实存在产前诊断的需要，可以在妊娠 16 ～ 20 周通过羊水脱落细胞的 DNA 甲基化分析行产前诊断[8]。

（刘　敏　巩纯秀）

【参考文献】

[1]Prader A，Izbhaa A，Willi H．Ein syndrom yon adipositas，kleinwuchs，kryptorchismus und oligophrenia nachmyatonieartigem Zusland im neugeborenenaher．Schweiz MedWochenschr，1956，86：1260-1261．

[2]McCandless S E.Committee on Genetics. Clinical report-healthsupervision for children with Prader-Willi syndrome. Pediatrics，2011，127（1）：195-204．

[3]Cassidy S B，Schwartz S，MillerJL，et al.

Prader-Willi syndrome. Genet Med，2012，14（1）：10-26.

[4]Buffer M G. Prader-willi syndrome：obesity due to gcnomicimprinting. Curt Genomics，2011，12（3）：204-215.

[5]Goldstone A P，Holland A J，Hanffa B P，et al. Recommendations for the diagnosis and management of Prader-Willi syndrome. JClin Endocfinol Metab，2008，93（11）：4183-4197.

[6]Lu W，QiY，Cui B，et al. Clinical and genetic features of Prader-Willi syndromein China. Eur JPediatr，2014，173（1）：81-86.

[7]Cassidy S B，Driscoll D J. Prader-Willi syndrome. Eur J HumGenet，2009，17（1）：3-13.

[8]中华医学会儿科学分会内分泌遗传代谢学组，《中华儿科杂志》编辑委员会. 中国 Prader-Willi 综合征诊治专家共识（2015）. 中华儿科杂志，2015，53（6）：419-424.

[9]Holm V A，Cassidy S B，Butler M G，et al.Prader-Willi syndrome：consensus diagnosis criteria. Pediatrics，1993，91（2）：398-402.

[10]Bakker N E，Wolffenbuttel K P，Looijebga L H，et al.Testes ininfants with Prader-Willi syndrome：human ehorionic gonadotropintreatment，surgeryand histology. J Urol，2015，193（1）：291-298.

第二节　Mitchell-Riley 综合征

【概述】

Mitchell-Riley 综合征（OMIM #601346）是 *RFX6* 基因突变导致的合并严重先天性消化系统畸形的新生儿糖尿病。该病最早由 Mitchell 于 2004 年发现[1]，其特征性临床表现包括新生儿糖尿病，胰腺发育不良或环状胰腺，肠道闭锁、狭窄或旋转不良，胆囊发育异常，胆道发育异常，2010 年 Smith 将该类疾病正式命名为 Mitchell-Riley 综合征[2]。

【流行病学】

Mitchell-Riley 综合征为非常罕见的单基因遗传病，迄今只报道了 15 例携带 *RFX6* 基因突变的 Mitchell-Riley 综合征患者，其中欧洲和亚洲各发现 6 例，2 例来源南美洲（1 例来源未详）。我国报道了 1 例具有异位胃黏膜和晚发糖尿病特征的 Mitchell-Riley 综合征[3]。

【遗传学】

Mitchell-Riley 综合征是位于 6q22 上的 *RFX6* 基因纯合或复合杂合突变引起的常染色隐性遗传病。*RFX6* 基因由 19 个外显子组成，可编码由 928 个氨基酸构成的 DNA 结合蛋白 RFX6。迄今报道的 Mitchell-Riley 综合征病例中有 3 例为发生于 *RFX6* 基因的剪切突变，其余病例发现的致病性突变共有 13 个，包括 6 个错义突变、4 个无义突变、1 个缺失、1 个缺失插入和 1 个移码突变。目前尚无明确证据支持突变位点与临床表现相关。

【发病机制】

DNA 结合蛋白RFX6有 2 个表达高峰期，在内胚层发育早期广泛表达，后期特异性表达于胰腺和肠道组织[4]，因此，*RFX6* 基因突变对胰腺及消化道的发育和功能有重要影响。此外，RFX6 在决定胰岛干细胞发育和分化的关键转录因子 Neurog3 的下游引导胰岛细胞的分化和成熟[2,5]。在成熟的胰岛 B 细胞中，RFX6 还对葡萄糖激酶、ATP 敏感度钾通道的 ABCC8/SUR1 亚单位和电压依赖性 Ca^{2+} 通道的表达均有促进作用，RFX6 失活可导致胰岛素分泌通路受阻[6,7]。

【临床表现】[8-15]

1. 糖尿病　绝大多数的患儿在新生儿期出现血糖明显增高甚至合并糖尿病酮症酸中毒，但也有少部分病例的糖尿病确诊年龄大于 6 个月（年龄为 2～6 岁），病情隐匿，患儿是在定期检查或应激状态时意外发现高血糖，且不并发糖尿病酮症酸中毒。患儿胰岛素及 C 肽水平明显降低，治疗上依赖胰岛素替代治疗。

2. 胃肠道　Mitchell-Riley 综合征表现为多发肠道发育畸形，所有患儿在胎儿期或生不久即诊断十二指肠和（或）空肠闭锁，部分病例同时合并肠旋转不良、十二指肠蹼、梅克尔憩室、肛门闭锁前庭瘘。有 4 例患儿存在小肠异位胃黏膜，但长期无消化道症状及体征，仅当肠道酸负荷超载时可导致肠黏膜受损破坏，表现为急性腹痛、便血，病情严重甚至并发急性腹膜炎、失血性休克、败血症。

3. 胆道系统　15 例 Mitchell-Riley 综合征中 13 例患儿有胆囊及胆道发育异常，如胆囊缺失或发育不良、胆道狭窄或闭锁，并多有胆汁淤积。

4. 胰腺　胰腺发育不良及环状胰腺是 Mitchell-Riley 综合征的另一项典型特征。胰腺发育异常导致的胰腺外分泌功能不全导致 2/3 的病例有反复的慢性腹泻，但部分病例以胰酶替代治疗腹泻的效果不理想，因此，腹泻症状可能还与病变肠道的吸收功能紊乱有关。

5. 生长发育　大部分病例存在宫内发育迟缓及低出生体重，低出生体重、慢性腹泻和肠道手术可导致多数患儿存在体格发育迟缓。

【实验室检查】

针对高血糖应完善糖化血红蛋白、胰岛自身抗体测定、胰岛素及 C 肽水平以评估胰岛 B 细胞功能和协助鉴别其他类型糖尿病。该病存在胃肠道、胰腺和胆道系统的多脏器发育异常，故应注意对患儿进行多脏器的功能评估和影像学检查。对于出现上述临床表现且高度怀疑该病的患儿，应采用分子遗传学检测明确诊断。

【诊断和鉴别诊断】

1. 诊断　目前尚未发现其他位点突变导致 Mitchell-Riley 综合征，故对于出现上述临床表现的先证个体，在进行分子遗传学检测后如果明确为 RFX6 基因的致病突变即可确诊。

2. 鉴别诊断

（1）1 型糖尿病：晚发糖尿病的 Mitchell-Riley 综合征须注意与 1 型糖尿病相鉴别。1型糖尿病为胰岛 B 细胞免疫介导损伤引起的自身免疫性疾病，通常呈急性发病，糖尿病症状明显，多以酮症或酮症酸中毒起病，并且出现胰岛细胞抗体、胰岛自身抗体、谷氨酸脱羧酶抗体等胰岛自身免疫标记，确诊后须立即给予外源性胰岛素替代治疗。

（2）Martinez-Frias 综合征：以胰腺发育不全、肠道发育不全和胆道或胆囊发育不全、伴或不伴气管食管瘘为特征的常染色体隐性遗传病，目前分子基础未知。

【治疗】

1. 内科治疗　Mitchell-Riley 综合征的高血糖依赖胰岛素治疗，新生儿期出现糖尿病的病例在确诊后需要立即进行外源性胰岛素补充治疗，其他晚发糖尿病的病例中高血糖进展缓慢，可在饮食控制血糖无效后应用胰岛素治疗。因小肠异位胃黏膜发生便血的患儿在外科手术前应积极对症治疗，并通过避免刺激胃酸分泌的饮食和定期给予质子泵抑制剂抑酸治疗的方法预防肠黏膜受损。慢性腹泻的患儿可采用胰酶替代和调理饮食的方式治疗。已报道的死亡病例的主要致死原因为多脏器功能衰竭，因此需要注意加强患儿多脏器功能的维持。对于患儿有低出生体重、高血糖、肠道畸形及腹泻的情况下应考虑肠外营养支持治疗，并且注意维持水、电解质和血糖稳态，待条件允许尽快手术改善预后。

2. 外科治疗　对于存在严重肠道发育畸形、胆道闭锁或狭窄的患儿，需要尽快行外科手术治疗，避免患儿病情进展出现败血症、肝衰竭等危重并发症，影响预后。术后注意患儿营养及脏器功能的维持。所有因小肠异位胃黏膜发生便血的患儿均采取了外科手术切除病变肠管治疗，但仍有病例术后便血复发，因此，术后需要继续定期口服质子泵抑制剂治疗。

【遗传咨询】

该病的遗传方式为常染色体隐性遗传，

故携带 Mitchell-Riley 综合征致病基因的父母再次生育相同疾病患儿的风险为 25%，女性和男性受累概率相等，因此，对于已生育 Mitchell-Riley 综合征患儿的父母再生育时建议进行产前基因诊断。而 Mitchell-Riley 综合征患者拟生育前，建议对其配偶进行是否携带 *RFX6* 基因变异的检测。

【预防】

该病目前尚无有效的预防措施，生育过该病患儿的父母再次生育时建议进行产前诊断。

（孟　曦　巩纯秀）

【参考文献】

[1]Mitchell J, Punthakee Z，Lo B，et al. Neonatal diabetes, with hypoplastic pancreas, intestinal atresia and gall bladder hypoplasia: search for the aetiology of a new autosomal recessive syndrome. Diabetologia, 2004. 47（12）: 2160-2167.

[2]Smith S B,Qu HQ, Taleb N, et al. Rfx6 directs islet formation and insulin production in mice and humans. Nature, 2010, 463（7282）: 775-780.

[3]孟曦, 巩纯秀. 异位胃黏膜和晚发糖尿病的 Mitchell-Riley 综合征 1 例. 中华儿科杂志, 2020,58（1）: 62-64.

[4]Pearl E J, Jarikji Z, Horb ME. Functional analysis of Rfx6 and mutant variants associated with neonatal diabetes. Dev Biol, 2011, 351（1）: 135-145.

[5]Soyer J,Flasse L, Raflelsberger W, et al. Rfx6 is an Ngn3-dependent winged helix transcription factor required for pancreatic islet cell development. Development, 2010, 137（2）: 203-212.

[6]Piccand J, Strasser P, Hodson DJ,et al. Rfx6 maintains the functional identity of adult pancreatic beta cells. Cell Rep, 2014, 9（6）: 2219-2232.

[7]Chandra, V, Albagli-Curiel O, Hastory B, et al. RFX6 regulates insulin secretion by modulating Ca^{2+} homeostasis in human beta cells. Cell Rep, 2014,9(6): 2206-2218.

[8]Chappell L, Corman S, Campbell F, et al. A further example of a distinctive autosomal recessive syndrome comprising neonatal diabetes mellitus, intestinal atresias and gall bladder agenesis. Am J Med Genet A, 2008, 146A（13）: 1713-1717.

[9]Martinovici D, Ransy V, Eijnden SV, et al. Neonatal hemochromatosis and Martinez-Frias syndrome of intestinal atresia and diabetes mellitus in a consanguineous newborn. Eur J Med Genet, 2010, 53（1）: 25-28.

[10]Spiegel R, Dobbie A, Hartman C, et al. Clinical characterization of a newly described neonatal diabetes syndrome caused by RFX6 mutations. Am J Med Genet A, 2011, 155A（11）: 2821-2825.

[11]Concepcion J P, Reh C S, Daniels M, et al. Neonatal diabetes, gallbladder agenesis, duodenal atresia, and intestinal malrotation caused by a novel homozygous mutation in RFX6. Pediatr Diabetes, 2014, 15（1）: 67-72.

[12]Sansbury F H, Kirel B, Caswell R, et al. Biallelic RFX6 mutations can cause childhood as well as neonatal onset diabetes mellitus. Eur J Hum Genet, 2015，23（12）: 1750.

[13]Amorim MZ, Houghton JA, Carmo S, et al. Mitchell-Riley syndrome: a novel mutation in RFX6 gene. Case Rep Genet, 2015, 937201.

[14]Skopkova M, Ciljakova M, Havhcekova L, et al. Two novel RFX6 variants in siblings with Mitchell-Riley syndrome with later diabetes onset and heterotopic gastric mucosa. Eur J Med Genet, 2016，59（9）: 429-435.

[15]Khan N, Dandan W, AI Hassani N, et al. A Newly-Discovered Mutation in the RFX6 Gene of the Rare Mitchell-Riley Syndrome. J Clin Res Pediatr Endocrinol, 2016, 8（2）: 246-249.

第三节　Wolcott-Rallison 综合征

【概述】

Wolcott-Rallison 综合征（MIM#226980）是一种罕见的常染色体隐性遗传性疾病，在 1972 年由 Wolcott-Rallison[1] 首次报道，并由此命名。2000 年 Delepine[2] 确定了其致病基因为真核生物翻译起始因子 2α 激酶 3

（EIF2AK3）。其以永久性新生儿糖尿病、多发性骨骺发育不良、肝功能障碍、发育迟缓、甲状腺功能减退为主要临床表现。

【流行病学】

Wolcott-Rallison 综合征是一种罕见的遗传性疾病，大部分患者来自近亲结婚常见的国家，故被认为是近亲结婚家庭中永久性新生儿糖尿病的常见病因[3]。目前我国仅报道 4 例[4-8]。

【遗传学】

Wolcott-Rallison 综合征属于常染色体隐性遗传疾病。*EIF2AK3* 基因是 Wolcott-Rallison 综合征的致病基因，位于 2p11.2，长度约 70 kb，包含 17 个外显子，编码 EIF2AK3，也被称作胰腺 EIF2α 激酶（PEK）或 PKR 样内质网激酶（PERK）[2]。EIF2AK3 以寡聚体形式定位于内质网膜，由 1116 个氨基酸残基组成，包括信号肽、调控结构域和激酶结构域（即催化结构域），其致病性突变位点多位于激酶结构域，少数可见于信号肽区域和调控结构域[3,9]。迄今已报道 *EIF2AK3* 基因致病突变近 80 种，包括无义突变、移码突变、错义突变及剪接突变等[2,9]。

【发病机制】

EIF2AK3 基因编码的产物为 PERK，PERK 在人类胰腺上广泛表达，同时在骨组织内高表达，在肾脏、肝脏、胆管等组织低表达[10]。当细胞内合成的未折叠蛋白增多，超出内质网的加工能力时，会发生内质网应激（endoplasmic reticulum Stress, ER stress），触发 EIF2AK3/PERK 以二聚体形式发生自我磷酸化从而被激活，进而磷酸化真核生物翻译起始因子 -2α（eIF-2α）抑制翻译过程。因此，EIF2AK3/PERK 的功能是作为一种信号转导蛋白参与因内质网应激而被激活的未折叠蛋白应答（unfolded protein response, UPR）过程。此外，2 种信号转导蛋白即激活转录因子 6（activating transcription factor-6，ATF6）、肌醇需求激

酶 -1（inositol-requiring protein-1，IRE1）也在 UPR 通路中执行重要功能。EIF2AK3 介导的翻译抑制作用是阻止更多的新生前体蛋白进入已经超载的内质网。*EIF2AK3* 基因的功能缺失突变使细胞丧失了对 UPR 产生早期应答的能力，虽然在此之后 ATF6 和 IRE1 参与的 UPR 通路还会被激活，但很难修复已经发生的内质网应激和重塑细胞中蛋白合成与加工的稳态，从而导致这些长期处于内质网应激状态的细胞发生凋亡或自噬。

【临床表现】

1. 新生儿糖尿病　永久性新生儿糖尿病是 Wolcott-Rallison 综合征诊断的必备条件，大多数病例发病年龄在出生后第 1 个月（已知起病范围为出生后第 1 天～第 30 个月）[11]。也有罕见发病年龄为 14 个月[3] 和 30 个月[9]。

2. 骨骼发育不良　Wolcott-Rallison 综合征具有特征性的多发性骨骺发育不良，通常会影响长骨、骨盆和椎骨，而颅骨一般正常。影像学检查可见增大的不规则的干骺端、成管现象缺失。患儿常在 1 岁后生长速率逐渐减慢，身高可小于正常同龄儿童 5SD[11]。年长患儿在 10 岁后有永久性生长停滞的可能（图 4-4）。

3. 肝功能障碍　肝脏疾病是 Wolcott-Rallison 综合征患者的特征性表现之一，在 85% 的 Wolcott-Rallison 综合征患者中存在，并与高死亡率相关。主要表现为反复急性发作的细胞溶解伴胆汁淤积。超声可见肝脏增大，同时有肝酶升高和（或）胆红素水平升高，常并发低血糖，重症患者可发生昏迷，肝衰竭是 Wolcott-Rallison 综合征最常见的死亡原因。

4. 其他非典型临床表现　①肾功能受损或是自限性肾功能不全常与肝脏疾病协同反复发作；②胰腺功能障碍较少见，部分可在影像学检查时发现胰腺发育不全；③神经系统异常因人而异；④中枢性甲状腺功能减退也时有发生，但只出现在 Wolcott-Rallison 综

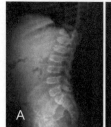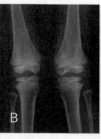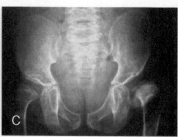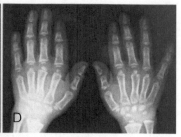

图4-4 本例患儿，9岁，因诊断"1型糖尿病9年，生长发育迟缓4年"入院，入院后行骨骼X线片检查提示多发性骨骺发育不良

A. 全脊柱椎体；B. 双膝关节；C. 双髋关节；D. 双手。这些部位均可见骨骺较扁，发育异常，部分骨骺边缘不光整

合征急性发作时，故认为只是甲状腺病态综合征。另外，患者还会出现有一些少见的临床表现，如神经退行性病变、醛固酮增多症、牙齿变色和皮肤异常脱色等。

5. 临床演变 Wolcott-Rallison综合征患者的临床演变各异，甚至同胞患者的临床演变也不一致。在典型病例中，糖尿病常在出生后6个月内起病，骨骺发育不良常于出生后1～2年确诊，而肝衰竭可能发生在疾病过程的任何时间，其他症状则表现各异。曾有1例Wolcott-Rallison综合征患者直到32岁仍未发现骨骼异常。所有患者年龄跨度为从出生后几周至35岁[9]，一些患者由于年龄小以致有些症状未体现，或是在诊断所需的所有临床症状表现之前死亡。

【实验室检查】

实验室检查是在先证者的基础之上，因此，对于新生儿糖尿病患儿建议采用二代测序，因为这可以对不能解释潜在表型的致病性突变进行分析。但如果患儿表型并不典型且考虑其他综合征时，最好的方法是进行全外显子测序以明确致病性基因。

该病可导致多器官系统受累，故应对患儿进行多方面评估，如进行生长发育评估、骨X线片监测、监测肝肾功能及甲状腺功能等。

【诊断和鉴别诊断】

1. 诊断 Wolcott-Rallison综合征的部分临床主要表现可能在病程晚期才会出现，故

所有PNDM患儿和有同胞因PNDM而迅速致死家族史的患儿都需怀疑Wolcott-Rallison综合征。而对伴发骨骼发育不良和（或）反复发作的肝衰竭的PNDM患儿更需要考虑Wolcott-Rallison综合征的可能，最好早期行基因学检测及影像学检查。因其发病率极低，且相关临床症状发生的时间及顺序各异，所以对怀疑有Wolcott-Rallison综合征的糖尿病患儿不需要拘泥于发病年龄、骨骼发育不良和肝衰竭等诊断标准。

基因诊断是确诊Wolcott-Rallison综合征的"金标准"。Wolcott-Rallison综合征大多以常染色体隐性遗传，少数是显性遗传致病[3]。建议对来自这些家庭的患儿进行EIF2AK3编码区域基因测序。

2. 鉴别诊断 新生儿糖尿病可为Wolcott-Rallison综合征的首发症状，故对于新生儿糖尿病患儿应进行基因检测以进行鉴别。新生儿糖尿病为单基因遗传病，致病基因多与胰岛素的分泌、胰岛B细胞的功能障碍有关。Wolcott-Rallison综合征应与其他基因突变致病的新生儿糖尿病相鉴别（表4-2）。

【治疗和预后】

Wolcott-Rallison综合征主要表现为PNDM，故主要治疗方法为注射胰岛素，治疗目标无须对血糖水平要求太严格。Wolcott-Rallison综合征患儿在糖尿病间歇期有急性多器官衰竭的危险，须向患儿亲

表 4-2 鉴别诊断

突变基因	受影响蛋白	遗传类型	合并表现	高血糖治疗
KCNJ11	Kir6.2	散发 /AD	20% 病例伴发育迟缓、肌无力、癫痫（DEND 综合征）	磺脲类药物多数有效
ABCC8	磺脲类受体 1	散发 /AD/AR	20% 病例伴发育迟缓、肌无力、癫痫（DEND 综合征）、高氨血症	磺脲类药物多数有效
INS	胰岛素原	散发 /AD/ AR	无	胰岛素
GLUT2	葡萄糖转运体 2	AR	Fanconi-Bickel 综合征（糖原贮积症XI型）空腹低血糖、餐后高血糖、高半乳糖血症、近端肾小管功能障碍、佝偻病和生长发育迟缓	胰岛素
GCK	葡萄糖激酶	AR	无	胰岛素
STAT-1	信号转导与转录激活因子 -1	AD	甲状腺功能减退、青春期发育延迟、反复呼吸道感染、免疫缺陷 / 失调、慢性皮肤黏膜念珠菌病、绒毛萎缩	胰岛素
FOXP3	叉头状盒 P3	X 连锁	IPEX 综合征：免疫紊乱、剥脱性皮炎、伴随有小肠绒毛萎缩的顽固性腹泻、溶血性贫血、自身免疫性甲状腺疾病	胰岛素
PTF1A	胰腺转录因子 1A	AR	胰腺不发育或发育不全、小脑发育不良和小头畸形	胰岛素
GLIS3	Kruppel 样锌指转录因子 Gli 类似物 3	AR	伴有先天性甲状腺功能减退、先天性青光眼、肾囊肿和肝纤维化	胰岛素

AD. 常染色体显性遗传；AR. 常染色体隐性遗传

属明确告知此种可能，以便在器官衰竭发作早期及时发现，从而实施及时有效的对症抢救。并发症骨折可能需要矫形治疗；肝衰竭及肾功能不全须积极行对症治疗，并定期复查，积极预防；中枢性甲状腺功能减退对症治疗后部分可自行好转。Wolcott-Rallison 综合征患者预后不佳，大部分在幼年时期即死亡，死因多为肝衰竭和肾衰竭为主的多器官功能衰竭。目前已知存活最久者存活至 35 岁 [9]。Wolcott-Rallison 综合征发病率极低且预后不佳，在"三大主征"完全出现之前获得诊断相当困难。对于 PNDM 合并多发性骨骺发育不良的患儿，应考虑到该病的可能，并进一步行 *EIF2AK3* 基因突变分析以协助基因诊断。

（曹冰燕）

【参考文献】

[1]Wolcott C D,Rallison M L. Infancy-onset diabetes mellitus and multiple epiphyseal dysplasia. J Pediatr, 1972,80：292-297.

[2]Delepine M, Nicolino M, Barrett T, et al. EIF2AK3, encoding translation initiation factor 2-alpha kinase 3, is mutated in patients with Wolcott-Raiiison syndrome. Nat Genet, 2000, 25 : 406-409.

[3]Rubio-Cabezas O,Patch A M,Minton J A,et al.Wolcott-Rallison syndrome is the most common genetic cause of permanent neonatal diabetes in consanguineous families.J Clin Endocrinol Metab，2009,94 : 4162-4170.

[4] 丰岱荣，孟岩，赵时敏，等 . Wolcott-Rallison 综合征一例报告及其 EIF2AK3 基因突变检测 . 中华儿科杂志 , 2011, 49（4）: 301-305.

[5] 桑艳梅，刘敏，杨文利，等 . 真核翻译始动因子 2-α 激酶 3 基因突变致 Wolcott-Rallison 综合征 1 例 . 中华实用儿科临床杂志 , 2012, 27（8）: 585-587.

[6] 曹冰燕，巩纯秀，吴迪，等 . 新生儿糖尿病 13 例临床特点分析 . 中华糖尿病杂志 , 2013, 7（5）: 403-407.

[7] 张慧洁，王世彪，郭晓峰，等 . EIF2AK3 基因相关 Wolcott-Rallison 综合征 1 例并文献复习 . 中国当代儿科杂志 , 2012,21（2）: 176-179.

[8]Huang A, Wei H, et al. Wolcott-Rallison syndrome due to the same mutation in EIF2AK3（c.205G>T）in two unrelated families: a case report. Experimental And Therapeutic Medicine, 2019, 17: 2765-2768.

[9]Senee V,Vrattem K M,Delepine M,et al.Wolcott-Rallison syndrome: clinical, genetic, and functional study of EIF2AK3 mutations and suggestion of genetic heterogeneity. Diabetes, 2004, 53: 1876-1883.

[10]Brickwood S,Bonthron D T,Al-Gazali LI,et al. Wolcott-Rallison syndrome:pathogenic insights into neonatal diabetes from new mutation and expression studies of EIF2AK3.J Med Genet, 2003, 40:685-689.

[11]Julier C,Nicolino M. Wolcott-Rallison syndrome. Orphanet J Rare Dis, 2010,5（29）.

第5章 激素分泌异常相关综合征

第一节 Allgrove 综合征

【概述】

Allgrove 综合征也称 3A 综合征（OMIM #231550），是 1978 年由 Jeremy Allgrove 首次描述的一种多系统疾病，典型的表现为无泪症、贲门失弛缓症（achalasia）和原发性肾上腺皮质功能不全（adrenal insufficiency）。约 2/3 的患者存在完整的 3 个症状，1/3 的患者有 2 个症状，而不足 10% 的患者只有 1 个症状。约 1/3 的患者同时伴有自主神经系统功能障碍，一些研究者称之为 4A 综合征（无泪症、贲门失弛缓症、肾上腺皮质功能不全和自主神经异常）。本病进展缓慢，可能需要数年才逐渐出现全部临床表现。

【流行病学】

Allgrove 综合征的患病率估计为 $1/10^7$，但其由于漏诊率高而可能存在患病率被低估的情况。

【遗传学】

Allgrove 综合征是常染色体隐性遗传病。约 90% 为 AAAS 基因突变所致。AAAS 基因位于染色体 12q13，可编码 546 个氨基酸，称为 ALADIN 蛋白[1,2]。该病基因型与表型存在异质性，同一基因型的患者临床表现可不同。到目前为止，HMGD 数据库已记录了 75 种 AAAS 基因突变，包括错义突变、无义突变、移码突变、剪切位点突变。最近，两个新的基因 GMPPA 和 TRAPPC11，被报告与 "AAA 样" 综合征表型相关[3,4]。

【发病机制】

AAAS 基因主要表达于肾上腺、垂体、小脑、消化系统（食管、胃、肝及胰腺）、胼胝体等器官的细胞中。因此，ALADIN 蛋白突变可使多系统器官受累。ALADIN 蛋白为核孔复合物（nuclear pore complex, NPC）的组成部分。核孔复合物介导了细胞质与细胞核之间的大分子转运。ALADIN 包含 4 个 WD 重复蛋白特征性结构域；并借助跨膜蛋白锚定于核孔复合物的细胞质侧；参与信号转导、RNA 处理和转录，以及核孔复合物的锚定。动物研究证实，ALADIN 在人肾上腺细胞的氧化还原稳态和细胞分裂、类固醇合成中起重要作用。AAAS 基因敲除后，肾上腺皮质细胞及神经细胞对氧化应激反应过度敏感，同时类固醇合成急性调节蛋白（steroidogenic acute regulatory，STAR）及 P450c11B 蛋白表达减少。ALADIN 蛋白突变还可以导致 DNA 修复过程受损，从而诱发细胞凋亡。有动物研究发现，敲除了 ALADIN 蛋白的雌性小鼠无生育功能。

【临床表现】

1. 眼睛　常见表现包括无泪或眼泪减少、视神经萎缩、瞳孔反射异常和大小不等。

Allgrove 综合征最早出现的临床表现通常是无泪症。肾上腺皮质功能减退常发生于儿童期，但在成人中也有报道。该病通常伴有各种神经系统损害，包括中枢神经系统、周围神经系统和自主神经系统[4]。

无泪症一直被报道为 Allgrove 综合征最常见的早期症状，但常延迟到出现其他症状时才能被发现。90% 以上患者存在无泪症。泪液分泌的减少多发生于 1 岁之前。研究发现，贲门失弛缓症发生早的患者发生无泪症的概率可高达 42%。

由于泪液分泌是由副交感神经控制的，有学者认为无泪症可能被认为是自主神经功能障碍的一部分。眼眶 CT 扫描显示泪腺缺失或减少，腺泡细胞分泌颗粒减少。视神经萎缩表现为视盘苍白、视觉诱发电位的时间延迟或幅度降低，这可能是神经退化的另一种迹象。

2.消化系统　常见表现包括贲门失弛缓症、吞咽困难、胃食管反流、喂养困难。

贲门失弛缓症是一种食管运动障碍，其特点是食管下段括约肌不能放松。儿童食管贲门失弛缓症很少见，15 岁以下的食管贲门失弛缓症患者不足 5%。贲门失弛缓症的症状通常包括反流、吞咽困难、体重减轻和（或）发育不良（图 5-1）。贲门失弛缓症患者还可能出现肺部症状，包括咳嗽、误吸、声音嘶哑、呼吸困难、喘鸣或喉咙痛。部分 Allgrove 综合征患者因反复呼吸道感染、反复肺炎就诊。

贲门失弛缓症的确切机制尚不完全清楚。Allgrove 综合征中出现的贲门失弛缓症是由食管下括约肌松弛缺失和食管运动受损引起的。吞咽困难和反流经常被误诊为胃食管反流。在一项回顾性研究中，分析了来自特发性失弛缓症儿童和 Allgrove 综合征患者的临床资料，患者的症状表现相似。在一项对不同病因的贲门失弛缓症儿童的回顾性分析中，与特发性贲门失弛缓症或染色体异常的患者相比，Allgrove 综合征的患者出现症状的年龄更小；干预后体重增加少于特发性贲门失弛缓症患儿。

3.内分泌系统　包括肾上腺皮质功能不全、盐皮质激素缺乏、骨质疏松、身材矮小等。

肾上腺皮质功能不全在 Allgrove 综合征患者中占 85%，多发生于儿童期[6]。肾上腺皮质功能不全导致的低血糖发作是 Allgrove

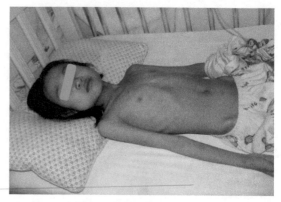

图 5-1　Allgrove 综合征患儿
患儿首先诊断为肾上腺皮质功能减退，给予口服糖皮质激素替代治疗。在随访过程中患儿出现贲门失迟缓症，从而导致营养不良。基因检测结果提示患儿 *AAAS* 基因第 8 外显子 c.771delG 纯合突变[5]

综合征患者的主要死亡原因[5]。部分患者儿童期出现骨质疏松，可能是因为神经系统疾病所致的缺乏运动、贲门失弛缓症引起的营养不良和雄激素水平低从而导致的体力活动减少或缺乏日晒。

4.神经系统　神经系统症状涉及中枢神经系统和周围神经系统、自主神经系统。目前报道的神经系统异常包括肌张力低下、肌无力、腱反射亢进、共济失调、高足弓、异常步态、构音障碍、震颤麻痹、锥体外系反应、巴氏征阳性、神经系统退行性变、智力发育迟缓等。在约 1/3 的患者中，自主神经功能障碍的症状包括直立性低血压、心律失常、斜视、瞳孔反射异常、出汗增加或减少、阳痿，有报道患者合并脊髓空洞症。

周围神经系统损害的病理生理学尚不清楚。神经传导速度测试通常表现为轴突运动神经病变，其特点是选择性尺神经受累。肌肉活检结果显示神经源性变性、非特异性肌病或混合改变。周围神经系统损害通常出现在青少年至成年期。早期可能误诊为青少年肌萎缩侧索硬化症、肾上腺脑白质营养不良、腓骨肌萎缩症、脊髓小脑共济失调、脊髓肌萎缩症、线粒体病和多发性硬化症等。

Allgrove 综合征患者常见认知缺陷，可能继发于肾上腺皮质功能不全患者反复的低血糖，但肾上腺功能正常的患者也存在认知功能障碍。而且，认知缺陷呈现出退行性改变。

5. 口腔　患者可见牙齿缺如、舌面皲裂、口腔干燥、龋齿、口腔真菌感染。还有一些病例报道了唾液分泌减少。小的、痉挛的、裂开的舌是该综合征的特征。患者牙齿脱落早。此外，有研究表明，Allgrove 综合征和干燥综合征患者的症状明显重叠。患者还可出现感音神经性耳聋。

6. 其他　此类表现多与神经系统相关。颅面部表现包括小头畸形、人中长、嘴角下垂。皮肤表现包括皮肤色素沉着、掌跖角化过度。

【实验室检查】

实验室应根据患儿临床表现评估器官功能。实验室检查包括听力、泪液分泌，视神经诱发电位，消化道造影（图 5-2），食管测压，唾液分泌功能，自主神经功能评估，肾上腺功能评估等。基因检测可帮助确诊该病。

【诊断和鉴别诊断】

1. 诊断　诊断应包括两个以上器官或系统受累，基因检测有助于确诊[7]。肾上腺皮质功能不全被定义为血清皮质醇水平 < 5μg/dl（或 < 138 nmol/L），伴高水平促肾上腺皮质激素和兴奋试验中血清皮质醇峰值 < 18μg/dl（< 496 nmol/L）。无泪症通过 Schirmer 试验确诊。贲门失弛缓症的诊断基于临床症状和食管造影。

2. 鉴别诊断　无泪症是一种罕见的疾病。它可能是家族性自主神经失调、泪腺 - 牙齿 - 牙根综合征、无汗型外胚层发育不全、干燥综合征、先天性糖基化障碍、无泪症 - 贲门失弛缓症 - 精神发育迟滞综合征和 Allgrove 综合征的一部分。

原发性肾上腺皮质功能减退的病因鉴别包括 X 连锁肾上腺脑白质营养不良、家族性糖皮质激素缺乏等。

【治疗】

该病尚无根治方法，应根据患儿受累器官不同而采取对症治疗。

药物治疗（钙通道阻滞剂、肉毒杆菌毒素或硝酸盐）及食管充气扩张术已被报道为是成功的贲门失弛缓症干预手段。

使用人工泪液和润滑剂有助于缓解眼部干燥的感觉。如果不及时治疗，无泪症可能会导致角膜病变和角膜溃疡。因此，建议至少每年进行视力评估、眼压测量和眼底检查。

随着时间的推移，可能会出现智力障碍和其他神经系统症状，因此，应对患有此病的患者进行神经心理和精神病理特征的评估，强调需要多学科交叉和有针对性的神经心理治疗。一些证据表明，Allgrove 综合征的神经系统症状进展缓慢，在成年期达到一个稳定的阶段。糖皮质激素不能改善神经系统症状，有针对性的物理治疗可以帮助有神

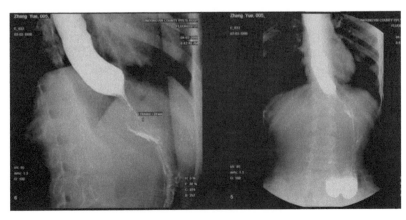

图 5-2　消化道造影提示患儿存在贲门失弛缓症

经肌肉症状的患者提高耐力和平衡感。

建议 Allgrove 综合征患者进行唾液功能检查以减轻症状、减少口腔感染、预防蛀牙。对于唾液分泌功能下降的患者，可使用人工唾液。

【遗传咨询】

该病为常染色体隐性遗传病。理论上男女发病率相当。

【预防】

该病目前尚无有效的预防措施，生育过该病患儿的父母再次生育时建议进行产前诊断。

（苏　畅）

【参考文献】

[1]Dumic M, Barisic N, Kusec V, et al. Long-term clinical follow-up and molecular genetic findings in eight patients with triple A syndrome. Eur J Pediatr, 2012, 171（10）:1453-1459.

[2]Gold W A, Sobreira N, Wiame E, et al. A novel mutation in GMPPA in siblings with apparent intellectual disability, epilepsy, dysmorphism, and autonomic dysfunction. Am J Med Genet A, 2017, 173（8）:2246-2250.

[3]Koehler K, Milev M P, Prematilake K, et al. A novel TRAPPC11 mutation in two Turkish families associated with cerebral atrophy, global retardation, scoliosis, achalasia and alacrima. J Med Genet, 2017, 54（3）:176-185.

[4]Flokas M E, Tomani M, Agdere L,et al. Triple A syndrome（Allgrove syndrome）: improving outcomes with a multidisciplinary approach. Pediatric Health Med Ther, 2019, 10:99-106.

[5]巩纯秀，温雅然，赵秀丽，等 . Allgrove 综合征病例报告及 AAAS 基因分析 . 中华儿科杂志，2007, 45（6）:422-425.

[6]Milenkovic T, Zdravkovic D, Savic N, K, et al. Triple A syndrome: 32 years experience of a single centre（1977-2008）. Eur J Pediatr, 2010, 169（11）:1323-1328.

[7]Polat R, Ustyol A, Tuncez E, et al. A broad range of symptoms in allgrove syndrome: single center experience in Southeast Anatolia. J Endocrinol Invest, 2020, 43（2）:185-196.

第二节　假性醛固酮减少症

【概述】

假性醛固酮减少症包括假性醛固酮减少症Ⅰ型（OMIM ＃ 177735，OMIM ＃ 264350）和假性醛固酮减少症Ⅱ型（OMIM ＃ 145260）。假性醛固酮减少症Ⅰ型为常染色体显性或隐性遗传。患者醛固酮受体缺乏，或上皮细胞 Na^+ 通道的亚单位失活，造成患者自尿液、汗水、唾液和粪便中丢失大量钠盐，同时 Na^+ 重吸收障碍导致远端肾单位主动泌氢和被动排钾的功能障碍，从而引起高钾血症、酸中毒，此属于醛固酮不敏感。由于低钠血症和高钾血症，患者血浆醛固酮浓度继发性升高，血浆肾素 - 血管紧张素活性增强。假性醛固酮减少症Ⅱ型也称为家族性高钾血症高血压或 Gordon 综合征，患者肾小管 Na^+、Cl^- 重吸收增加，泌钾减少，进而出现高钾血症、高血氯、水钠潴留、血容量扩张和代谢性酸中毒。血浆醛固酮和肾素活性无特异性改变。

【流行病学】

假性醛固酮减少症Ⅰ型及假性醛固酮减少症Ⅱ型均是罕见的遗传性疾病，目前对该病的发病率、生存率及累积死亡率尚未统计。

【遗传学】

假性醛固酮减少症Ⅰ型为常染色体显性或隐性遗传病。显性遗传的致病基因为 NR3C2，其位于染色体 4q31.23，含有 11 个外显子，编码盐皮质激素受体。隐性遗传的编码基因包括 SCNN1A、SCNN1B、SCNN1G，它们分别位于染色体 12p13.31、16p12.2、16p12.2，分别编码阿米洛利敏感型 Na^+ 通道的 α、β 和 γ 亚单位。假性醛固酮减少症Ⅱ型的致病基因目前明确的有

WNK1、*WNK4*、*CUL3* 及 *KHL3*，遗传方式大部分为常染色体显性遗传，部分 *KHL3* 基因突变导致的假性醛固酮减少症 Ⅱ 型表现为常染色体隐性遗传 [1,2]。目前已报道的假性醛固酮减少症 Ⅱ 型的基因突变以 *KHL3* 基因突变最为常见，已报道 36 种，以错义突变为主，包括 1 例内含子突变及 1 例小片段缺失突变。其次为 *CUL3* 基因突变，均为常染色体显性遗传，但多为新发突变，无家族史，目前已报道致病突变 26 种，包括错义突变、内含子突变及小片段缺失突变、插入突变，以内含子突变最为常见，研究发现致病突变均导致蛋白翻译时读码框位移，跳跃外显子 9，导致 cullin3 蛋白不能与 KLHL 连接从而引起疾病 [3]。导致假性醛固酮减少症 Ⅱ 型的 *WNK4* 基因突变均为常染色体显性遗传，目前文献中报道过的 *WNK4* 基因突变的类型有 17 种，未发现热点突变。导致假性醛固酮减少症 Ⅱ 型的 *WNK1* 基因突变目前共发现 2 种，均为第 1 内含子大片段缺失 [1,2]。

【发病机制】

NR3C2 基因突变导致盐皮质激素受体异常，从而使靶器官对醛固酮反应降低，进而引起疾病，故又称为醛固酮不敏感或抵抗综合征。*SCNN1A*、*SCNN1B*、*SCNN1G* 基因编码的阿米洛利敏感型 Na^+ 通道在上皮细胞广泛表达，基因突变导致 Na^+ 通道的亚单位失活，从而造成患者钠盐丢失及重吸收障碍、醛固酮浓度继发性升高。

假性醛固酮减少症 Ⅱ 型的发病机制主要是由于远曲小管上皮细胞上的 Na^+-Cl^- 共转运蛋白的抑制调节作用减弱，从而引起 Na^+、Cl^- 的重吸收增加，导致水钠潴留、血容量扩张，肾素、醛固酮的分泌被抑制，并由于肾排钾减少而产生高钾血症，进而引起酸中毒。WNK 激酶是调节 Na^+-Cl^- 共转运蛋白的关键酶，*WNK1* 及 *WNK4* 基因突变导致 WNK1 及 WNK4 激酶活性增强，激活 SPAK 信号通路，导致 Na^+-Cl^- 共转运蛋白的

抑制调节作用减弱，从而导致疾病。*CUL3* 及 *KHL3* 基因编码的 cullin 3 蛋白和 kelch 样蛋白 3 共同形成 cullin3 连接酶复合物，该复合物与 WNK4 激酶结合，参与降解 WNK4 激酶，间接参与调控 Na^+-Cl^- 共转运蛋白活性。*CUL3* 及 *KHL3* 基因突变导致 cullin3 连接酶复合物不能形成或结构异常，从而不能与 WNK4 激酶结合，引起 Na^+-Cl^- 共转运蛋白活性增强，导致疾病（图 5-3）。

【临床表现】

假性醛固酮减少症 Ⅰ 型多在新生儿期起病，主要临床表现为反复呕吐、喂养困难、体格发育落后，部分患者血钾明显升高且可合并心律失常。假性醛固酮减少症 Ⅱ 型多起病隐匿，大多患者因偶然发现高钾血症或高血压就诊，无明显临床症状，查体无阳性体征，少数可合并发育落后、牙釉质发育不全、偏头痛、发作性眩晕、肌无力表现 [3-6]。北京儿童医院报道的 1 例假性醛固酮减少症 Ⅱ 型患者以视力下降起病，视觉诱发电位检查显示双眼视神经传导异常阻滞 [7]。

【实验室检查】

假性醛固酮减少症的生化诊断需要进行血液生化、血气分析、血浆醛固酮、肾素 - 血管紧张素等检测，低钠血症、高钾血症、代谢性酸中毒是假性醛固酮减少症 Ⅰ 型的生化特点，血浆醛固酮和血浆肾素活性代偿性增高。假性醛固酮减少症 Ⅱ 型则主要表现为高氯血症、高钾血症、代谢性酸中毒，血钠不低，可以正常或升高。患者醛固酮及肾素活性可正常或轻度升高。

【诊断和鉴别诊断】

1. 诊断 基因检测是确诊假性醛固酮减少症 Ⅰ 型和 Ⅱ 型的重要手段，对于出现上述临床表型的先证个体，在进行分子遗传学检测后如果明确致病突变即可确诊。

2. 鉴别诊断 患儿若出现低钠血症和高钾血症，需与 CAH 如 21- 羟化酶缺乏症（失盐型）和 3β - 羟类固醇脱氢酶缺乏症、先天

性肾上腺发育不良等所致的失盐综合征、醛固酮减少症相鉴别。

醛固酮减少症是由 *CYP11B2* 基因突变造成醛固酮合成酶缺乏而导致的体内醛固酮合成障碍（OMIM ＃ 203400，OMIM ＃ 610600），为常染色体隐性遗传病。醛固酮合成酶存在于肾上腺皮质球状带，属于细胞色素 P450 家族，参与醛固酮在体内的生物合成。其生理作用涵盖了 11β- 羟化酶、18- 羟化酶和 11- 氧化酶，在体内首先在 11β 位上羟化脱氧皮质酮使其形成皮质酮，再羟化使其形成 18- 羟皮质酮，最后在 11 位氧化 18- 羟皮质酮而使其生成醛固酮。醛固酮减少症患者发病年龄早，多在新生儿期发病。临床表现包括反复呕吐、腹泻、喂养困难、生长发育迟缓。生化特点为低钠血症、高钾血症和代谢性酸中毒。醛固酮减少症患者临床表现与假性醛固酮减少类似，但此病患者血浆醛固酮明显降低，血浆肾素活性增高，外源性盐皮质激素治疗效果显著，可与假性醛固酮减少症相鉴别。

【治疗】

对于假性醛固酮减少症患者，外源性糖皮质激素或盐皮质激素治疗均无显著效果。根据诊断结果，*NR3C2* 基因突变导致的假性醛固酮减少症Ⅰ型患者可给予口服钠盐治疗，常规 1 ～ 3g/d，患者随着年龄增长，肾脏功能逐渐发育完善，再加上自我饮食调节，此时可停止治疗。*SCNN1A*、*SCNN1B*、*SCNN1G* 基因突变导致的假性醛固酮减少症Ⅰ型患者仅给予补充钠盐治疗效果欠佳，需要加用降钾树脂以降低血钾 [剂量推荐 1g/（kg·d），分次口服或灌肠]，无明显自愈倾向，须终身治疗。假性醛固酮减少症Ⅱ型患者治疗首选噻嗪类利尿剂，其包括氢氯噻嗪、环戊噻嗪、苄氟噻嗪，小剂量即可明显改善症状、纠正电解质紊乱，此病亦无自愈倾向，须终身治疗。

【遗传咨询】

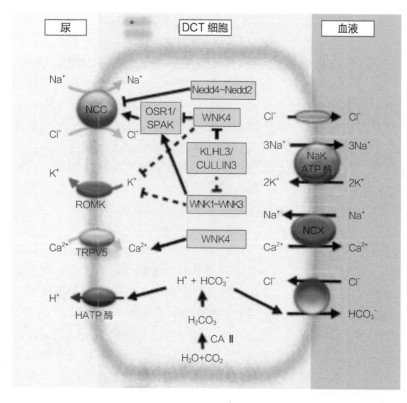

图 5-3　WNK1、WNK4 激酶、cullin 3 蛋白和 kelch 样蛋白参与调节远曲小管电解质分泌与重吸收（DCT. 远曲肾小管细胞；NCC.Na⁺-Cl⁻ 共转运蛋白；ROMK. 钾离子通道蛋白；TRPV5. 瞬时受体阳离子通道亚家族 V 成员 5；HATP.H⁺- 三磷酸腺苷；OSR1/SPAK：氧化应激反应激酶 1/ 亚硒酸合成酶 1 相关脯氨酸 / 丙氨酸激酶 1 信号通路；Nedd4 ～ Nedd2. Nedd4 ～ 2 泛素连接酶；NCX. 钠钙转运蛋白）

资料来源[1]：Pathare G, Hoenderop JG, Bindels RJ, et al. A molecular update on pseudohypoaldosteronism type Ⅱ. Am J Physiol Renal Physiol, 2013, 305（11）:F1513-F1520.

该病应根据基因检测结果，按常染色体隐性或显性遗传方式进行遗传咨询。

【预防】

该病目前尚无有效的预防措施，生育过该病患儿的父母建议再次生育时进行产前诊断。

（王　峤　巩纯秀）

【参考文献】

[1]Pathare G, Hoenderop JG, Bindels RJ, et al. A Molecular Update on Pseudohypoaldosteronism Type Ⅱ. Am J Physiol Renal Physiol, 2013 , 305（11）：F1513-F1520.

[2]Ellison DH. Pseudohypoaldosteronism Type II. 2011 Nov 10 [Updated 2017 Feb 16]. In: Adam MP, Ardinger HH, Pagon RA, et al., editors. GeneReviews® [Internet]. Seattle (WA): University of Washington, Seattle：1993 － 2020.

[3]Shao L, Cui L, Lu J, et al. A novel mutation in exon 9 of Cullin 3 gene contributes to aberrant splicing in pseudohypoaldosteronism type Ⅱ. FEBS Open Bio, 2018, 8:461-469.

[4]Kaneko H, Putzier I, Frings S, et al. Chloride accumulation in mammalian olfactory sensory neurons. J Neurosci, 2004, 24, 7931-7938. https://doi.org/10.1523/JNEUROSCI.

[5]Lin M Y, Lin Y M, Kao T C, et al. PDZ-RhoGEF ubiquitination by Cullin3-KLHL20 controls neurotrophin-induced neurite outgrowth. J Cell Biol, 2011, 193:985-994.

[6]Mayan H, Munter G, Shaharabany M, et al. Hypercalciuria in familial hyperkalemia and hypertension accompanies hyperkalemia and precedes hypertension: description of a large family with the Q565E WNK4 mutation. J Clin Endocrinol Metab,2004，89:4025-4030.

[7]Wang Q, Cao BY , Su C , et al. Pseudohypoaldosteronism Type Ⅱ Caused by CUL3 mutation presented with visual impairment. 中华医学杂志英文版，2018, 131（15）:1879-1881.

第6章 性腺相关综合征

第一节 CHARGE 综合征 [1-11]

【概述】

CHARGE 综合征（CHARGE syndrome, CS, OMIM#214800）是一种罕见的常染色体显性遗传病。Hall 于 1979 年首次描述了一组表现为鼻后孔闭锁等先天异常的病例；同年 Hitter 等对伴有缺损性小眼症、心脏疾病、内耳畸形伴听力障碍及智力发育迟缓的患者也进行了描述。1981 年 Pagon 等用上述异常表现的首字母缩略词组成的"CHARGE"去描述这种多发畸形的临床表现，使得人们对 CHARGE 综合征有了一个系统的认知。其临床主要表现包括眼缺陷（coloboma）、心脏疾病（heart disease）、鼻后孔闭锁（atresia of choanae）、生长发育迟缓（retarded growth and development）、性腺发育不全（genital hypoplasia）及耳部畸形（ear anomalies）。

【流行病学】

CHARGE 综合征最初是在美国旧金山的住院患者中被发现的，随后 Edwards 等报道根据美国密歇根医学中心收录的患者推算其发病率为 1/11 900；Blake 等报道的发病率为 1/（10 000 ～ 15 000）；Issekutz 等观察到大西洋国家一些省份该病的发病率为 1/8500；Baldassarre 等认为其发生率为 1/（15 000 ～ 17 000）。我国多在耳科杂志报道该病临床病例，但目前并无发病率调查。

【遗传学】

CHARGE 综合征是一种常染色体显性遗传病，2004 年 Vissers 等分析了 17 例 CHARGE 综合征患者的基因突变发现，10 例患者存在 CHD7 基因突变（58%），确定了将 CHD7 基因突变作为 CHARGE 综合征的主要致病原因。据报道 65% ～ 70% 的 CHARGE 综合征患者，其中典型 CHARGE 综合征患者达 90% 以上可发现 CHD7 基因的突变。随着全外显子测序或二代测序的应用，在 CHARGE-like 患者中发现了 SEMA3E、SEMA3A、EP300、KMT2D、KDM6A、PUF60 等基因的突变，但目前没有充足的证据表明这些基因与 CHARGE 综合征的发生有直接联系。

【发病机制】

CHD7 基因位于染色体 8q12 上，全长 195kbp，编码区共 37 个外显子。主要编码的是染色质解旋酶 CHD7 蛋白。CHD7 蛋白属于 Ⅲ 型 CHD 蛋白，CHD7 蛋白具有共有的结构域，包括 N 末端的染色质域，主要参与染色质结构及基因的转录调节；位于中间的 SNF-2 样解螺旋酶 -ATP 酶区域主要参与 ATP 的水解及能量的供应、DNA-组蛋白相互作用的调节等；C 末端的 BRK 区域，功能未明。CHD7 蛋白主要通过依赖 ATP 的水解作用来发挥染色质重组作用，调节核小体的转位，调控 DNA 的转录，调控胚胎的发育及细胞周期。小鼠实验可见 CHD7 基因主要在耳、中枢神经系统、嗅觉上皮、嗅束、垂体、心脏、肝脏、肾脏、颅面部结构等部位表达，因此，致病性的 CHD7 基因突变对上述系统产生影响，从而出现相应的临床症状和体征。目前临床上

还存在有 *CHD7* 基因检测阴性的患者，该类患者需要进一步分析致病原因，不能除外其他基因或其他蛋白的异常所致的其他综合征。

CHD7 有 2 条作用通路（图 6-1）（https://string-db.org/）：一条是非经典 Wnt 通路（图 6-1A），另一条是染色质调节 / 乙酰化（图 6-1B）。

【临床表现】

该病临床表现可呈家族遗传性，但大多数呈散发性（图 6-2）。

1. 主要表现

（1）眼部缺陷：见于 80% ～ 90% 的患者，病情轻重不一。可表现为虹膜、脉络膜、视网膜的缺损，以及小眼畸形或无眼症。虹膜缺损通常不影响患者的视力，但可影响患者的光敏性；视网膜缺损较虹膜缺损更常见，通常在眼科检查时发现，不影响眼部结构；脉络膜病变少见，通常伴小眼症，严重者伴无眼症，该处的缺损会波及视神经发育从而影响视力，甚至导致视网膜脱落。该病患者视力改变程度不一，可正常，可严重受损，主要取决于眼部畸形程度。

（2）鼻后孔闭锁或唇 / 腭裂：鼻后孔闭锁罕见，发病率为 1/（5000 ～ 8000），但是较特异。由鼻腔和鼻咽部通道的狭窄或堵塞造成，可单侧或双侧闭锁，分为膜性或骨性病变，双侧闭锁时通常出现呼吸困难、发绀等现象，单侧闭锁则通常是在鼻部和颞部 CT 时检测到；20% ～ 36% 的患者伴有唇 / 腭裂，可为双侧、单侧或复杂性，大多为唇裂，少部分唇腭裂，罕见单纯腭裂。

（3）耳部疾病：累及 70% ～ 100% 患者，包括外耳、中耳、内耳畸形及听力障碍（传导性耳聋和感觉神经性耳聋）、耳郭畸形、无耳垂、外耳道狭窄；中耳还可有听小骨发育不良；内耳还可发现耳蜗、前庭和半规管发育不良。听觉障碍在 CHARGE 综合征中是一种比较常见的临床症状，但须进行多次多重脑干听觉诱发反应测试才可确定。听觉障碍的程度范围较广，轻微病变至严重的听力丧失均可见。传导性耳聋主要是由外耳道畸形、听小骨发育异常、蹬骨肌的缺陷，圆窗或卵圆窗的闭塞引起的；感觉神经性耳聋主要由耳蜗畸形及听神经的发育不全引起。前庭和半规管的发育不全主要影响患者的平衡能力，常伴视力的丧失，从而导致运动肌肉的发育不良。此外，面神经的瘫痪常伴感觉神经性耳聋。

2. 次要表现

（1）脑神经受损（包括感音性耳聋）：

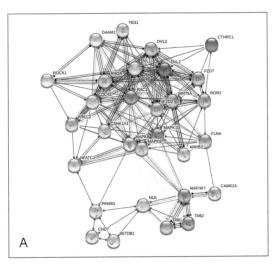

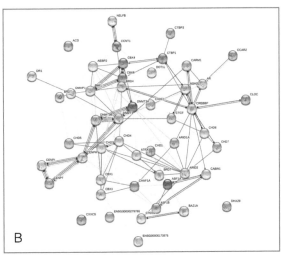

图 6-1　CHD7 作用通路

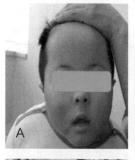
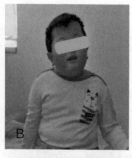
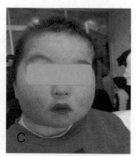
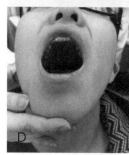
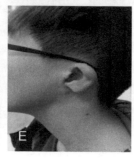
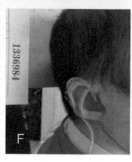

图 6-2　CHARGE 综合征的临床表现（首都医科大学附属北京儿童医院内分泌门诊收治）

A ~ C. 表现为特殊面容，如弓形眉、宽鼻根、方形脸；D. 表现为高腭弓；E、F. 表现为外耳郭畸形及听力受损（助听器）

CHARGE 综合征患者常见神经系统的损伤，通常出现 1 对以上的脑神经受损：嗅神经（Ⅰ）、面神经（Ⅶ）、听神经（Ⅷ）、舌咽神经（Ⅸ）及迷走神经（Ⅹ）。因此，临床上会表现出嗅觉丧失、单侧或双侧面神经麻痹、听力丧失、前庭功能障碍、腭咽功能不协调，甚至引起进食困难、视力障碍、发声和吞咽障碍等。面神经麻痹的患者通常伴肾脏和心脏畸形及咽和喉的发育不良、如喉软骨发育不良、胃食管反流。

（2）吞咽 / 喂养困难及食管畸形：比较常见。主要表现为进食时呛咳、窒息、鼻腔反流、胃食管反流等。临床上吞咽或进食困难多为如下原因：面部骨骼发育不全、咽喉部异常、胃食管畸形、中枢神经系统发育不良及精神和环境因素。鼻后孔闭锁、唇腭裂、脑神经异常（第Ⅸ或第Ⅹ对脑神经）、食管狭窄或闭锁、气管食管瘘、喉软骨发育不全等（15% ~ 20%）。对于婴幼儿来说，其可增加误吸的概率，从而造成生命危险。

（3）心脏畸形：常见（75% ~ 80%），且通常病变类型比较复杂。常见的类型主要有圆锥动脉的畸形（法洛四联症、主动脉弓的中断、室间隔膜部缺损、右心室双重流出道及永存动脉干）、主动脉畸形（血管环、锁骨下动脉畸形）及房室管缺损。其余常见的心脏畸形包括房间隔缺损、室间隔缺损及动脉导管未闭。

（4）脑部结构的异常：嗅脑缺乏、胼胝体发育不全、颅后窝的畸形、巨脑室、小脑蚓部及脑垂体发育不全等。

（5）发育延迟或自闭症：主要表现在运动发育和智力障碍，如抬头、独坐、发音、说话、学习和牙齿的长出和走路较正常同龄儿迟缓，也有步态不稳和智力障碍。肌张力下降伴韧带松弛，视觉下降，听力、耳蜗及前庭功能的损伤及大脑发育不良均可导致发育延迟及语言障碍。自闭症主要涉及儿童社会互动、交流及重复性行为方面等，CHARGE 综合征患者出现的概率为15% ~ 50%，这一表征的确定可以通过自闭症表型问卷进行评估。

（6）下丘脑 - 垂体功能不全：主要表现为性激素缺乏，且男性更为敏感（50% ~ 60%），在儿童时期就可以出现外生殖器的异常，如小阴茎、隐睾、阴茎下弯、双阴囊及尿道下裂。女性相对少见且症状通常不明显，可表现为子宫、子宫颈、阴道闭锁，大、小阴唇及阴蒂发育不良，同时男女性都会出现青春期发育的延迟甚至缺乏，如引起促性腺激素功能低下型性腺功能减退症。约9%的患者可见生长激素缺乏，虽有文献报道患儿出生时身长就低于正常身长的第3百分位或－2SD，但实际罕见宫内发育迟缓。其他激素的缺乏包括促甲状腺激素/促肾上腺皮质激素。另外，患者可见腺垂体的发育不全或神经垂体的异位。

（7）肾脏、骨骼或肢体发育不良：肾脏异常发生率为25%～40%，主要表现为孤立肾、重复肾、肾盂积水及肾脏发育不全等，同时患者可能表现出膀胱输尿管反流、肾结石、肾盂输尿管衔接处的梗阻等；指端异常发生在1/3以上的患者中，常见的表现是指甲发育不良、先天性指/趾侧弯（常见小指和第二足趾）、多指、指多短、缺指、足畸形、胫骨发育不良及关节过伸等，还可见髋关节脱臼、肋骨缺失、脊椎侧凸等表现。罕见枕骨基底部发育不良，其常会伴随头盖骨基底部内陷或脊髓空洞症。

（8）其他临床表现：免疫系统缺陷的患者会出现反复性肺炎、过敏、肾盂肾炎、肠胃炎等，行为异常包括强迫症、自虐倾向、易激惹、注意缺陷多动障碍及痉挛症，特殊面部表现有方形脸、宽鼻根、面部不对称、宽颈、斜肩等，还会出现肌张力的减退、便秘、贫血等症状。此外，还报道过新生儿高胰岛素低血糖血症。

3.基因型与临床表现之间的关系 患者可检测出 CHD7 基因突变。目前 CHARGE 综合征的基因型和各个临床表现之间没有明确的联系。截断性突变的患者先天性心脏病和鼻后孔闭锁的发生率较错义突变的患者低。

【实验室检查】

CHARGE 综合征涉及的器官和系统异常比较多，因此需要全面评估，考虑为 CHARGE 综合征的患者建议进行以下几项检查。

（1）进行扩张性眼科检查。

（2）采用鼻内镜或 CT 来评估单侧或双侧鼻后孔闭锁和（或）狭窄。

（3）采用颞骨 CT 平扫来评估中耳和内耳缺损。

（4）神经科检查有无面神经麻痹及吞咽。

（5）影像学检查消化道的情况，如有无食管闭锁或气管食管瘘。

（6）肾脏、心脏检查。

（7）内分泌相关检查:检查性腺、甲状腺、胰岛功能等。

（8）相关的遗传咨询。

【诊断和鉴别诊断】

1.诊断 已发表过多版 CHARGE 综合征的相关诊断标准（表6-1），目前最常用的是 2005 版和 2016 版。

2.鉴别诊断

（1）Rubinstein-Taybi 综合征：由位于 16p13 上的 CREBBP 基因或 22q13 上的 EP300 基因突变引起。主要以不同程度的智力障碍、拇指/踇趾的粗大及特异性的面部表现被发现，但青春期发育和性发育正常；而 CHARGE 综合征中指端的异常主要是小指弯曲，罕见拇指/踇趾粗大，且 CHARGE 综合征患者的青春期发育迟缓甚至缺乏。若症状不典型，不易区分两者时可依赖分子学进行诊断。

（2）Kabuki 综合征：又称歌舞伎综合征，由 12q13 上的 KMT2D 基因（55%～80%）或 Xp11 上的 KDM6A 基因（9%～14%）突变引起。其主要的临床表现是类似日本传统歌舞伎的特异性面部异常（睑裂过长、下眼睑外 1/3 外翻、弓形眉伴眉外 1/3 稀疏、鼻根扁平伴鼻尖塌陷、大/低位耳、罕见外耳畸形）、肌张力减退、喂养困难、身材矮小及发育迟缓等，临床上两者可根据面部表现进行鉴别，但有时单纯的临床表现并不能区分两种疾病，此时则需要基因检测进行确诊，此外，Butcher 等提出 CHARGE 综合征和 Kabuki 综合征存在不同的甲基化位点，这可以作为鉴别诊断的标签来辅助临床诊断。

（3）22 号染色体缺失综合征：包含一系列由 22q11.2 缺失引起的不同综合征，主要有 DiGeorge 综合征、Velocardiofacial 综合征（OMIM # 192430）和 Opitz / GBBB 综合征（OMIM # 145410），是最常见的染色体微缺失综合征（1/4000）。常见的临床表现有先天性心脏病、免疫系统异常、特殊面部表现、上腭缺陷及低血钙，其他如肾脏异常、喂养 / 吞咽困难、听力丧失、喉气管食管异常、生长迟缓、中枢神经系统异常及骨骼异常都较少见。DiGeorge 综合征的主要表现来源于新生儿期甲状旁腺和胸腺发育不全，主要表现为低钙血症造成的抽搐或痉挛，以及

表 6-1　CHARGE 综合征的临床诊断标准

1998 Blake	2005 Verlose	2016 Hale
主要表现	**主要表现**	**主要表现**
1. 眼部缺陷	1. 眼部缺陷	1. 眼部缺陷
2. 鼻后孔闭锁	2. 鼻后孔闭锁	2. 鼻后孔闭锁或唇 / 腭裂
3. 典型的耳部畸形（内耳、中耳或外耳）	3. 半规管发育不全	3. 外耳 / 中耳 / 内耳的缺陷（包括半管的异常）
4. 脑神经功能障碍		4. 致病性 *CHD7* 基因突变
次要表现	**次要表现**	**次要表现**
1. 性腺发育不全	1. 脑神经功能缺陷	1. 脑神经功能障碍（包括听力损伤）
2. 发育迟缓	2. 内耳或中耳缺陷	2. 吞咽困难 / 喂养困难
3. 心血管畸形	3. 智力发育迟缓	3. 大脑结构异常
4. 生长缺陷	4. 下丘脑 - 垂体功能缺陷	4. 发育迟缓 / 自闭症 / 智力发育迟缓
5. 唇腭裂 / 气管食管瘘 / 特异性的面部表现	5. 纵隔、气管缺陷	5. 下丘脑 - 垂体功能不全（性激素 / 生长激素缺乏）和性腺异常
		6. 心脏或食管的畸形
		7. 肾脏的异常，骨骼或指端的畸形
诊断标准	**诊断标准**	**诊断标准**
1. 4 个主要表现 2. 3 个主要表现＋3 个次要表现	1. 典型的 CHARGE 综合征：3 个主要表现或 2 个主要表现＋2 个次要表现 2. 不典型 CHARGE 综合征：2 个主要表现或 1 个主要表现＋3 个次要表现 3. 部分 CHARGE 综合征：2 个主要表现＋1 个次要表现	2 个主要表现＋任意次要表现

T 细胞缺陷造成的感染。Velocardiofacial 综合征的表现与其他染色体缺失综合征相同，Shprintzen 等则认为该综合征是最常见的唇 / 腭裂综合征。Opitz/GBBB 综合征 Ⅱ 型是由 22q11.2 的缺失引起的，最初该病是由眼距增宽或者内眦间距过宽合并其他异常而被识别，但其他症状并不典型，可通过基因鉴别。

（4）猫眼综合征（OMIM ＃ 115470）：由 22q 部分四倍体引起，在新生儿中发病率为 1/150 000，该病由于典型的眼部缺损而命名，主要表现有虹膜缺损、肛门闭锁及肛瘘、特殊的耳部表现及频繁发作的心脏和肾脏的异常，应结合基因检测进行鉴别。

（5）促性腺激素功能低下型性腺功能减退症（hypogonadotropic hypogonadism，HH）：是由 GnRH 的合成和释放及功能的减退造成体内促肾上腺激素和睾酮较少，从而导致性腺发育不良，表现为外生殖器异常、青春期延迟甚至缺乏。HH 可以是单基因、寡基因或多基因致病，其中 CHD7 基因突变不仅可以导致 CHARGE 综合征也可引起 HH5 型（OMIM ＃ 612370）。目前 HH 可考虑作为 CHARGE 综合征的一种临床表现，虽然 HH 的患者也会出现类似 CHARGE 综合征的表现，如唇腭裂、嗅觉及听力受损，但是临床症状不足以将其诊断为 CHARGE 综合征。还有专家认为合并 CHD7 基因突变的 HH 患者可考虑诊断为 CHARGE 综合征。

【治疗】

CHARGE 综合征为先天性疾病，目前尚无针对性治疗，主要为对症治疗。

1. 听力问题　可通过助听器或人工耳蜗移植术来改善患者的听力及语言功能，尤其对于 ＜ 12 月龄的患者来说，人工耳蜗移植术效果更显著，骨锚式治疗可适用于临床上不适用助听器和人工耳蜗移植术的患者。

2. 饮食问题　对于喂养困难的患者，超过 90% 的婴儿需要进行管饲，甚至长期的胃肠造瘘术。

3. 治疗　唇腭裂的患者除合并复杂的心脏疾病外，其余患者均可及时进行手术修补，从而预防喂养困难及保持正常说话，如果患者年龄较大且在唇腭裂手术之前需要修改前上颌骨，则修补术需要延迟，同时在鼻唇沟修复之前需要先修复腭裂。

4. 其他治疗　包括对先天性心脏病患者根据心脏病的类型进行修补，视网膜脱落修补术，呼吸困难者的气管造口术，脊柱、指端的修正术，以及药物治疗胃食管反流、感染，生长激素治疗生长迟缓，性腺激素治疗性腺激素缺乏等。对于过敏患者，可以给予低敏食物。另外，还可以使用矫正器、吊带、听觉扩音器或拐杖等辅助患者的治疗。

目前许多研究集中在 CHARGE 综合征的分子学机制上，他们认为找出 CHD7 基因调节的下游靶基因，并给予相应的补充以修复 CHD7 基因缺失造成的下游基因表达缺陷，从而预防或治愈疾病，或针对 CHD7 基因参与的细胞信号传导途径和机制来治疗疾病，如 Micucci 等在研究老鼠干细胞和内耳发育过程中发现，调节维 A 酸信号通路可以预防 CHD7 基因缺失造成的内耳和神经干细胞的缺陷。但分子学机制治疗患者仅限于动物研究。

【遗传咨询】

CHARGE 综合征虽是一种常染色体显性遗传疾病，但罕见以家族遗传的方式描述该病，且多涉及个人，如果先证者的父母受到影响或患者有 CHD7 基因致病性突变，则兄弟姐妹的患病风险为 50%，如果父母均没有受到影响，此时 CHD7 基因突变导致的 CHARGE 综合征通常为新发突变，此时先证者的兄弟姐妹的经验性患病风险为 1% ～ 2%，这主要归因于生殖系嵌合体。因此，如果先证者有致病性基因突变，应同样对同胞进行基因检测，同时子代的遗传程度取决于父母的遗传性，但其严重度不能参考父母的严重度。

【预防】

由于该病属于分子遗传性疾病，目前并无有效的预防方法。但可对高危妊娠进行产前分子遗传学检测，根据基因结果来决定是否及时终止妊娠，同时妊娠期超声检查有助于提高 CHARGE 综合征的检出率。

（张贝贝　巩纯秀）

【参考文献】

[1]Hall B D. Choanal atresia and associated multiple anomalies. J Pediatr, 1979, 95（3）:395-398.

[2]Hittner H M, Hirsch N J, Kreh G M, et al. Colobomatousmicrophthalmia, heart disease, hearing loss, and mental retardation-a syndrome. J PediatrOphthalmol Strabismus, 1979, 16（2）:122-128.

[3]Pagon R A, Jr Graham J M, Zonana J, et al. Coloboma, congenital heart disease, and choanal atresia with multiple anomalies: CHARGE association. J Pediatr, 1981, 99（2）:223-227.

[4]Vissers L E, van Ravenswaaij C M, Admiraal R,et al. Mutationsina new member of the chromodomain gene family cause CHARGE syndrome. Nat Genet, 2004, 36（9）:955-957.

[5]Verloes A. Updated diagnostic criteria for CHARGE syndrome: a proposal. Am J Med Genet A, 2005, 133（3）:306-308.

[6]Lalani S R, Hefner M A, Belmont J W, et al. CHARGE syndrome// Pagon R A, Adam M P, Ardinger H H, et al.GeneReviews. Seattle（WA）: University of Washington, 2006.

[7]Moccia A, Srivastava A, Skidmore J M, et al. Genetic analysis of CHARGE syndrome identifies overlapping molecular biology. Genet Med, 2018,20（9）:1022-1029.

[8] 张丰珍, 张杰, 陈敏, 等.CHARGE 综合征与听力相关分析. 儿童耳科学专辑, 2015, 3:450-453.

[9]Blake K D, Davenport S L, Hall B D, et al. CHARGE association: an update and review for the primary pediatrician. ClinPediatr（Phila）, 1998, 37（3）:159-173.

[10]Reynaet N, de Zegher F, Francois I, et al. Expanding the CHARGE geno-phenotype: a girl with novel CHD7 deletion, hypogonadotropic. hypogonadism, and agenesis of uterus and ovaries. Horm Res Paediatr, 2016, 85（4）:288-290.

[11]Cheng S. S. W, Luk H, Chan D K H, et al. CHARGE syndrome in nine patients from China. Am J Med Genet A, 2020 ,182（1）:15-19.

第二节　Mc-Cune Albright 综合征

【概述】

Mc-Cune Albright 综合征（Mc-Cune Albright syndrome, MAS, OMIM ＃ 174800）是一种以内分泌功能紊乱，如非 GnRH 依赖型性早熟、高催乳素血症、生长激素分泌过多、甲状腺功能亢进、库欣综合征、甲状旁腺功能亢进等、多发性纤维性骨结构不良及皮肤咖啡牛奶斑为典型特征的特殊疾病。其中性早熟是 MAS 内分泌功能紊乱在儿科的最常见表现，且典型病例主要表现为非 GnRH 依赖型性早熟、皮肤咖啡牛奶斑和纤维性骨结构不良（即三联征）[1]。经典型三联征者约占 24％，二联征者约占 33％，只有一种体征者约占 40%[2]。

【流行病学】

MAS 是一种罕见的先天性疾病，估计患病率为 1/（100 000 ～ 1 000 000），以女性居多。多在童年期发病，也有新生儿期就发病的报道。该病临床少见，国内最早报道于1979 年 [3]，国内外多个案形式报道。

【遗传学】

MAS 目前病因不明，可能与基因突变有关。近年来研究认为，MAS 属罕见的 G 蛋白病，是胚胎早期单个细胞编码的 GNAS 基因的鸟嘌呤核苷酸结合蛋白（G 蛋白）仅亚基（GsQ）区域发生突变，从而导致 G 蛋白的结构和功能异常。随着胚胎的发育，突变细胞形成的克隆可分布于机体不同组织，从而出现不同临床表现。

【发病机制】[4]

体外的突变诱导研究证实，GNAS 基因的第 201 位精氨酸被组氨酸或半胱氨酸取代，G 蛋白亚基内的 GTA 酶和 AMP 蛋白激酶 A 的活性受到抑制，G 蛋白仅刺激非激素依赖性腺苷酸环化酶的能力增强，使细胞内环腺苷酸水平升高，从而导致相应的病理学改变。MAS 各系统临床表现几乎都与组织特异性 gSP 异常表达导致 G 蛋白、细胞内环腺苷酸水平升高有关。GNAS1 基因第 8 外显子的第 201 位密码子是最为常见的错义突变热点，即精氨酸被组氨酸或半胱氨酸取代（R201H 和 R201C）。该突变使腺苷酸环化酶活化功能改变，从而导致 cAMP 堆积，使 cAMP 依赖性受体促肾上腺皮质激素、促甲状腺激素、FSH、LH 等被激活，表现为相应靶器官的功能亢进。然而，并非所有患者均可监测到病变组织 GNAS1 基因突变。

【临床表现】[2,5]

1. 纤维性骨结构不良　多因局部疼痛、畸形或出现病理性骨折等症状而就诊，骨骼异常一般出现在 3～10 岁（图 6-3）。MAS 患者的任何骨骼都可以受累，可出现骨骼畸形、局部固定性疼痛，或压迫邻近组织出现相应症状。骨的影像学检查对诊断和鉴别诊断意义重大。骨的影像学检查 X 线上呈典型"毛玻璃样变"，最常见于颅面部骨骼及股骨近端，多见于儿童和年轻人，随着病程进展，年龄增长的患者可继而形成骨囊性变，在颅面部骨骼出现骨硬化改变。而股骨近端表现为弯曲畸形外观，呈典型牧羊人手杖样外观，其被公认为是纤维性骨结构不良最具特征的 X 线表现。其原因是病灶区骨化不全、骨质软、负重后容易变形。

2. 咖啡牛奶斑　MAS 患儿皮肤病变是由 G 蛋白激活，cAMP 分泌增多，从而使黑色素分泌增多导致。部分患儿出生时已存在或于出生后不久出现，可分布于身体的任何部位，如颈背部、躯干、上下肢及臀部，形成大小不等、形态不规则、不高出皮面、深褐色（类似咖啡与牛奶混合后的颜色）的斑块，故得名咖啡牛奶斑（图 6-4）。

3. 内分泌异常

（1）性早熟：为最常见的症状，60％ 的 MAS 患儿有此症状，是非中枢性依赖型性早熟，不受下丘脑 - 垂体 - 性腺轴的调控。患儿雌激素升高，但下丘脑 - 垂体 - 性腺轴

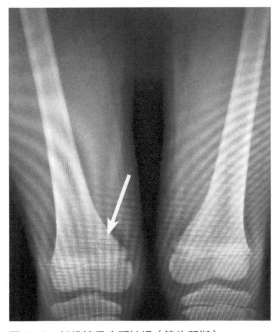

图 6-3　纤维性骨皮质缺损（箭头所指）

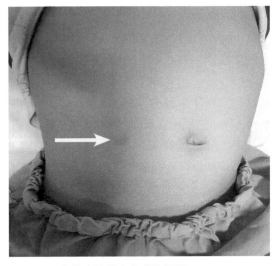

图 6-4　患儿皮肤散在咖啡牛奶斑

未启动，为外周性性早熟。在无促性腺激素刺激下自发分泌雌激素，血雌激素水平增高，通过负反馈抑制使血促性腺激素水平低下，GnRH 激发试验提示非促性腺激素依赖性性早熟。长期的高性激素状态可导致第二性征发育早、不规则阴道出血、生长加速，骨龄较实际年龄提前，但血 LH 水平低下，一般无排卵。

（2）甲状腺功能亢进[6]：38％的 MAS 患儿可同时合并甲状腺功能亢进，常表现为三碘甲状原氨酸升高、促甲状腺素降低，而甲状腺素可正常（由于 gsp 突变导致甲状腺素向三碘甲状原氨酸的转换增加）。

（3）生长激素分泌过多[7]：MAS 患儿常出现生长激素分泌增多，导致生长加速，部分患儿可有肢端肥大症的表现。MAS 相关的生长激素分泌过多几乎均同时伴有泌乳素分泌增多，因此，血清泌乳素水平有助于验证或排除生长激素过多。

（4）Cushing 综合征：7.1％的 MAS 患儿可合并有库欣综合征，新生儿期即可出现相应的临床症状。部分患儿出生前已有皮质醇增多，故对低体重儿、生长发育缓慢者、满月脸患儿需要提高警惕。需要长期监测肾上腺皮质功能及肾上腺形态有无变化。

（5）低磷血症：4.0%～38.5％的 MAS 患儿合并低磷血症，表现为低血磷性佝偻病。但并非所有 MAS 患儿均有低磷血症，文献报道多骨型骨纤维异常增殖症常合并低磷血症。

【诊断和鉴别诊断】

1.诊断 到目前为止，临床三大表现仍然是 MAS 诊断的主要依据[5,6]。对不典型病例（指 3 种临床表现只有 2 种甚至 1 种），应检测 20 号染色体长臂区，编码 G 蛋白 α 亚基的基因突变有助于诊断 MAS[8,9]。MAS 的基因诊断尽管近年来从理论认识、技术手段、病例分析等方面均取得长足进展，但由于该病基因突变发生于胚胎期，突变体细胞克隆伴随机体生长、细胞分化，散在分布于不同组织器官，形成突变嵌合体，单一组织检测易得到阴性结果，而阴性结果亦不能排除突变受累组织的存在。因此，目前尚不能作为常规诊断方法。

2.鉴别诊断[10-12] MAS 要与如下疾病鉴别。

（1）性早熟：女孩性早熟多数为中枢性性早熟，性早熟性发育顺序为先有乳房发育后有月经来潮，GnRH 激发试验有助于诊断。要注意的是少数外周性性早熟病例在一定条件下可转化为中枢性性早熟，除了通过临床表现帮助鉴别外，更有必要做垂体兴奋试验予以鉴别。

（2）咖啡牛奶斑：也可见于神经纤维瘤病及 Jaffe-Campanacci 综合征等，要注意鉴别诊断。咖啡牛奶斑边缘锐利，呈锯齿状、大片状，不对称性分布。而神经纤维瘤病的皮损，表面光滑，边缘不锐利，可分布于身体一侧或双侧，同时骨病损多在胫骨、腓骨、通常形成假关节。颅骨几乎不受累，这些特点有利于临床鉴别诊断。Jaffe-Campanacci 综合征也是一种咖啡牛奶斑样皮损加骨病损的综合征，本征除皮损分布无规律性，骨病损特点是长骨多发性非骨化性纤维瘤，而不是纤维性骨结构不良，诊断困难病例通过骨病理活检可进行鉴别这两种疾病。

（3）纤维性骨结构不良：MAS 引起的骨骼纤维性病变的确诊除了上述临床表现外，骨的影像学检查对诊断和鉴别诊断意义重大，但最终诊断需要依据骨病理活检。

【治疗】

MAS 的治疗目前仍限于对症治疗，尚无有效的根治方法。对于性早熟，近来发现他莫昔芬治疗 MAS 效果好，能与雌二醇竞争结合雌激素受体，使雌激素水平下降，从而减少阴道出血使阴道出血较前改善，还可显著改善个体发育和骨骼成熟度，但长期疗效及药物不良反应尚待更进一步的长期观察随访研究。若他莫昔芬治疗效果不佳，可考虑改为第三代芳香化酶抑制剂，如来曲唑、阿那曲唑等。治疗过程中长期的高性激素状态可诱发患者转变为真性性早熟，可按其治疗原则使用促性腺激素释放激素类似物（gonadotroplnreleasing hormone analogue，GnRHa）治疗。对于其他的内分泌功能亢进的表现可选用相应的药物对症治疗。 MAS 的多发性纤维性骨结构不良可用双膦酸盐化合物帕米膦酸二钠治疗，其可抑制骨的再吸收，提高骨密度，缓解患儿的骨痛症状，减少骨折的发生，但对已形成的骨骼畸形无明显作用。对于咖啡牛奶斑，若无不适，可暂不予以处理。

【预后】

MAS 预后差异较大，主要取决于病变骨受累部位和程度，以及内分泌障碍程度和范围。头面部的骨病损如上下颌骨病变可导致上呼吸道阻塞，危及生命。脊柱病损可致脊神经脊髓受压症状。外周性性早熟预后比中枢性性早熟好，性征变化并非必然性进行性加重。长期随访发现，部分患儿成人后可获生育能力。只要保持长期监护和恰当处理，大多数患者预后良好，但少数转化为中枢性性早熟或其他严重内分功能障碍，或颅底骨纤维性增生、硬化导致颅脑神经受压者，预后不良。

总之，MAS 以一系列临床表现而命名，并非单一病种，十分罕见，病情十分复杂，涉及内分泌科、妇产科、小儿内外科、骨科、神经外科、耳鼻咽喉外科等多专业，只有共同定期、动态随访，才能发现各种问题并使其得到正确及时的处理。

（宋艳宁 巩纯秀）

【参考文献】

[1]DiazA, DanonM, Crawford J. McCune Albright syndrome and disorder due to activating mutations of GNAS1. J Pediatr Endocrinol Metab，2007，20（8）:853-880.

[2]Lumbroso S, Paris F, Sultan C. Activating Gsalpha mutations: analysis of 113 patients with signs of McCune-Albright syndrome-a European collaborative study. J Clin Endocrinol Metab, 2004，89（5）：2107-2113.

[3]朱长瑶，杨锡强. 骨纤维性变伴女性性早熟一例报告. 重庆医药，1979，8（4）：415-422.

[4]Tobar-Rubin R, Sultan D, Janevska D, et al. Intragenic suppression of a constitutively active allele of Gsα associated with McCune-Albright syndrome. J Mol Endocrinol,2013,50（2）：193-201.

[5]Dumitrescu C E，Collins M T.McCune-Albright syndrome.Orphanet J Rare Dis,2008,19（3）：1-12.

[6]Feuillan P P, Shawker T, Rose S R, et al. Thyroid abnormalities in the McCune-Albright syndrome: ultrasonography and hormonal studies. J Clin Endocrinol Metab, 1990,71（6）：1596-1601.

[7]Chattopadhyay A, Bhansali A, Mohanty S K, et al. Hypophosphatemic rickets and osteomalacia in polyostotic fibrous dysplasia. J Pediatr Endocrinol Metab, 2003,16（6）：893-896.

[8]Adegbite N S, Xu M, Kaplan F S, et al.Diagnostic and mutational spectrum of progressive osseous heteroplasia（POH）and other forms of GNAS-based heterotopic ossification AJMG,2008,146A（14）：1788-1796.

[9]易琴，田佛艳，魏虹，等. McCune-Albright 综合征一例诊疗及基因突变分析. 实用儿科临床杂志，2010, 25（8）：564-566.

[10]Chakraborty D, Mittal B R, Kashyap R, et al.Radioiodine treatment in McCune-Albright syndrome with hyperthyroidism. Indian J Endocrinol Metab, 2012, 16（4）：654-656.

[11]Al-Rikabi A C，Ramaswamy J C, Bhat V V. Jaffe-Campanacci syndrome. Saudi Med J, 2005, 26（1）：104-106.

[12]江君，彭明惺，刘敏. Jaffe-Campanacci 综合征研究进展. 中华小儿外科杂志，2013, 34（3）：224-226.

第三节 Müllerian 管永存综合征

【概述】

苗勒管永存综合征（persistent Müllerian duct syndrome，PMDS）又称 Müllerian 管永

存综合征，是指染色体核型为 46，XY，表型正常的男性，体内保存有苗勒管结构（子宫、输卵管、阴道上部）的一种较为罕见的男性假两性畸形。1939 年 Nilson 首次描述 PMDS[1]。

【流行病学】

PMDS 是一种罕见的遗传性疾病，该综合征在成人中约有 150 例，主要在美国，欧洲及中东地区报道过[2]。国内目前有复旦大学附属儿科医院报道过 11 例使用腹腔镜治疗的患儿，南京医科大学第一附属医院报道过 2 例成年患者及首都医科大学附属北京儿童医院报道过 1 例学龄前期患儿[3-5]。

【遗传学】

PMDS 的家族遗传方式有 X 连锁遗传、常染色体显性遗传、常染色体隐性遗传。该综合征的病因为抗苗勒管激素（anti Müllerian hormone, AMH）缺乏或其 AMHR-Ⅱ 受体功能缺陷。AMH 基因位于 19p13，长度 2.75kbp，该基因的突变发生在约 45% 的患者中；AMHR-Ⅱ 受体基因位于 12q13，长度 8.7kbp，该基因的突变发生在约 40% 的患者中，约

16% 的患者病因不明。文献中报道 PMDS 中 AMH 基因的突变主要出现在地中海和阿拉伯人中，且突变类型多为错义突变。迄今共有 26 个 AMHR-Ⅱ 受体基因的突变已确定（图 6-5）[6]。

【发病机制】

内生殖道在性别决定之前由苗勒管和沃尔夫管组成，在胚胎 7 周内两者同时存在。正常男性的性分化取决于睾酮、双氢睾酮及 AMH。男性胚胎在第 7 周末开始出现睾丸分化。男性胚胎的 Sertdi 细胞分泌 AMH，从而使同侧的苗勒管退化，前列腺小囊和睾丸附件即是其退化的残留，在苗勒管退化过程中、胎儿期、儿童期直至青春前期，AMH 分泌均保持高水平，青春期后迅速下降，成年后 AMH 分泌保持低水平。AMH 是 Sertudi 细胞最早合成的激素，属于转化生长因子 TGF-β 超家族的糖蛋白，分子量为 140kDa，其唯一的生理作用为男性性分化时诱导苗勒管的退化。同时男性 Leydig 细胞分泌的睾酮可以促进沃尔夫管分化为附睾、输精管、精囊。男性胚胎中若出现 AMH 缺乏

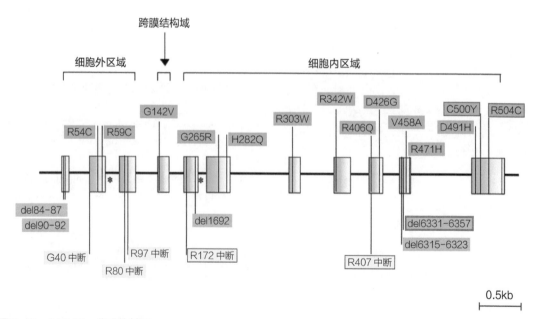

图 6-5　AMHR-Ⅱ 受体基因

错义突变在上方标记，其余突变在下方标记，* 表示剪切突变，紫色方框内的为常见突变

或其受体功能缺陷，则导致 PMDS。由于睾酮的分泌和功能不受影响，沃尔夫管衍生物及外生殖器分化发育正常。

PMDS 主要病因为 *AMH* 基因和 *AMHR-Ⅱ* 受体基因突变 [7,8]。*AMH* 基因突变的位置可以在外显子 4 以外的整个基因中出现，但最常见的突变位置为外显子 1、3' 端及 5' 端（图 6-6）[6]。通过功能预测这些位置的突变可以影响 AMH 的合成及分泌。*AMHR-Ⅱ* 受体基因突变主要出现在欧洲北部和美国人中。最常见的 *AMHR-Ⅱ* 受体基因突变是位于外显子 10 上的 del6331-6357 序列，27bp 的片段缺失，此突变出现在约 47% 的 PMDS 患者中。同时单个碱基的缺失，可以影响 AMH R-Ⅱ 受体激酶活性，碱基的缺失使得终止密码子提前出现，蛋白翻译提前终止，导致 AMH R-Ⅱ 受体跨膜区后结构消失。体外实验证实，底物结合区 R406Q 的错义突变可以导致 AMHR-Ⅱ 受体功能异常，但基因突变出现在体内时，需要 2 个等位基因同时发生突变才可出现 PMDS。临床发现，PMDS 患者一般都是突变体和野生型共存，其可能原因为胞质内结构域的突变虽不影响 AMHR-Ⅱ 受体信号的传导，但其通过破坏受体中激酶活性从而导致 PMDS 的发生。

【临床表现】

PMDS 临床罕见，早期缺乏典型临床表现，患儿多因腹股沟疝、双侧隐睾、少精及不育甚至生殖系统肿瘤而就诊。Clarenette[9] 研究团队根据睾丸和子宫的位置将 PMDS 分为 3 个亚型，即 60%～70% 患者双侧睾丸分别位于卵巢正常位置，双侧阴囊空虚，且腹腔内有苗勒管结构；20%～30% 患者一侧睾丸及相连的苗勒管结构位于该侧疝囊或阴囊内，这种类型通常称为子宫腹股沟疝；10% 患者双侧睾丸及输卵管、子宫均位于一侧阴囊内，即睾丸横过异位。

【实验室检查】

早期诊断 PMDS 需要丰富的临床经验，激素检测及睾丸活检并通过基因突变分析可证实。临床上需要通过检测染色体核型来明确染色体性别，同时需要进行 hCG 试验判断是否存在有功能的睾丸组织。睾丸横过异位的患者在术前若有单侧腹股沟疝伴对侧未触及睾丸的情况需要高度怀疑此疾病。对于疑诊患者可以通过超声检查、CT、MRI 及腹腔镜辅助诊断。青春期前出现双侧隐睾的患者，可以通过检测血清 AMH 辅助诊断。同时，PMDS 患者性腺有一定的恶变率，可对患儿进行 hCG 和 α- 胎儿蛋白检测。

【诊断和鉴别诊断】

1. 诊断　对于出现上述临床表型且高度怀疑该病的患者，建议行染色体核型、*AMH*

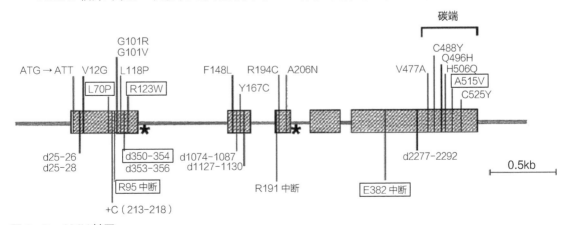

图 6-6 *AMH* 基因

错义突变在上方标记，其余突变在下方标记，剪切突变由 * 标记，黑色方框内的为常见突变

基因和 *AMHR-Ⅱ* 受体基因检测，同时进行超声检查，若证实为 46,XY 染色体核型，超声提示有残存苗勒管结构（也可进一步完善病理检查证实为苗勒管结构），同时合并 *AMH* 和（或）*AMHR-Ⅱ* 受体基因突变即可确诊。

2. 鉴别诊断　主要的鉴别诊断为混合型性腺发育不良，在此类病例中，除了有残存的苗勒管结构外，还有表现模糊的外生殖器，常见的是一侧性腺呈条索合并苗勒管结构，另一侧存在睾丸、输精管和附睾。该病的染色体核型通常表现为 45,XO/46,XY 嵌合型。

【治疗】

该病患儿均应按照男性抚养。PMDS 的治疗重点为对残留苗勒管结构和异位睾丸的处理，治疗的目的为保留生育能力，预防或早期识别苗勒管及异位睾丸发生恶变。有研究显示患者隐睾生精小管生殖细胞数目在 1 岁后开始偏离正常，2 岁后即出现永久性损伤。既往学者认为，睾丸位于腹部或腹股沟由于温度的差别，不利于精子的生成，建议隐睾下降固定术时机选择在 2 岁之内 [10]。首都医科大学附属北京儿童医院经验，隐睾患儿在 2 岁之内睾丸仍有自然下降的可能，建议睾丸下降固定术可以选择在 2 岁之后尽早进行。

调查青春期前手术的腹腔内隐睾患者，其术后生育能力较强，如果输精管经松解后长度足够，建议保留下降固定，术后应密切随访观察，若精索过短或离断精索血管后仍不能降至可触及的位置，可先将睾丸放置在腹股沟皮下，结合内分泌科促性腺激素的治疗，让患儿睾丸自然下降至阴囊；若睾丸仍不能下降至阴囊，由于患儿青春期发育需要激素的存在，外科仍不考虑切除睾丸，虽然睾丸有恶变的可能，但睾丸位于皮下易于观察，可以早期发现肿瘤的存在，早期进行根治手术，防止肿瘤扩散等其他并发症的发生；对于青春期后发现的腹腔内隐睾患者，其术后生育能力仅为 14% 左右，且其发生恶变概率高于青春期前患者，可以考虑根治性睾丸切除；对于横过异位在腹股沟疝囊内的睾丸，其位置较低且恶变概率小，则直接行睾丸松解下降固定术 [11]；如行双侧睾丸切除，后续的终身雄激素替代治疗将不可避免；对于睾丸已发生恶变的，应予以切除并加以辅助放疗、化疗 [7]。

【遗传咨询】

该病遗传方式不确定，可以为 X 连锁遗传、常染色体显性遗传、常染色体隐性遗传，患儿父母可均无症状，因此，对于已生育该综合征患儿的父母再生育时建议进行产前基因诊断。

【预防】

该病目前无有效的预防措施，生育过该病的患儿父母建议再次生育时进行产前诊断。

PMDS 患者性腺有一定的恶变率，异位睾丸恶性肿瘤的发病率约为 15% [12,13]，隐睾的恶变风险与下降不良程度成正比，睾丸位置越高，恶变概率就越大，腹腔型睾丸的恶变率为腹股沟型隐睾的 4 倍，萎缩的或位于腹腔内的睾丸是正常睾丸恶变的 200 倍 [10]，但异位睾丸恶性肿瘤两侧之间的恶变率并无差异。行隐睾下降固定术的患者大多在 6～18 年发现睾丸恶变，但睾丸恶变的发生时间与手术早晚及患者年龄并无相关性 [14,15]。这个显示了睾丸恶变的可能性是先天的，与外部条件不相关。我们需要对此类患者术后进行长时间随访，以评价睾丸功能并早期发现睾丸肿瘤 [16,17]。同时发现，PMDS 发生恶性肿瘤的病例约有 30 例 [18]，恶性肿瘤大部分来源于异位睾丸，极少数来源于苗勒管残余组织，文献报道中有 1 例患者出现宫颈腺癌 [19]，1 例患者出现透明细胞腺癌 [20]。睾丸肿瘤病理类型有精原细胞瘤、胚胎细胞肿瘤、畸胎瘤、卵黄囊瘤，其中精原细胞瘤最常见 [18]。国内仅见 1 例睾丸恶变精原细胞瘤的报道 [21]。需要注意的是，已经有报道苗勒管结构可以出现恶变，此外，苗勒管结构可以与精囊相连，引发少精症、睾丸下降困难、尿路感染、周期性血尿、结石和排尿障碍[7, 22]。结合以上观点，考虑患儿长期有生长发育、成年期生育问题，我们认为患儿需要手术切除无功能的苗勒管结构。同时我们需要对这些有基因异常的综合征患者进行遗传咨询及长期随访。

（任潇亚　巩纯秀）

【参考文献】

[1]Modi J, Modi D, Bachani L. Acute urinary retention caused by seminoma in a case of persistent mullerian duct syndrome. Indian J Pathol Microbiol,2015, 58（1）: 83-85.

[2]Nerune S M, Hippargi S B, Mestri N B, et al. Persistent mullerian duct syndrome with ovarian endometriosis-a rare case report. J Clin Diagn Res,2016,10（2）: D14-D15.

[3]沈剑，毕允力. 腹腔镜结合膀胱镜手术治疗苗勒管永存综合征. 临床小儿外科杂志,2013,12(2):107-109.

[4]居小兵,钱立新,张炜,等. 苗勒管永存综合征二例. 中华外科杂志,2007,45（12）:863-864.

[5]Ren X Y, Gong C X. Persistent Müllerian duct syndrome: a case report and review. Experimental And Therapeutic Medicine,2017, 14: 5779-5784.

[6]di Clemente N, Belville C. Anti-Müllerian hormone receptor defect. Best Pract Res Clin Endocrinol Metab,2006,20（4）:599-610.

[7]Patil V, Muktinaini S, Patil R, et al. Persistent müllerian duct syndrome: a case report. Indian J Surg,2013, 75（Suppl 1）:460-462.

[8]Hoshiya M, Christian B P, Cromie W J, et al. Persistent Müllerian duct syndrome caused by both a 27-bp deletion and a novel splice mutation in the MIS type Ⅱ receptor gene. Birth Defects Res A Clin Mol Teratol,2003,67（10）:868-874.

[9]Clarnette T D, Sugita Y, Hutson J M. Genital anomalies in human and animal models reveal the mechanisms and hormones governing testicular descent. Br J Urol,1997,79（1）:99-112.

[10]邵法明，缪起龙，杨后猛，等. 苗勒管残留综合征二例并文献复习. 中华小儿外科杂志, 2011, 32（6）: 468-470.

[11]王帅，姜大朋，李昭铸. 苗勒管永存综合征研究进展. 中华小儿外科杂志,2016,37（1）:73-76.

[12]Prakash N, Khurana A, Narula B. Persistent Müllerian duct syndrome. Indian J Pathol Microbiol,2009, 52（4）: 546-548.

[13]Renu D, Rao B G, Ranganath K, et al. Persistent müllerian duct syndrome. Indian J Radiol Imaging,2010,20（1）:72-74.

[14]Manassero F, Cuttano M G, Morelli G, et al. Mixed germ cell tumor after bilateral orchidopexy in persistent Müllerian duct syndrome with transverse testicular ectopia. Urol Int,2004,73（1）:81-83.

[15]Melman A, Leiter E, Perez J M, et al. The influence of neonatal orchiopexy upon the testis in persistent Müllerian duct syndrome. J Urol,1981,125（6）:856-858.

[16]Manassero F, Cuttano M G, Morelli G, et al. Mixed germ cell tumor after bilateral orchidopexy in persistent Müllerian duct syndrome with transverse testicular ectopia. Urol Int,2004,73（1）:81-83.

[17]Melman A, Leiter E, Perez J M, et al. The influence of neonatal orchiopexy upon the testis in persistent Müllerian duct syndrome. J Urol,1981,125（6）:856-858.

[18]Barad A K, Bharath N M, Narayana V, et al. Persistent Müllerian duct syndrome with embryonal cell carcinoma along with ectopic cross fused kidney. J Clin Diagn Res,2016,10（1）:D7-D8.

[19]Thiel D D, Erhard M J. Uterine adenosarcoma in a boy with persistent müllerian duct syndrome: first reported case. J Pediatr Surg,2005,40（9）:e29-e31.

[20]Shinmura Y, Yokoi T, Tsutsui Y. A case of clear cell adenocarcinoma of the müllerian duct in persistent müllerian duct syndrome: the first reported case. Am J Surg Pathol,2002,26（9）:1231-1234.

[21]于德新，方卫华，江山，等. 表现为睾丸横过异位的苗勒管综合征二例报告. 中华泌尿外科杂志,2002,23（11）:678-680.

[22]Manjunath B G, Shenoy V G, Raj P. Persistent müllerian duct syndrome: how to deal with the müllerian duct remnants- a review. Indian J Surg,2010,72（1）:16-19.

第四节　Swyer 综合征

【概述】

Swyer 综合征（Swyer syndrome, OMIM# 400044）又称 46, XY 性反转，是一类较为罕见的性发育异常疾病，1955 年由 Swyer[1] 首次描述，主要特点为染色体性别与性腺性别不一致，即染色体核型为 46, XY，性腺却为卵巢或条索状性腺组织，同时存在子宫、输卵管和阴道，外生殖器为女性幼稚外阴。

【流行病学】

Swyer 综合征为性分化异常疾病中较为少见的一种，在活产婴中发病率为 1/80 000[2]。目前尚无标准的临床诊治指南，因此，对该病的认识和诊治仍有一定的局限性。

【遗传学】

Swyer 综合征的病因十分复杂。1990 年 Sinclair 等 [3] 在 Y 染色体短臂克隆出性别决定基因（sex determining region on Y chromosome，SRY），同年 Cameron 等 [4] 首次报道了染色体核型 46,X 患者的 SRY 基因突变，之后在更多的 Swyer 综合征患者中，发现了 SRY 基因突变。目前已知可导致 Swyer 综合征的基因包括 SF1、WT1、SRY、SOX9、ARX、DHH、CBX2、DMART1、ATRX、DAX1、WNT4 等，这些基因突变或表达剂量的变化引起临床表型变异巨大，可以是睾丸部分分化不良，重型则为完全睾丸不分化。SRY 基因位于 Y 染色体上，该基因没有内含子，为单一外显子，可编码 204 个氨基酸，其中有 79 个氨基酸可组成 HMG 基序 [5]。与其他的 SOX 蛋白家族成员一样，SRY 蛋白可通过 HMG 基序与特定的 DNA 结合，从而调节决定男性发育相关基因的表达。SRY 基因发生缺失、突变、易位均可导致性反转或生殖器官发育不全。大部分的突变发生 HMG 基序中。SRY 基因突变大部分情况下引起完全性 46, XY 性腺发育不全，而少部分突变类型与部分性 46, XY 性腺发育不全、真两性畸形、Turner 综合征有关。

【发病机制】[6, 10]

Swyer 综合征是指 46, XY 完全性腺发育不良，是一种少见的基因突变相关疾病，仅部分致病基因明确。单基因突变或染色体变异引起的基因表达异常导致的睾丸分化因子的缺陷，在双潜能性腺分化阶段出现了明显的转录调控紊乱，促睾丸抑卵巢机制及反向机制出现交叉现象，比如抑制睾丸分化的因子表达过量，如 WNT4、DAX1、RSPO1 等，也可能是促睾丸形成抑制卵巢分化的因子及其作用减低，主要涉及早期 SF1-SRY-SOX9。胚胎早期某种因素导致睾丸停止发育或形成条索状性腺，不分泌睾酮和 AMH，则中肾管（为男性内生殖器的始基）由于缺乏睾酮刺激而退化，而副中肾管由于缺少 AMH 的抑制而发育为子宫、输卵管和阴道上段，外生殖器无睾酮代谢产物双氢睾酮的作用而发育成女性外阴。

【临床表现】

1. 生殖系统　部分患者有卵巢或条索状性腺组织，部分患者性腺一侧为条索状物，对侧为发育不全的睾丸或双侧皆为发育不全的睾丸，有阴道、子宫及输卵管，但子宫一般发育较小，呈幼稚型改变 [7,8]。

2. 青春期发育　青春期无第二性征发育，原发性闭经，但人工周期可有撤退性出血。一些患者的条索状性腺中存有一定功能的卵泡，能启动自发的青春期发育，如月经来潮，但多继发性闭经，这种情况可能会延迟诊断。

3. 乳房发育　低水平雌激素导致患者乳房无发育，外阴无阴毛生长、色素沉着不明显。

4. 身高　由于患者体内雌激素水平低，负反馈引起 LH 和 FSH 升高，导致骨骺闭合延迟，相比于正常同龄女性来说身高偏高，但比正常同龄男性偏低。但也有报道 Swyer 综合征合并生长发育迟缓的报道[9]。

5. 骨质疏松　部分患者由于雌激素缺

乏，易引起骨质疏松。

【实验室检查】

1. 染色体核型 患者染色体核型为 46, XY。

2. 超声检查 患者或表现为卵巢或条索状性腺组织，子宫较小。

3. 激素水平 患者一般表现为 LH 及 FSH 水平增高，雌激素水平降低。

4. *SRY* 基因突变 但突变者占 Swyer 综合征患者的 10% ～ 15%。

【诊断和鉴别诊断】

1. 诊断 Swyer 综合征目前尚无标准的临床诊治指南，该病需要详细询问疾病病史、家族史，进行仔细的全身体格检查，尤其注意患者第二性征的发育情况，如乳房、喉结、阴毛、阴蒂等。尚需检测体内基础性激素水平、盆腔超声、染色体分析，必要时行内镜检查，并取局部组织送病理检查。*SRY* 基因突变有助于诊断。

2. 鉴别诊断 Swyer 综合征诊断时常需与具有女性表型的 Turner 综合征、完全型雄激素不敏感综合征和 17α- 羟化酶缺乏相鉴别。Turner 综合征为性幼稚，缺少第二性征发育，易合并原发性或继发性闭经，但最常见的特点为身材矮小，并有多种特殊体征，如蹼状颈、低位耳、盾胸、肘外翻、色素痣等，常伴有反复发作的中耳炎或合并先天性心脏病，染色体核型为 45, XO 或嵌合型。完全型雄激素不敏感综合征患者染色体核型为 46, XY，有发育丰满的乳腺组织，但乳头和乳晕苍白不成熟，腋毛和阴毛稀少或没有。生殖腺为睾丸，外生殖器呈女性外因，阴道只是一个盲端，无子宫输卵管等女性内生殖器官。17α- 羟化酶缺乏是先天性肾上腺增生症中极为少见的一种，女性外表，呈女性幼稚外阴，染色体核型为 46,XY，生殖腺为睾丸，但由于雌激素合成减少，青春期骨骺不愈合，出现身高持续增长，突出症状为伴有高血压、低血钾。

【治疗】

1. 激素替代治疗 Swyer 综合征患者可行适量雌激素替代，除了促进乳房、外阴及子宫发育外，还可以防治雌激素过低引起的骨密度异常。据相关研究发现雌激素替代开始的时间越早，患者获益越大，但是治疗一旦开始，需要持续进行以防止雌激素撤退综合征的出现[11]。所有患者需定期复查子宫发育情况，适时加用孕激素以人工调节月经周期治疗。

2. 癌变 研究发现，15% ～ 35% 的 Swyer 综合征患者的性腺易出现肿瘤，多为良性肿瘤，但其转化为生殖细胞恶性肿瘤风险极大[12]，多发生于年轻患者，并随着年龄增长，恶变率增加，因此一经诊断，应尽早行性腺切除[13]。

3. 生育 Swyer 综合征患者生育报道非常少，需根据患者子宫发育情况，若子宫发育良好，可考虑辅助生殖技术，目前国外仅有 1 例 Swyer 综合征患者利用辅助生殖技术生育 1 例健康宝宝的报道[14]。

【遗传咨询】

仅 10% ～ 15% 的该病患者发现 *SRY* 基因突变，因此生育过该病患儿的父母再次生育时建议进行产前咨询。

【预后】

若早期诊断及预防性切除发育不良的性腺，病检结果显示尚未合并恶性肿瘤，则预后可。若病检提示合并恶性肿瘤，预后与肿瘤性质及分期分级有关。

（宋艳宁 巩纯秀）

【参考文献】

[1]Swyer G I. Male pseudohermaphroditism: a hitherto undescribed form. Br Med J,1955, 2: 709-712.

[2]Michala L, Goswami D,Creighton SM, et al. Swyer syndrome: presentation and outcomes. BJOG,2008, 115:737-741.

[3]Sinclair A H, Berta P , Palm er M S , et al. Agene from the human sex -deterin in gre gion encodes a prote in with homology to a conserved DNA -binding umtif.

Nature, 1990, 346:240 -244.

[4]Cameron F J , Sinclair A H. Mutations in SRY and S OX9: testis-detellnining genes .Hummuta t,1997, 9:388-395.

[5] 鲍明升，吴孝兵，程双怀，等 . 性反转综合征的 SRY 分析 . 实用医学杂志，2007，23：348-350.

[6]Ahmed SF,Bashamboo A,Lucas-Herald A. et al. Understanding the genetic aetiology in patients with XY DSD. British Medical Bulletin, 2013, 106:67-89.

[7] 鹿小燕，李明龙，马立川 . 家族性 46,XY 单纯性腺发育不全 1 例 . 山东大学学报，2008（1）:83.

[8]de Andrade J G R, Marques-de-Faria A P, Fabbri H C, et al. Long-term follow-up of patients with 46,XY partial gonadal dysgenesis reared as males.Int J Endocrinol,2014:8.

[9] 金文胜，李佳，李红梅，等 . Swyer 综合征合并生长迟缓 1 例 . 广东医学，2014, 35（17）:2784.

[10]Sanchez-Moreno I, Canto P, Mungula P, et al. DNA binding activity studies and computational approach of mutant SRY in patients with 46,XY complete pure gonadal dysgenesis. Elsevier Ireland,2009,299（2）:212-218.

[11]Fenzl V , Duie Z , Popie-Ramac J, et al. Unexpected outcome in a treated X Y reversal syndrome patient. Acta Clin Croat，2011,50 :603 -607.

[12]Koopman P, Gubbay J, Vivian N, et al. Male development of chromosome ally fem ale mice transgenic for Sry . Nature ,1991.35（1）:117-121.

[13]Marchina E. Gatnbera A, Spinelli E, et al. Htentification of a new mutation in the S R Y gene in a 46, XY woman with Swyer syndrome .Fenil Steril, 2009, 91（932）:e7-e11.

[14]George C, Efthimios D, Pantelis T, et al. Successful pregnancy in a Swyer syndrome patient with preexisting hypertension. Fertility and sterility, 2011, 96（2）:e83-e85.

第五节 先天性促性腺激素功能低下型性腺功能减退症

【概述】

先天性促性腺激素功能低下型性腺功能减退症（congenital hypogonadotropic hypogonadism, CHH）是由于 GnRH 产生、分泌或作用缺陷合并嗅觉异常的一种疾病，以部分或完全青春期缺乏和不育作为主要特点。根据是否合并嗅觉异常，该病可分为合并嗅觉缺失或低下的 Kallmann 综合征（Kallmann syndrome, KS）及嗅觉正常的 CHH（normosmic CHH, nCHH）。CHH 可仅表现为先天性 GnRH 缺乏的相关症状，也可同时合并有其他发育畸形，如唇腭裂、牙齿发育不良、耳畸形、先天性听力受损、肾脏发育不良。CHH 具有临床和遗传异质性，呈家族性或散发性发病，其中散发性病例约占 2/3[1]。

【流行病学】

CHH 在活产儿中的发病率为 1/100 000 ～ 10/100 000，50% ～ 60% 为 Kallmann 综合征，男性多见，男女比例为（3 ～ 5）：1[2]。以首都医科大学附属北京儿童医院 2013 ～ 2020 年因性发育异常就诊的单中心的数据显示，CHH 约占性发育异常就诊患儿的14%，Kallmann 综合征约占 CHH 的 50%。

【遗传学】

CHH 具有遗传异质性，目前报道，超过 90 个基因可能与 CHH 发病有关 [1,3,4]。自从 1991 年发现首个 Kallmann 综合征致病基因 KAL1（ANOS1）后，目前有超过 20 个基因被发现可引起 Kallmann 综合征，或可同时引起 Kallmann 综合征和 nCHH，解释了约 50% 患者的致病机制。Kallmann 综合征的常见致病基因包括 X 连锁遗传的 KAL1（ANOS1，编码 anosmin-1），常染色体显性遗传的 FGFR1（编码 FGFR1）、FGF8、CHD7、HS6ST1（编码肝素 - 硫酸 6-O- 磺基转移酶 1）、SOX10、SEMA3A（编码信号素 -3A）、WDR11（编码 WD 重复序列蛋白11）和 IL17RD（编码白介素 -17 受体 D），常染色体隐性遗传的 PROKR2 和（或）PROK2 及 FEZF1。其他基因有 HESX1、FGF17、SEMA7A、NSMF、AXL、DUSP6、

SPRY4、*FLRT3* 及最近发现的 *NDNF*、*PTCH1* 和协同致病的 *PLXNA1* 及 *PLXNA3*。上述基因均可同时影响 GnRH 神经元及嗅觉系统而致病，部分基因可同时引起 Kallmann 综合征和 nCHH。部分基因如 *GNRH1*、*GNRHR*、*KISS1*、*KISS1R*、*TAC3*、*TACR3* 仅可导致 nCHH，部分基因突变 CHH 患者可能发生逆转，这些基因包括 *ANOS1*、*FGFR1*、*CHD7*、*HS6ST1*、*PROKR2*、*NSMF*、*GNRHR*、*TAC3*、*TACR3*。

【发病机制】

GnRH 神经元起源于鼻基板，嗅觉感觉神经元及嗅鞘细胞也起源于此，随着鼻基板内陷形成主要嗅觉上皮和犁鼻器，GnRH 神经元从犁鼻器迁出，沿犁鼻器包被的轴突到达前脑，多个基因参与调节 GnRH 神经元的迁移过程（图 6-7）[5]。

【临床表现】

CHH 患者表现为 GnRH 合成、分泌或作用缺陷引起 HPG 轴失活所产生的一系列表型，伴或不伴嗅觉缺乏或嗅觉减退，既往文献及我们前期的研究均提示，部分 Kallmann 综合征患者虽嗅觉正常，但磁共振提示嗅球、嗅沟和（或）嗅束发育异常。由于基因外显率不同，携带相同致病突变患者临床表型不同。

1. 新生儿期和儿童期　小青春期 HPG 轴失活可提供线索以早期诊断 CHH，男性婴儿表现为隐睾和（或）小阴茎，且我们前期的研究发现，存在尿道下裂不能 100% 除外 CHH。

2. 青春期　患儿表现为青春期延迟或青春期进程受到影响，大部分患者表现为缺乏青春期，少部分患者表现为青春期启动后停滞，即部分性青春期。男性 CHH 患者男性化缺乏或男性化程度低、性欲低及无性功能，女性患者原发性闭经或无乳房发育。CHH 患儿表现为稳定的线性生长，缺乏生长高峰。骨骺闭合延迟，患儿通常表现为类阉人体态。

根据致病基因组织表达的差异，CHH 患者可表现为其他发育畸形，如唇裂、腭裂、牙齿发育不良、耳朵畸形、先天性听力受损、肾脏发育不良、双手连带运动或骨骼畸形。

3. 成年　CHH 患者在成年期表现为不育，部分可出现骨质疏松性骨折（图 6-8，图 6-9）。

【实验室检查】

患者染色体核型正常。激素检测提示 LH 和 FSH 低或正常（通常低于 4 ～ 5U/L），性激素处于青春期前水平，男性睾酮 < 100ng/dl，女性雌二醇 < 20pg/ml。MRI 可显示嗅球缺失或发育不良（图 6-10），并注意排除下丘脑及垂体的器质性病变如垂体腺瘤。患者嗅觉识别测试提示嗅觉缺失或减退。精液检查提示无精子症、少精症或精子活力异常。二代测序发现 Kallmann 综合征致病基因对诊断具有重要意义。

【诊断和鉴别诊断】

1. 诊断　该病在 18 岁后才能明确诊断，所以以下所写都是 18 岁前诊断该病的线索，

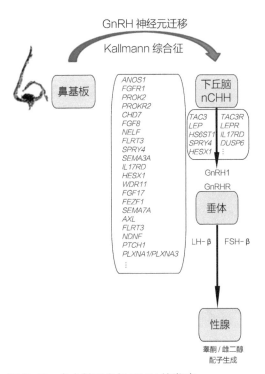

图 6-7　多个基因参与 CHH 的发病

目前儿科是按如下线索考虑该病的。

（1）患者染色体核型正常，同时存在嗅觉异常和性腺功能减退是诊断 Kallmann 综合征的必备条件。部分患者有家族史，多见散发病例。

（2）青春前期处于小青春期的男性婴儿存在隐睾和（或）小阴茎时，应评估 LH、FSH、性激素及抑制素 B（INHB）水平，在此阶段，FSH 水平升高可能是诊断 CHH 的最敏感的指标。由于儿童期为生理性低促性

腺激素阶段，在此阶段诊断 CHH 较困难，男性患儿存在隐睾和（或）小阴茎，且检测不出 FSH 水平升高或对 GnRH 激发试验不反应则提示 CHH。

（3）青春早期（13～16 岁）无隐睾和（或）小阴茎表型，青春期前睾丸或无乳房发育，或存在 CDGP（constitutionol delay of gorwth and puberty；CDGP，体质性青春期发育延迟）家族史的患者，CHH 诊断困难。进行 hCG/hMG 激发试验评估睾丸 Leydig 细

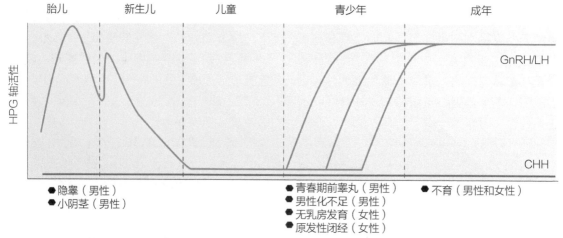

图 6-8　不同年龄段 HPG 轴活性及 CHH 患者表型

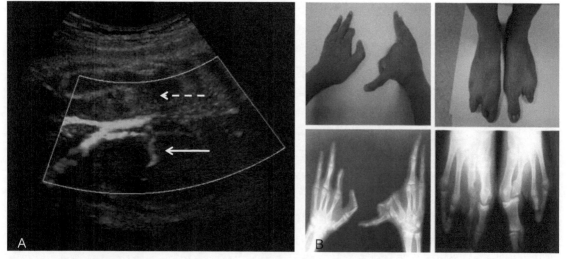

图 6-9　CHH 患者部分表型

A. 携带 *ANOS1* 基因突变（R257X）的 28 周胎儿肾脏超声，实线箭头代表正常右肾，虚线箭头代表左肾缺如[6]；B.*FGFR1* 基因突变（V429E）患者可存在手足畸形[7]

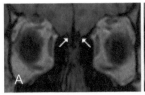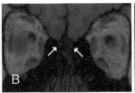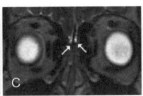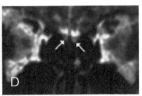

图 6-10　MRI 显示嗅球发育情况（箭头所指为嗅球，A、B 为 T_1 加权像，C、D 为 T_2 加权像）

A. 提示嗅球缺失；B. 提示嗅球轻度发育不良；C. 提示嗅球严重发育不良；D. 提示嗅球基本正常 [8]

胞或卵巢颗粒细胞功能，结合 GnRH 激发试验及 AMH、INHB 和（或）INSL3 水平检测综合判断。18 岁后的患者依靠临床表现、MRI 及内分泌学检查予以确诊。

（4）垂体 MRI 发现嗅球、嗅束和（或）嗅沟发育异常，或患者自诉嗅觉缺失或迟钝，应考虑到 Kallmann 综合征可能。对于疑诊患者，全外显子基因检测发现 Kallmann 综合征相关致病基因对诊断、预后及遗传咨询具有重要意义。

2. 鉴别诊断　主要与垂体腺瘤、Rathke's 囊、脑 / 垂体放疗、化疗等引起的性腺功能减退、nCHH、CDGP 等相鉴别，但这些疾病一般不伴有嗅觉异常，可鉴别。

【治疗】

Kallmann 综合征相关表型如嗅觉缺失、双手联带运动及肾脏发育不良没有特殊治疗，唇腭裂、听力减退或不同程度的骨骼异常可能需要早期手术和对症治疗，其他的治疗根据目的不同如仅诱导男性化、女性化或诱导生殖，采用不同的方法。

1. 婴儿期和儿童期　治疗的目的是针对睾丸下降和阴茎增长、隐睾，尤其是双侧隐睾，建议 12 月龄左右进行手术矫正，针对小阴茎，使用短疗程、低剂量的双氢睾酮或睾酮酯促进阴茎增长。对于小阴茎及小青春期缺乏患儿，可应用促性腺激素（LH 和 FSH）治疗，有研究发现，诱导青春期前使用 FSH 治疗可刺激未成熟 Sertoli 细胞增殖和男性患儿精子生成。新生儿期促性腺激素治疗可增加睾丸内睾酮浓度，且 Sertoli 细胞在 5 岁前不表达雄激素受体，所以不用担心促性腺激素治疗诱导精子生成及影响最终 Sertoli 细胞数量。但上述研究的数量和例数有限，需要进一步研究。

2. 青春期和成人期　该阶段治疗的目的是诱导男性化或女性化及正常的性功能，促进身高增长、骨骼发育、心理及精神健康等。性激素治疗（男性应用睾酮治疗，女性应用雌二醇及后续雌二醇＋黄体酮治疗）诱导男性化或女性化，以最大程度降低性幼稚引起的心理创伤。儿科内分泌医生通常在患者 12 岁以上开始低剂量睾酮治疗，并根据起始治疗年龄，在接下来的 18 ～ 24 个月逐渐增加至成年剂量。但是，睾酮治疗不能诱导性腺成熟或生育。不过，睾酮治疗引起的睾丸容积增加是 CHH 患者逆转的一个指标，据估计，10 ～ 20% 患者可自发恢复生育功能，包括携带已知 CHH 致病基因患者，到目前为止，没有指标用来评估发现哪些患者可发生逆转。我们及已经发表的研究发现也可用脉冲性 GnRH 泵或促性腺激素治疗（单用 hCG 或合用 FSH）刺激睾酮 / 雌二醇产生，诱导青春期以维持第二性征、骨骼和肌肉量及诱导生育能力。

【遗传咨询】

该病可呈现常染色体显性遗传、常染色体隐性遗传或 X 连锁遗传方式，部分患者呈现双基因 / 寡基因遗传模式，因此，要结合患者家族史、发现的致病基因综合判断。已明确诊断及发现明确致病基因突变患者父母再生育时，需要进行产前诊断，根据致病基因相应的遗传方式，计算子代再发风险。若有再发风险，则需要通过介入性产前诊断（妊娠 10 ～ 13 周进行绒毛穿刺或妊娠 16 周以后进行羊水中胎儿细胞基因检测）或者胚胎植入前遗传学诊断的方式阻断患儿的出生。对于先证者的致病变异未在父母中得到验证，除了新发变异，还有生殖腺嵌合变异的可能，因此再生育需要进行产前诊断。

（王　毅　巩纯秀）

【参考文献】

[1]Ulrich B, Pierre-Marc B, Mehul T D, et al. Expert consensus document: european consensus statement on congenital hypogonadotropic hypogonadism-pathogenesis, diagnosis and treatment. Nat Rev Endocrinol, 2015, 11（9）:547-564.

[2]Bianco S D, Kaiser U B. The Genetic and molecular basis of idiopathic hypogonadotropic hypogonadism. Nat Rev Endocrinol, 2009, 5（10）:569-576.

[3]Topaloglu A K, Kotan L D. Genetics of hypogonadotropic hypogonadism. Endo dev, 2016, 29:36-49.

[4]Samuel D Q, Maggie E B, Christina G D, et al. Targeted next generation sequencing approach identifies nineteen new candidate genes in normosmic hypogonadotropic hypogonadism and kallmann syndrome. Mol Cell Endocrin, 2016,437:86-96.

[5]Cho H J, Shan Y, Whittington N C,et al. Nasal placode development, GnRH neuronal migration and Kallmann syndrome. Front Cell Dev Biol, 2019, 7:121.

[6]Julie S, Claire B, Hélène Bry-Gauillard,et al. Kallmann syndrome with FGFR1 and KAL1 mutations detected during fetal life. Orphanet J Rare Dis, 2015,10:71.

[7]Carine V, Elka J D, Cheng X, et al. Congenital hypogonadotropic hypogonadism with split hand/foot malformation: a clinical entity with a high frequency of FGFR1 mutations. Genet Med, 2015, 17（8）:651-659.

[8]Naoko S, Noriyuki K, Masayo K, et al. Clinical assessment and mutation analysis of kallmann syndrome 1（KAL1）and fibroblast growth factor receptor 1（FGFR1, or KAL2）in five families and 18 sporadic patients. J Clin Endocrinol Metab, 2004, 89（3）: 1079-1088.

第**7**章　遗传代谢性综合征

第一节　Bartter 综合征

【概述】

巴特综合征（Bartter syndrome，BS）因 1962 年 Bartter 等[1]首先报道了 2 例出现低钾性代谢性碱中毒、高醛固酮血症、血压正常、肾组织学检查显示肾小球旁器肥大的患者而得名。至 20 世纪 90 年代已报道 200 余例[2]该病例。该病多为常染色体隐性遗传，可为散发性或家族性，发病年龄跨度大，以青少年为主，无性别差异。临床资料表明：虽然以巴特综合征命名的病例以肾脏盐的丢失、低钾性代谢性碱中毒及血肾素及醛固酮水平增高而血压正常为共同特点，但还具有其他不同的临床表现和实验室检查特征，故巴特综合征是指一组由髓襻升支粗段盐重吸收功能障碍所致的遗传性肾小管疾病[3]。

【流行病学】

国外报道巴特综合征的发病率约为 1/1 000 000[4]。国内目前已有数百例报道，但尚无相应的流行病学调查资料。人群中巴特综合征的患病率较低可能少部分是因为该病尚未确诊即导致宫内或新生儿死亡[5]。据估计，在西方国家，致病基因变异之一的杂合子携带率至少为 1%；而亚洲则可能高达 3%[6]。

【遗传学】

巴特综合征是一组由多个不同基因位点的变异所引起的，根据这些基因变异位点不同可将巴特综合征分为Ⅰ～Ⅴ型。

Ⅰ型巴特综合征患者的致病基因为位于染色体 15q21.1 的 *SLC12A1* 基因，为常染色体隐性遗传。该基因编码 Na-K-2C 转运体蛋白 NKCC2，此型临床上属于新生儿型巴特综合征，多数在妊娠中期至末期时即可因胎儿多尿引起羊水过多甚至引起早产。

Ⅱ型巴特综合征是由 11q24.3 上的 *KCNJ1* 基因突变所致，为常染色体隐性遗传，该基因编码电压依赖的 K^+ 通道蛋白 ROMK，其临床表现与Ⅰ型巴特综合征相似但其症状较轻，临床上也归于新生儿型巴特综合征。

Ⅲ型巴特综合征（经典型巴特综合征）致病基因为 1p36.13 的 *CLCNKB* 基因，为常染色体隐性遗传[7]。CLCNKB 主要分布于髓襻升支粗段、远端小管、皮质集合管上皮细胞的基底外侧膜主要介导 Cl^- 在基底膜侧的转运[8]。该蛋白并非为肾远端小管上唯一的 Cl^- 通道并且其本身在哺乳类动物中有较低表达[9]，故而Ⅲ型巴特综合征的症状同Ⅰ型及Ⅱ型相比一般较轻且多发病年龄一般较晚，一般症状表现为多尿、烦渴、嗜盐、手足搐搦等，临床检验中以低血钾及代谢性碱中毒为主要特征。

Ⅳa 型巴特综合征由于 1p32.3 染色体上的 *BSND* 基因突变引起，为常染色体隐性遗传。临床上属于新生儿型巴特综合征伴感音神经性耳聋，一般临床症状较重。此外，该基因还表达于前庭系统壶腹嵴的暗细胞及耳蜗的血管纹边缘细胞上从而导致感音神经性耳聋，该表现亦为巴特Ⅳ型的特征表现。Ⅳb 型巴特综合征是由于编码 Cl^- 通道的 *CLCNKA* 和 *CLCNKB* 双基因突变所致，临床表现有严重的失盐和感音神经性耳聋[10]。

V型巴特综合征又称短暂性产前巴特综合征，由 *MAGE-D2* 基因突变导致，为 X 连锁隐性遗传，表现有严重的羊水过多，可致早产，低钾代谢性碱中毒在出生后数月症状消失（表 7-1）。

常染色体显性遗传低钙血症型巴特样综合征是由于 3q13.3-q21.1 染色体上的 *CASR* 基因激活突变引起，由该基因编码的 CaSR 蛋白于肾脏表达可抑制 ROMK 的功能故而该类型患者的症状同Ⅱ型巴特综合征较为类似，目前最新人类孟德尔遗传在线数据库中已不再称其为 V 型巴特综合征。

【发病机制】

巴特综合征早已被证实是一种遗传性肾小管疾病，适当的遗传学检查可以得出特异性的诊断，或是筛查出健康携带者。到目前为止，至少 6 个基因序列被发现与巴特综合征有关，分别构成了 5 种类型的巴特综合

征。①Ⅰ型：15 号染色体长臂（15q21.1）的 *SLCl2A1* 基因突变，此序列编码的蛋白质为 NKCC2，是一种位于髓襻升支粗段的襻利尿剂敏感的 Na^+-K^+-$2Cl^-$ 联合转运体。最近的研究发现了此段序列的 G193R、A267S、G319R、A508T、del526N 和 Y998X 6 种纯合子突变[11]均可引起 NKCC2 的功能异常。②Ⅱ型：11 号染色体长臂（11q24.3）的 *KCNJI* 基因突变，此序列编码的蛋白质为一种内向整流钾通道[12]，称为鼠外髓钾通道（ratoutermedulla K^+ channel，ROMK），它是 NKCC2 的一种调控蛋白。ROMK 的活性已发现是由一系列细胞信号因子调节的，如钙离子、ATP，还有前列腺素 EP3 受体、血管加压素受体 V2R，通过 cAMP 通路及钙离子感受体通过花生四烯酸代谢产物进行调控[13]。③Ⅲ型：1 号染色体短臂（1p36.13）的 *ClCNKB* 基因突变，此序列编码的蛋白

表 7-1 巴特综合征的遗传基因和临床表现

染色体定位	疾病亚型	遗传模式	OMIM	基因	蛋白质	临床发现
15q21.1	产前Ⅰ型巴特综合征	AR	601678	*SLCl2A1*	NKCC2	早产、羊水过多、肾钙质沉着、低钾性碱中毒、低渗尿
11q24.3	产前Ⅱ型巴特综合征	AR	241200	*KCNJI*	CKNJI（ROMK）	早产、羊水过多、肾钙质沉着症、低钾性碱中毒、低渗尿、暂时性高钾血症
1p36.13	Ⅲ型巴特综合征	AR	607364	*CLCNKB*	CLC-KB	低钾血症、低氯血症碱中毒
1p32.3	Ⅳa 型巴特综合征 感音神经性耳聋伴轻度肾功能不全	AR	602522	*BSND*	barttin	早产、羊水过多、感音神经性耳聋，低钾血症、低氯血症
1p36.13	新生儿发病伴感音神经性耳聋Ⅳb 型巴特综合征	DR	613090	*CLCNKA*	CLC-KA	早产、羊水过多、感音神经性耳聋、低钾血症、低氯血症
				CLCNKB	CLC-KB	
Xp11.21	产前短暂性Ⅴ型巴特综合征	XLR	300971	*MAGED2*	MAGED2	短暂的盐流失、羊水过多

AR. 常染色体隐性遗传；XLR. X 连锁隐性；DR. 双基因隐性

质为肾特异性氯通道 C1CKb，它同样也是 NKCC2 的一种调控蛋白。④Ⅳa 型：为 *BSND* 基因突变，此序列编码的蛋白质为肾特异性氯通道 CLC-Ka 和 CLC-Kb 的 β 亚基，被命名为 Barttin，免疫细胞化学检查显示，其缺陷导致其不能正确运转到细胞膜上行使功能[14]，同时也是内耳边缘细胞分泌富含钾内淋巴的调节蛋白，故其缺陷会导致神经性耳聋[15]。Ⅳb 型巴特综合征是由于编码 Cl⁻ 通道的 *CLCNKA* 和 *CLCNKB* 双基因突变所致，导致肾特异性氯通道功能缺陷，临床表现有严重的失盐和感音神经性耳聋。⑤Ⅴ型巴特综合征又称短暂性产前巴特综合征，由 *MAGE-D2* 基因突变导致，MAGE-D2 编码黑素瘤相关抗原 D2，D2 与 NKCC2 相互作用可增加其细胞表面表达和活性。⑥常染色显性遗传低钙血症型巴特综合征：细胞外钙离子受体基因突变导致其功能异常亢进，这一 G 蛋白偶联受体的过度激活，抑制了 ROMK 的活性，从而使 NKCC2 运转异常[16]。

巴特综合征共同发病机制：不同的基因突变共同导致 NaCl 在髓襻升粗段的再吸收减少，同时由于髓襻溶质梯度的改变减少了水的再吸收，大量水分丢失，肾素 - 血管紧张素 - 醛固酮系统（RAAS）被激活，血管紧张素Ⅱ的升高防止全身性低血压，并增加近曲小管对 Na⁺ 的再吸收，然而长期的刺激则导致肾小球旁复合体的增生。大量的 NaCl 流至远曲小管（DCT），DCT 以 Na⁺/K⁺、Na⁺/H⁺ 交换形式再吸收 Na⁺ 以代偿，但同时付出了 K⁺ 丢失的代价。高醛固酮血症加剧了这一过程，加重了低血钾及碱中毒。Na⁺-K⁺-2Cl⁻ 联合转运体的缺陷导致 K⁺ 的再吸收和排泌障碍，从而使 Ca²⁺、Mg²⁺ 通过电压依赖的细胞间通道再吸收减弱，尿 Ca²⁺ 因此增加。血管紧张素Ⅱ诱导的肾血管收缩及低血钾、高醛固酮导致激肽释放酶活性的增高，导致反调节因子前列腺素 E 水平的升高。高前列腺素 E、发热、骨吸收增加与儿童发育

迟缓相关。高肾素血症、高血管紧张素为何不引起高血压，以往认为是由血管紧张素Ⅱ不敏感所致，现已证明在血容量正常的情况下，该类患者的血管对血管紧张素Ⅱ的反应是正常的；目前考虑可能与血容量不足、高前列腺素 E 及激肽释放酶活性增高导致的缓激肽升高有关[17]。

【临床表现】

Ⅰ型、Ⅱ型、Ⅳa、Ⅳb 巴特综合征组成了新生儿巴特综合征的绝大部分，Ⅲ型即经典巴特综合征，多于儿童期甚至成年后发病。尽管有着相似的生化指标改变，Ⅲ型、Ⅳ型、Ⅴ型临床表现较Ⅰ型、Ⅱ型轻。而在不同个体，临床表现也存在差异，病情的严重程度亦取决于突变基因编码的蛋白质缺陷的程度：从轻微的形态学改变到功能的部分缺陷甚至完全缺失。巴特综合征最常见以下临床表现。

（1）烦渴、尿量增加、尿频、夜尿多：高尿量在胎儿期就已出现，并导致羊水过多、宫内发育迟缓和早产；婴儿早期会出现不易感知的脱水，表现为发热、呕吐、喂养困难、生长迟缓；儿童可出现遗尿，症状甚至可持续到青春期。

（2）低血容量、低血压：低血压一般没有太严重的不适，主要表现为疲乏，特别是在天气较热时。

（3）肌无力甚至软瘫，同时伴有呕吐、腹泻、手足搐搦。

（4）生长发育迟缓，最终身材可能偏矮。有学者报道 16 例患者出现怪异面容：三角脸、大眼睛、耳朵突出[18]（图 7-1）。巴特综合征Ⅳ型多伴有感音神经性耳聋。

【实验室检查】

巴特综合征常见的实验室检查：

（1）严重的低血钾，而血钠、血氯一般偏低。

（2）血镁正常或偏低，10% 左右的巴特综合征会出现低镁血症。

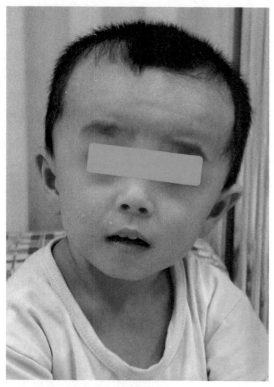

图 7-1　巴特综合征特殊面容

（3）血钙正常或偏低。

（4）血浆肾素、血管紧张素和醛固酮增高。

（5）血浆前列腺素 E 水平增高。

（6）血气分析示代谢性碱中毒。

（7）尿钾高。尿钙、尿镁正常或偏高，尿前列腺素 E 水平增高。

（8）肾功能一般正常。Ⅰ 型、Ⅱ 型巴特综合征患者常见肾钙化，可出现不同程度的肾功能不全，但一般无须透析治疗。

（9）肾活检显示肾小球旁器增生。

【诊断和鉴别诊断】

1. 诊断　巴特综合征诊断主要依据临床表现及实验室检查，其临床表现多不具有特征性，不同类型之间又有差异，其依染色体基因突变位点的不同而又有不同的表现特征。因此，其易与其他疾病混淆。若患儿有多饮、多尿、嗜盐、脱水倾向，反复呕吐、便秘，手足搐搦、生长发育迟缓、肾钙化、智力发育障碍或倒退及耳聋等，可为巴特综

合征进一步诊断提供线索。实验室检查最基本的特征为低钾、低钠、低氯血症和代谢性碱中毒，血镁正常或偏低，尿比重减低；高肾素、高血管紧张素及高醛固酮血症，而临床上血压正常，且血及尿中前列腺素增高，活检可发现肾小球旁器增生肥大；B 超、X 线片能发现肾结石或钙化及骨质疏松，心电图可显示低钾波形改变，可为巴特综合征诊断提供重要依据。Reis 等[19]推荐了一个诊断流程图（图 7-2）。

2. 鉴别诊断　本病须注意与肾小管性酸中毒、原发性醛固酮增多症、假性巴特综合征等疾病进行鉴别诊断。主要鉴别诊断如下：①假性巴特综合征由于慢性呕吐、腹泻，或长期使用甘草、缓泻剂、利尿剂所致的失钾、失氯，与巴特综合征在临床表现、主要实验室检查方面均相似，但假性巴特综合征的尿氯低与巴特综合征的尿氯高是重要的鉴别点。需要详细追问病史或通过检测尿液中利尿药，以明确诊断。②再发性呕吐同样会产生与巴特综合征相似的生化改变特征。③原发性醛固酮增多症，盐皮质激素产生过多亦会产生低钾碱中毒，但同时伴随高血压、血浆低肾素活性。④肾小管酸中毒，虽然有多饮、多尿、低血钾及生长发育延迟等，但高血氯性酸中毒是其特征。⑤周期性麻痹较常见，可通过询问病史、临床表现、血气分析、尿钾测定、基因检测等相鉴别。在婴儿和儿童，临床上还需要与肾性尿崩征、囊性纤维化、先天性肾上腺皮质增生等相鉴别，生化检查结果足以鉴别。

【治疗】

由于巴特综合征是一种由基因突变引起的遗传性疾病，目前尚无有效的根治方案。经典的治疗包括补充氯化钾、前列腺素抑制剂（吲哚美辛）和醛固酮拮抗剂（螺内酯）。但有一点需要注意，尽管巴特综合征患者有低钠血症存在，但治疗中不建议额外补钠，而且生活中无须高钠饮食。这是因为高钠可

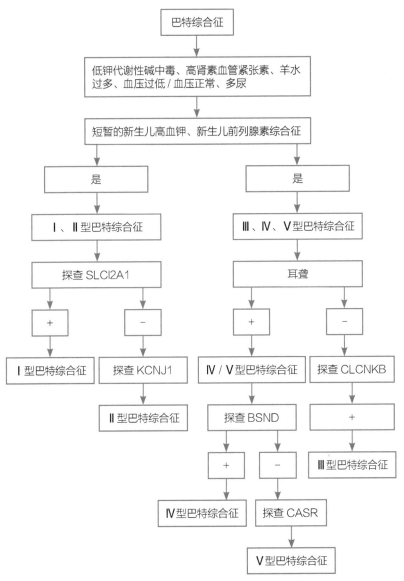

图 7-2 诊断巴特综合征的流程图（包括基因分析）

注：图中的 V 型巴特综合征指常染色体显性遗传低钙血症型巴特样综合征

抑制钾的重吸收。

对于巴特综合征的治疗主要目标是纠正持续性的顽固性低钾、低钠、低氯血症、代谢性碱中毒来提升患者生活质量。经静脉补充容量和电解质可快速缓解重症患者的症状，病情缓解后或病情较轻的患者也需要长期口服补钾药物或联合保钾利尿剂治疗。前列腺素合成酶抑制剂在治疗巴特综合征中尤为重要。吲哚美辛和选择性环氧合酶（COX）-2 抑制剂均可缓解肾小管病变的症状，包括高前列腺素尿症、继发性醛固酮增多症、低氯血症性低钾代谢性碱中毒、多尿和高钙尿。注意监测吲哚美辛的副作用如消化道溃疡、新生儿坏死性小肠结肠炎和早产儿胃肠道穿孔[20]。吲哚美辛剂量宜 2 ～ 3mg/（kg·d），如有低镁血症可适当补充镁剂。

对巴特综合征患者使用保钾利尿剂是有争议的。虽然螺内酯可提高患者血清钾水平，逆转代谢性碱中毒，部分纠正低镁血症，但也有导致失盐和血容量不足的风险。噻嗪类利尿剂通常不推荐用于治疗巴特综合征患者的高钙尿和肾钙质沉着，因为它们会增加血容量不足的风险。

已有报道用血管紧张素转化酶抑制剂治疗巴特综合征。依那普利在治疗 3 个月后被证明可以改善低钾血症，部分纠正低镁血症。然而，低血压的风险仍然是一个值得关注的问题，并且应该成为评估风险和益处的一部分。

生长迟缓是这一人群的常见症状。因此，当液体、盐和营养管理得到优化时，应该考虑使用生长激素治疗。有文献报道，巴特综合征可合并生长激素缺乏。然而，即使在 IGF-1 和生活激素水平正常的情况下，患者也经常出现生长迟缓。动物模型提示慢性低钾血症可抑制垂体生长激素的分泌，也可导致 IGF-1 和生长激素代谢的组织特异性改变[20]。

【遗传咨询】

该病大多数为常染色体隐性遗传，对于隐性遗传的巴特综合征携带有相关基因致病突变的父母生育下一代有 25% 的概率为患病儿童，50% 为杂合携带者，25% 为正常的基因型。携带有显性遗传基因突变的父母会有 50% 的概率遗传给下一代。至少有 10% 的诊断为巴特综合征的患者未能检测出已知的 6 种基因缺陷，这说明必然还有其他未知的基因突变存在，且与巴特综合征相关，故尚有待进一步去研究发现。

【预防】

在临床拟诊为巴特综合征时有条件者应积极进行基因检查以明确诊断。此外，对该病高危风险家系进行产前诊断是预防疾病再发的重要措施。

（刘　敏）

【参考文献】

[1]Bartter F, Pronove P, Gill JJ, et al.Hyperplasia of the juxtaglomerular complex with hyperaldosteronism and hypokalemic alkalosis.Am J Med, 1962, 33：811-828.

[2]杨霁云，白克敏．小儿肾脏病基础与临床．北京：人民卫生出版社，2000.

[3]Lothar Károlyi, Koch M C, Grzeschik K H, et al. The molecular genetic approach to "Bartter's syndrome". Journal of molecular medicine, 1998, 76（5）:317-325.

[4]Shaer, Andrea J. Inherited primary renal tubular hypokalemic alkalosis:a review of gitelman and bartter syndromes. American Journal of the Medical Sciences, 2001, 322（6）:316-332.

[5]Ji WZ,Foo J N,O'Roak B, et al. Rare independent mutations in renal salt handling genes contribute to b lood pressure variation.Nat Genet, 2008, 40（5）:592.

[6]HsuYJ,Yang SS,Chu NF, et al. Heterozygous mutations of the sodium chloride cotransporter in Chinese children: prevalence and association with blood pressure. Nephrol Dial Transplant,2009,24（4）:1170-1175.

[7]Fremont O T, Chan J C M . Understanding Bartter syndrome and Gitelman syndrome. World Journal of Pediatrics Wjp, 2012, 8（1）:25-30.

[8]刘茂静，于迎，高洁，等．经典型 Bartter 综合征家系 CLCNKB 基因突变分析．中华肾脏病杂志，2011, 027（006）:395-399.

[9]Cheng CJ,Lo YF,Chen JC,et al. Functional severity of CLCNKB mutations correlates with phenotypes in patients with classic Bartter's syndrome. Journal of Physiology, 2017,595（16）:5573-5586.

[10]Cunha T D S, Heilberg I P.Bartter syndrome: causes, diagnosis and treatment. Int J Nephrol Renovasc Dis, 2018, 11:291-301.

[11]Starremans P G J F, Kersten FFJ,Knoers NVAM,et al. Mutations in the human Na-K-2Cl cotransporter（NKCC2）identified in bartter syndrome type Ⅰ consistently result in nonfunctional transporters. Journal of the American Society of Nephrology, 2003, 14（6）:1419-1426.

[12]Tae CJ, GuayWoodford, L M. Heterozygous mutations of the gene for Kir 1.1（ROMK）in antenatal Bartter syndrome presenting with transient hyperkalemia, evolving to a benign course.Journal of Korean Medical Science, 2003, 18（1）:65-68.

[13]Mugunieri G L, Obare G A, Omamo S W. Bartter syndrome: unraveling the pathophysiologic enigma. American Journal of Medicine, 1998, 105（2）:151-161.

[14]Hayama A , Rai T , Sasaki S , et al. Molecular mechanisms of Bartter syndrome caused by mutations in the BSND gene. Histochemistry and Cell Biology, 2003, 119（6）:485-493.

[15]Nobuhiro M , Kazuya M , Tetsuya T , et al. Atypical Bartter syndrome with sensorineural deafness with G47R mutation of the β-subunit for ClC-Ka and ClC-Kb chloride channels, barttin. The Journal of Clinical Endocrinology & Metabolism,2003,88（2）:781-786.

[16]Hebert, Steven C. Bartter syndrome. Current Opinion in Nephrology & Hypertension, 2003, 12（5）:527-532.

[17]Amirlak I, Dawson K P. Bartter syndrome: an overview. Qjm,2000,93（4）:207-215.

[18]Nozu K. Ijima K, Kawai K, et al. In vivo and in vitro splicing assay of SLC12A1 in an antenatal salt-losing tubulopathy patient with an intronic mutation. Human Genetics, 2009, 126（4）: 533 - 538.

[19]Reis GS, Miranda DM, Pereira PC, et al. Application of molecular biology at the approach of Bartter's syndrome: case report. Jornal Brasileiro de Nefrologia : 'orgao Oficial de Sociedades Brasileira e Latino-americana de Nefrologia, 2012 Mar, 34(1):82-86.

[20]Fulchiero R, Seo-Mayer P.Bartter syndrome and Gitelman syndrome. Pediatr Clin North Am, 2019, 66（1）:121-134.

第二节　胱氨酸贮积症

【概述】

胱氨酸贮积症（Cystinosis）是一种罕见的常染色体隐性遗传的全身系统性疾病，最早于 1903 年由 Emil Abderhalden 报道，George Lignac 和 Guido Fanconi 也对胱氨酸贮积症的认知做出了重大贡献，胱氨酸贮积症在某些文献中也被称为 Lignac-Fanconi 综合征[1]。胱氨酸贮积症导致溶酶体储存障碍，使得胱氨酸在细胞的溶酶体中蓄积。胱氨酸结晶作为其病理标志物，累积于全身细胞和组织中。根据影响 CTNS 基因突变的严重程度及发病年龄，胱氨酸贮积症可分为 3 种类型：婴儿肾病型（# 219800）、青少年肾病型（# 219900）及非肾性眼病型（# 219750）。

【流行病学】

关于胱氨酸贮积症的发病率仅有对少数人群的报道。在法国、澳大利亚、德国、丹麦和瑞典，其发病率分别为 1：167 000、1：192 000、1：179 000、1：115 000 和 1：260 000[1,2]。中国仍缺乏相关数据。

【遗传学】

胱氨酸贮积症是由编码胱氨酸酶的 CTNS 基因（17p13.2）突变导致，迄今，文献共报道了 CTNS 基因的 100 多个致病性突变，其中，该基因最常见的突变为 57 kb 碱基缺失，在北欧及北美原住民中，有近 50% 的人群存在该种缺失[3]；然而，在该区域以外，几乎都没有发现该类突变[4]。目前，我国关于该病的报道较少，仅有几篇个案报道[5-9]。我国湖南省儿童医院 Yang 等首次报道了 1 例 CTNS 基因突变的中国家系，通过全外显子测序方法鉴定患儿为 IVS8-1（delGT）纯合缺失，分别来自父亲和母亲[5]。我国后来陆续报道了 c.696C > G[7, 8] 及 c.681G > A[9] 位点突变的个例。首都医科大学附属北京儿童医院报道了 5 个家系 6 个患儿的临床表现及基因变异情况（表 7-2），在这些患儿中并没有发现基因大片段缺失，但发现了 3 个新的点突变，分别为 c.477C > G p.S159R、c.274C > T p.Q92X 和 c.680A > T p.E227V[9]。

【发病机制】

CTNS 基因编码的胱氨酸酶是一类溶酶体胱氨酸 - 质子共同转运体。该基因发生突变后可导致胱氨酸酶编码缺陷，缺乏该酶的溶酶体无法将胱氨酸正常转运出去，从而导致胱氨酸在溶酶体中累积。由于溶酶体内环

表 7-2　患儿的临床表现及基因变异情况

家系	患儿编号	年龄（岁）	发病年龄（岁）	确诊年龄（岁）	双眼胱氨酸结晶	生长迟缓	佝偻病	终末肾衰竭	突变位点	分　型
家系1	1	16	1	12	有	有	有	无	纯合 c.969 C>G，p.N323K	婴儿肾病型
	2	9	0.5	5	有	无	无	无	纯合 c.969 C>G，p.N323K	婴儿肾病型
家系2	3	6	1	4	有	有	有	无	c.18_21del GACT，p.T7FfsX7；c.477C>G p.S159R	婴儿肾病型
家系3	4	8	1	6	有	有	有	？	纯合 c.18_21del GACT，p.T7FfsX7	婴儿肾病型
家系4	5	8	3	5	有	有	有	无	c.274C>T p.Q92X；c.680A>T p.E227V	青少年肾病型
家系5	6	7	0.75	5	有	有	有	有（7y）	c.18_21del GACT，p.T7FfsX7；c.600_700del GT，p.S234LfsX61	婴儿肾病型

境 pH 较低，胱氨酸则会逐渐形成晶体。胱氨酸晶体在不同的脏器中沉积则导致相应脏器临床表现[10]。

【临床表现】

1. 肾脏症状　婴儿肾病型是最常见（占95%）、最严重的类型。表现形式包括肾性Fanconi 综合征（renal Fanconi syndrome）以及因肾小球功能进行性受损导致的终末期肾衰竭。最初可表现为无症状性氨基酸尿，至患儿 6 ～ 12 个月时，病情进一步发展，尿中可发现氨基酸、钠、钾、肉碱、钙、磷酸盐、低分子量及中等分子量蛋白质排出增多，因此，婴儿会出现多尿、多饮、脱水、电解质失衡、呕吐、便秘和发育不良等，有时会伴有抗维生素 D 性佝偻病、低磷血症、低钙血症表现及类似巴特综合征表现的代谢性碱中毒[11]。通常患儿的血清肌酐水平在 5 岁前可维持在正常范围内。但若不给予治疗或开始治疗时间较晚，在 10 岁时患儿就会发展为终末期肾病（end stage renal disease, ESRD）。

青少年肾病型也称为迟发型胱氨酸贮积症，其临床表现可不典型，从单一的无症状蛋白尿到轻度肾性 Fanconi 综合征，再到明显的肾脏症状，进展较慢，且通常不出现明显的生长迟缓。一般来说，疾病进展至ESRD 和肾外并发症都比较缓慢。

非肾病眼型胱氨酸贮积症，由于角膜积聚胱氨酸晶体而导致出现畏光，患儿肾脏和其他器官通常无症状。但有眼型和迟发型胱氨酸贮积症症状并存的情况，因此，对于眼型胱氨酸贮积症患者仍需要定期监测肾脏功能。

2. 肾外症状　胱氨酸贮积症是一种系统性疾病，全身大部分组织和器官都会受累。几乎所有未尽早予以胱氨酸特异治疗的患者，30 岁前都会出现视网膜、肺、内分泌和神经肌肉相关的并发症[12, 13]。

（1）眼睛：胱氨酸在角膜上累积伴晶体形成而导致的临床表现是所有胱氨酸贮积症患者的肾外首发症状。患者往往在儿童中期到青少年早期就会出现畏光和眼睑疼挛[14]。一般只有当患儿年龄超过 12 个月后，有经验的眼科医生才能通过裂隙灯检查观察到角膜晶体（图 7-3）。浅表点状角膜病变和丝状角膜病变常见于青少年和成人患者，而带状角膜病变和周围角膜新生血管形成及虹膜后粘连伴虹膜增厚则多见于更年长的患者。

（2）内分泌腺体：胱氨酸在甲状腺滤泡细胞中逐渐累积、结晶，会引起甲状腺细胞纤维化和萎缩及甲状腺球蛋白合成和碘 - 甲状腺球蛋白的加工障碍，从而导致亚临床甲状腺功能低下[15]。胰腺内分泌和外分泌功能不全常出现于肾移植后，可表现为糖耐量异常甚至糖尿病。约 1/3 的患者在 15 岁时会出现肝大和（或）脾大，但肝功能常不受影响。在男性胱氨酸贮积症患者中，可发生原发性性腺功能减退。在女性患者中，虽然会有个别患者会出现青春期延迟，但青春期发育通常正常。其与男性相比，女性患者通常具有生育能力。

（3）神经肌肉系统：在胱氨酸贮积症患者中，中枢神经系统受影响较为明显，且逐渐年轻化。神经系统症状包括肌张力减低、

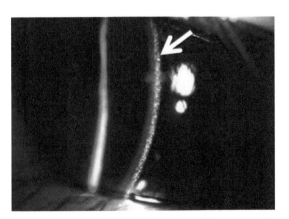

图 7-3　裂隙灯下可见角膜胱氨酸晶体沉积（白色箭头所示）

震颤、语言延迟、精细运动障碍、特发性颅高压、认知功能障碍、行为问题和脑病[16]。其他常见于年长患者的病理表现包括脑皮质萎缩、脱髓鞘、空泡、坏死和海绵状改变。约有 24% 的肾移植胱氨酸贮积症患者会出现远端空泡肌病，主要表现为进行性远端肌肉萎缩和肌无力[17]，即使在无症状的患者中肌电图仍可提示肌病改变，这表明若患者出现明显的肌无力则可能是胱氨酸性肌病的晚期征象。50% 以上的肌病患者存在吞咽功能障碍，其严重程度与未行半胱胺治疗的年限呈正相关[18]。

（4）其他：胱氨酸贮积症患者也会出现与皮肤、毛发、唾液腺有关的症状，如先天性色素减退、皮肤过早老化、汗液、流涎受损、由皮下胱氨酸浸润导致的进行性面部粗糙等。患者也可出现典型金发白皮肤样改变。近年来，胱氨酸酶也被认为与黑色素的合成调控密切相关。

【实验室检查】

1. 尿　尿中可发现氨基酸、钠、钾、肉碱、钙、磷酸盐、低分子量及中等分子量蛋白质排出增多。

2. 血　可有血磷、血钙降低，血气分析为代谢性酸中毒表现。

3. X 线　可见长骨佝偻病样表现。

【诊断和鉴别诊断】

1. 诊断　现在诊断胱氨酸贮积症的主流方法有 3 种。①检测白细胞中胱氨酸水平是否升高是金标准，因为该指标对胱氨酸贮积症极其敏感和精确。②直接对 *CTNS* 基因（10/12 个外显子具有编码能力）进行分子检测，95% 可以发现导致该病的突变。③通过裂隙灯检测角膜胱氨酸晶体。临床怀疑加以上三者之一即可确诊。

2. 鉴别诊断　虽然胱氨酸贮积症是儿童遗传性肾性 Fanconi 综合征常见的明确病因，但仍需要与以下疾病相鉴别：代谢性疾病（酪氨酸血症、半乳糖血症、糖原贮积症）、肝

豆状核变性、Dent 病和 Lowe 综合征等（表 7-3）。部分胱氨酸贮积症患者表现不典型，最初可能会被诊断为巴特综合征或肾源性尿崩症[11]。胱氨酸贮积症也是某些儿童期肾衰竭的原因，因此，不明诱因的肾衰竭年轻患者也应该考虑到该病因。

【治疗】

对 Fanconi 综合征表现及肾外并发症的对症治疗，联合针对胱氨酸的特异治疗——半胱胺药物清除治疗，是当前胱氨酸贮积症治疗的主要方法[19]。早期诊断对于控制病情至关重要，因为尽早开始针对治疗能保障患儿有更好的生长发育过程，并且能够延缓 ESRD 及其他肾外并发症的发生[1, 2]。

1. 对症治疗　胱氨酸贮积症的对症支持治疗旨在：①维持体液和补充电解质，维持酸碱平衡；②提供营养支持；③预防佝偻病；④补充必要的激素。

口服碳酸氢钠或枸橼酸钠 / 钾溶液能补充丢失的电解质。应从儿童早期就开始补给磷酸钠或磷酸钾及 1, 25 -（OH）$_2$D$_3$ 胆钙化醇以补充丢失的磷酸盐从而预防佝偻病发生。医生需要时常监测患者的钠、钾、碳酸氢盐和磷酸盐，相应地调整补给剂量。由于大多数患儿存在生长障碍，除其他对症治疗外建议高热量饮食，若婴儿食欲欠佳则应尽早给予鼻胃管喂食。

因为胱氨酸贮积会导致多种继发的内分泌疾病，激素替代治疗也很重要。在儿童和青少年时期，应密切监测甲状腺及胰腺功能。在没有胱氨酸特异治疗及肾功能不全的情况下，即使生长激素轴正常，也可考虑使用生长激素替代治疗预防生长迟缓，我们曾对一存在身材矮小的患儿进行生长激素治疗[10]（图 7-4）。睾酮补给疗法可用于原发性睾丸功能衰竭和血浆睾酮浓度低的患者。

血管紧张素转化酶抑制剂是一种公认的治疗慢性肾衰竭的药物，其可降低肾小球源性蛋白尿及减缓肾小球滤过率下降。然而，其由于有导致低血压和肾功能下降的风险，血管紧张素转化酶抑制剂在细胞外液容量不足和低钠的患者中必须谨慎使用。一旦肾衰

表 7-3　鉴别诊断疾病

疾病	遗传方式	基因	其他临床特点
酪氨酸血症 I 型	AR	FAH	肝脾大、精神发育迟缓
Dent 病	XR	CLCN5	蛋白尿、尿钙过多、肾结石、肾钙质沉着症
半乳糖血症	AR	GALT	嗜睡、黄疸、出血障碍、白内障、智力障碍
遗传性果糖不耐受	AR	ALDOB	癫痫发作、喂养困难、嗜睡、肝脏疾病
肝豆状核变性	AR	ATP7B	肝脏疾病、神经精神表现、角膜可见 K-F 环
Lowe 综合征	XR	OCRL	先天性白内障、青光眼、张力减退、癫痫、行为问题
Leigh 综合征	AR	COX10	脑病、肌病、呼吸衰竭、认知退化
伴高钙尿遗传性低磷血症性佝偻病	AR	SLC34A3	高钙尿、骨软化、肾结石、肾钙质沉着症
维生素 D 依赖性佝偻病 I 型	AR	CYP27B1	张力减退、肌肉无力、癫痫发作

AR. 常染色体隐性遗传；XR.X 连锁隐性遗传

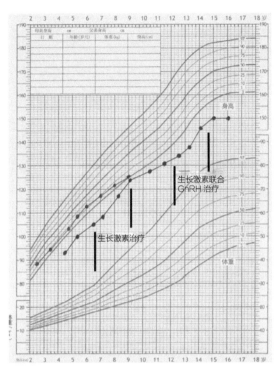

图 7-4 2 名确诊为胱氨酸贮积症患儿生长发育曲线

黑色曲线为先证者，前后 2 次给予生长激素治疗，红色曲线为先证者弟弟，未给予生长激素治疗

竭，肾移植是最终的治疗选择。肾脏疾病在移植后不再复发，但肾移植对其他多系统并发症不能起到治疗作用。因此，胱氨酸特异治疗必须持续终身。

2. 胱氨酸特异治疗——清除治疗 氨基硫醇半胱胺是目前唯一针对胱氨酸贮积症的靶向治疗。其旨在消耗所有体细胞和组织中溶酶体内的胱氨酸。最常用的半胱胺是速释半胱胺酒石酸氢盐。该药物分别于 1994 年在美国、1997 年在欧洲获批用于胱氨酸贮积症的临床治疗[1, 2]。半胱胺治疗可将终末期肾脏疾病的进展延缓 6 ～ 10 年，还能预防或延缓某些肾外并发症。它能减弱该病对甲状腺激素替代治疗的依赖，减少肌病的发生，还能延迟肺和胰腺功能障碍的发生，并在婴儿早期就能预防生长发育障碍。1 岁以内就接受半胱胺治疗的患儿，疗效最佳。然而，口服半胱胺对角膜胱氨酸累积则疗效不佳，

故局部使用半胱胺滴眼液可溶解角膜胱氨酸晶体。建议经常使用半胱胺滴眼液（＞每日10 次），但滴眼液呈酸性，滴到眼里会产生烧灼感，让患儿不适，从而影响依从性。最近有一种眼凝胶（Cystadrops®, Orphan Europe, Paris, France），每日滴 4 次，眼部症状能在数周内改善，角膜能在数月内变得清晰。

半胱胺也是一种有效的促胃酸分泌药物，因此，服药后可出现消化道症状如恶心、消化不良、呕吐和上腹痛。低起始剂量后再逐渐增加用药量，能够缓解以上这些症状。质子泵抑制剂能够有效缓解胃酸高分泌和消化道溃疡的症状。有小部分半胱胺会在体内代谢为含硫化合物（二甲基硫化物、甲硫醇），导致患者口臭和汗味难闻。口服维生素 B_2 补充剂和叶绿素片可缓解这种情况[19]。

建议根据体表面积 [1.30 g/（m^2·d）；最大剂量为 1.95 g/（m^2·d）] 而非以体重 [50 mg/（kg·d）] 来计算半胱胺的剂量，以避免过量。一些接受高剂量半胱胺 [＞1.95 g/（m^2·d）] 治疗的患者肘关节皮肤会出现条状纹改变，还有骨痛、肌痛和内皮增生性病变。当降低用量后，部分患者的骨、关节疼痛仍然存在，但皮肤症状可消失。

半胱胺的其他不良反应还包括体温升高、嗜睡、中性粒细胞减少、癫痫发作及过敏性皮疹。所幸，这些不良反应都是可逆的，低剂量起始用药再逐渐增加用量可以避免出现这些症状。半胱胺与胎儿腭裂、脊柱后凸、宫内发育迟缓和宫内死亡有一定相关性，故建议计划妊娠的妇女停用半胱胺。

综上所述，半胱氨酸治疗由于严格的用药指南（表 7-4）和显著不良反应，给胱氨酸贮积症患者带来了很大的负担。患者的依从性差，从而导致预后不良，进行性肾功能恶化，乃至生长不良[20]。

新型的半胱胺——比他酸盐缓释肠溶剂（Pro-cysbiTM, Raptor Pharmaceuticals Inc., CA, USA）已于 2013 年被美国 FDA 和欧洲

表 7-4　药物治疗指南

药　物	用　量	频率	备　注
1. 对症治疗			
（1）肾性 Fanconi 综合征			
多尿	自由饮水		特别注意对发热、脱水、腹泻患者应补充充足水分，避免长时间接触阳光
肾脏盐的丢失　枸橼酸钠 / 钾	$2 \sim 10$ mmol/（kg·d），口服	q.i.d.	两餐之间服用
枸橼氢钠	$2 \sim 15$ mmol /（kg·d），口服	q.i.d.	
钾丢失　枸橼酸钾	$2 \sim 10$ mmol /（kg·d），口服	q.i.d.	目标血钾 > 3mmol/L
磷酸钾	$0.6 \sim 2$ mmol /（kg·d），口服	q.i.d.	下一个剂量调整前需监测低谷水平
碱丢失　含钠和钾盐的枸橼酸盐或碳酸氢盐	$5 \sim 15$ mmol/（kg·d），口服	q.i.d.	达到正常碳酸氢盐水平（21 ～ 24mmol/L）
磷酸盐丢失　含钾或钠的磷酸盐	$30 \sim 60$ mg 基本磷酸盐 /d，口服	q.i.d.	达到与年龄一致的正常磷酸盐水平高剂量，磷酸盐会造成或加重肾脏钙质沉着，下一个剂量调整前需要监测低谷水平
电解质丢失和多尿难以控制　吲哚美辛	$0.5 \sim 3$ mg /（kg·d），口服	t.i.d	监测肾功能，脱水时停药，同时使用血管紧张素转化酶 I 是禁忌
蛋白尿　血管紧张素转化酶 I：依那普利	$0.10 \sim 0.25$ mg/（kg·d），口服	q.d.	监测肾功能及血钾，避免夜间低血压，同时使用吲哚美辛是禁忌
佝偻病　骨化醇	$10 \sim 25$ μg，口服	q.d.	监测血清钙避免高钙
α- 骨化醇或骨化三醇	$0.04 \sim 0.08$ μg/kg		
肉碱缺乏　左旋肉碱	$20 \sim 30$ mg /（kg·d），口服	t.i.d.	
铜缺乏　铜补充			$1 \sim 10$ mg/d，根据年龄与血清铜水平，叶绿素片用来减轻口臭，每片含有 4mg 元素铜

（续　表）

	药　物	用　量	频率	备　注
（2）营养支持				
营养不良	高热量摄入	130% RDI		对于婴幼儿可予以鼻饲
（3）激素替代				
生长激素	重组人生长激素			只用在充分控制电解质平衡和治疗佝偻病及正常 eGFR 的情况下且最佳喂养时期内才考虑早期开始使用 可能需要高剂量磷酸盐
甲状腺功能减退	左甲状腺素片	＜ 12 岁：5μg/kg ＞ 12 岁：2 ～ 3μg/kg 成人：1.7μg/kg	q.d.	起始从 1/4 推荐剂量，4 周内逐渐加至足量
血糖不耐受	胰岛素	根据需要		血糖监测，定期评估糖化血红蛋白
2. 半胱胺治疗				
系统治疗	半胱胺酒石酸氢盐快速释放剂（半胱胺——迈兰制药，英国）	＜ 12 岁： 1.3 ～ 1.95g/（m²·d） ＞ 12 岁：2g/d	q.i.d.	从低剂量（1/6）开始，超过 6 ～ 8 周逐渐增加至足量不超过最大剂量 1.95g/（m²·d）建议定期评估白细胞胱氨酸水平（LCL）（儿童 3 ～ 4 次 / 年，成人：1 ～ 2 次 / 年）。以 LCL ＜ 0.6nmol 胱氨酸 / 毫克蛋白质为目标
	半胱胺酒石酸氢盐缓释剂（Procysbi-Raptor制药，诺瓦托，加利福尼亚，美国）	半胱胺酒石酸氢盐快速释放剂的 80% 开始	b.i.d.	如果出现以下副作用： 胃肠道疾病：添加质子泵抑制剂 皮肤损害（皮纹、血管内皮瘤）：剂量减至 25% ～ 50%
角膜胱氨酸沉积	半胱胺盐酸盐 0.44% ～ 0.55% 眼部局部溶液（滴眼液）（Cystaran O, 44%, Sigma-Tau制药,美国）		6 ～ 12 次 / 日	建议每年眼科随诊，包括裂隙灯及光学相干断层扫描检查
	半胱胺眼凝胶（Cystadrops-Recordatie，米兰，意大利）		q.i.d.	角膜糜烂时注意眼部灼伤症状

药品管理局批准用于胱氨酸贮积症的临床治疗。患者每日只需要服药2次。由于该用药方案更简单，患者依从性有望得到提高。

3. 造血干细胞移植治疗　虽然半胱胺可以缓解症状并延缓疾病进展，但它并不能治愈该病，且其副作用多，依从性低。因此，迫切需要开发新的疗法，而造血干细胞（hematopoietic stem cells，HSC）疗法有望成为一种新疗法。

HSC治疗的基本原理是健康的供体细胞迁移到受体器官并局部释放缺失的蛋白质，从而纠正代谢缺陷[21]。Syres及其同事曾将骨髓衍生细胞和HSC从Ctns+/+移植到Ctns-/-小鼠体内[22]。在小鼠中，骨髓来源的细胞和HSC衍生的细胞有效地移植到肾脏和其他器官的间质区域，减少了胱氨酸的积累并避免了肾功能障碍的发展[22]。若有足够的供体来源的血细胞植入（＞50%的血细胞），则可在移植后7～15个月纠正胱氨酸表型。Elmonem等报道了第一例从完全HLA匹配的无关供体进行同种异体HSC移植的胱氨酸患者病例[23]。尽管mRNA和胱氨酸蛋白确实从HSC转移到上皮细胞并减少了胱氨酸晶体负荷，但患者仍然发展为ESRD并且死于严重的移植物抗宿主病。

鉴于HSC移植相关的风险，有必要寻找新的基因治疗方法。Arcolino等[24]表明，早产新生儿尿液中含有肾脏干/祖细胞，具有再生旁分泌作用，可分化为足细胞和近端小管上皮细胞。因此，假设离体基因修正后的自体胱氨酸病肾脏祖细胞也可以用作可能治愈肾脏表型的细胞来源，该方法还在研究中。由于胱氨酸病是一种多系统疾病，因此，该疗法应与保护肾外器官的药物疗法相结合。

【遗传咨询】

该病的遗传方式为常染色体隐性遗传，患儿父母通常无症状，为致病变异肯定携带者，患儿父母再次生育该病患儿风险为25%，故父母再生育时务必行产前诊断。

【预防】

确诊该病目前尚无有效的预防措施，早诊断、早治疗可延长患儿肾衰竭进展，提高生活质量。生育过该病患儿的父母再次生育时建议进行产前诊断。

（李晓侨　巩纯秀）

【参考文献】

[1]Elmonem M A, Veys K R, Soliman N A, et al. Cystinosis: a review. Orphanet J Rare Dis, 2016,11:47. PMID: 27102039.

[2]Veys K R, Elmonem M A, Arcolino F O, et al. Nephropathic cystinosis: an update. Curr Opin Pediatr, 2017, 29（2）:168-178.

[3]Ludwig M, Levtchenko E, Boekenkamp A. Clinical utility gene card for: Dent disease（Dent-1 and Dent-2）. European Journal of Human Genetics, 2014,22（11）:1338.

[4]Soliman N A, Elmonem M A, van den Heuvel L, et al. Mutational spectrum of the ctns gene in egyptian patients with nephropathic cystinosis. JIMD Rep, 2014,14:87-97.

[5]Yang Y J, Hu Y, Zhao R, et al. First report of CTNS mutations in a Chinese family with infantile cystinosis. ScientificWorldJournal, 2015,2015:309410.

[6] 马艳艳, 沈延君, 周玲, 等. CTNS 基因突变导致幼儿胱氨酸肾病及角膜结晶. 临床儿科杂志, 2016,34（10）:783-786.

[7] 杜娟, 庞芮, 姜艳, 等. 2 例胱氨酸病临床特点及其 CTNS 基因突变. 中华骨质疏松和骨矿盐疾病杂志, 2017,10（5）:469-473.

[8]Ling C, Liu X, Chen Z, et al. Corneal cystine crystals in cystinosis. Arch Dis Child, 2017,102（12）:1185.

[9]Li X Q, Wu D, Liang X J, et al. The diagnosis of cystinosis in patients reveals new CTNS gene mutations in the Chinese population. J Pediatr Endocrinol Metab, 2019,32（4）:375-382.

[10]Stephanie C, Pierre J C.The renal Fanconi syndrome in cystinosis: pathogenic insights and therapeutic perspectives. Nat Rev Nephrol, 2017, 13（2）: 115-131.

[11]Ozkan B, Cayir A, Kosan C, et al. Cystinosis presenting with findings of Bartter syndrome. Journal of clinical research in pediatric endocrinology, 2011, 3（2）:101-104.

[12]Simon R H. Pulmonary complications of cystinosis. J Pediatr, 2017,183S:S9-S14.

[13]Levtchenko E. Endocrine complications of cystinosis. J Pediatr, 2017,183S:S5-S8.

[14]Browning A C, Figueiredo G S, Baylis O, et al. A case of ocular cystinosis associated with two potentially severe CTNS mutations. Ophthalmic Genet, 2019, 40（2）:157-160.

[15]Chevronnay H P G, Janssens V, van der Smissen P, et al. A mouse model suggests two mechanisms for thyroid alterations in infantile cystinosis: decreased thyroglobulin synthesis due to endoplasmic reticulum stress/unfolded protein response and impaired lysosomal processing. Endocrinology, 2015, 156（6）: 2349-2364.

[16]Trauner D. Neurocognitive complications of cystinosis. J Pediatr, 2017,183S:S15-S18.

[17]Thoene J G. Myopathy and less frequent complications of cystinosis. J Pediatr, 2017,183S:S22-S23.

[18]van Rijssel A E, Knuijt S, Veys K, et al. Swallowing dysfunction in patients with nephropathic cystinosis. Mol Genet Metab, 2019,126（4）:413-415.

[19]Emma F, Nesterova G, Langman C, et al. Nephropathic cystinosis: an international consensus document. Nephrology Dialysis Transplantation, 2014,29:87-94.

[20]Dohil R, Fidler M, Barshop B A, et al. Understanding intestinal cysteamine bitartrate absorption. Journal of Pediatrics, 2006,148（6）:764-769.

[21]Beck M. Treatment strategies for lysosomal storage disorders. Dev Med Child Neurol, 2018,60（1）:13-18.

[22]Syres K, Harrison F, Tadlock M, et al. Successful treatment of the murine model of cystinosis using bone marrow cell transplantation. Blood, 2009, 114（12）: 2542-2552.

[23]Elmonem M A, Veys K, Oliveira A F, et al. Allogeneic HSCT transfers wild-type cystinosin to nonhematological epithelial cells in cystinosis: first human report. Am J Transplant, 2018,18（11）:2823-2828.

[24]Arcolino F O, Zia S, Held K, et al. Urine of preterm neonates as a novel source of kidney progenitor cells. J Am Soc Nephrol, 2016,27（9）:2762-2770.

第三节　肝豆状核变性

【概述】

肝豆状核变性也称 Wilson 病（OMIM # 277900），是一种常染色体隐性遗传代谢性疾病，是 13 号染色体的 *ATP7B* 基因突变，引起肝细胞内铜转运障碍，导致过量铜在体内组织和器官中沉积，引起全身多脏器功能损害从而致病。此病最早由英国 Wilson 医生在 1912 年描述，故命名为 Wilson 病。临床特征性表现包括肝功能受损、肌张力障碍、震颤、共济失调，眼科检查裂隙灯下可见特征性的 K-F 环（角膜边缘铜沉积）。头颅影像学可见双侧豆状核异常信号[1]。

【流行病学】

肝豆状核变性是一种罕见的遗传性疾病，世界范围发病率为 1/（100 000 ～ 30 000）[2,3]。目前我国对该病的发病率、生存率及累积死亡率尚未统计。

【遗传学】

肝豆状核变性属于常染色体隐性遗传疾病。*ATP7B* 基因是目前报道的唯一致病基因，位于 13q14.3，大小 78 821bp，含 21 个外显子及 20 个内含子。迄今，*ATP7B* 基因共发现 845 个变异，其中，包括 324 个错义变异、76 个移码变异、47 个无义变异、38 个剪接位点变异及 56 个 UTR 区变异（https://www.ncbi.nlm.nih.gov/clinvar）。我国肝豆状核变性患者的 *ATP7B* 基因的热点变异包括 p.R778L、p.P992L 和 p.T935M，占所有变异的 60% 左右[3-9]。p.H1069Q 是欧洲人群的热点变异，占欧洲肝豆状核变性患者 *ATP7B* 基因变异的 35% ～ 45%[2]。

【发病机制】

ATP7B基因编码的ATP7B蛋白（P型铜转运ATP酶）在铜代谢中起着重要作用，该蛋白将铜转运至高尔基体反面以便与血浆铜蓝蛋白结合，并将结合的铜转运至胆汁中。ATP7B基因变异导致ATP7B蛋白功能缺陷、铜代谢障碍，过量的铜沉积在肝脏、神经、角膜、肾脏、骨骼等系统引起全身多脏器功能损伤。其中以肝脏损伤最常见，病理早期改变为轻度脂肪变、局灶性肝细胞坏死，随病情进展表现为肝纤维化。

【临床表现】

1.肝脏表现[3]　肝脏为肝豆状核变性的常见受累部位，临床表现轻重不一，可表现为无症状转氨酶升高、急性肝炎、慢性肝炎或肝硬化、爆发性肝衰竭。临床症状包括恶心、呕吐、皮肤黄染、乏力、水肿、脾大、消瘦等症状，急性肝衰竭时，可出现意识障碍、凝血功能障碍、腹水、低热、肠麻痹等症状（图7-5）。

2.神经系统表现　患者可有类似帕金森病的表现，即静止性震颤、肌强直、运动迟缓、步态异常，亦可出现口角不清、流涎、吞咽困难等口-下颌肌张力障碍症状。部分患者合并行为改变、学习成绩下降、抑郁等精神行为异常。

3.眼部病变　K-F环为特征性眼部表现，裂隙灯检查可见角膜缘内有宽1～3mm色素颗粒环，呈棕黄色或略带绿色，位于角膜后弹力层及附近组织内，色素环与角膜缘间有一透明带（图7-6）。另外铜沉积在晶状体可引起晶状体前囊或囊下葵花样混浊。一般无视力损害。

4.肾脏表现　铜沉积在肾脏可造成肾脏损害，患者可出现蛋白尿、镜下血尿、尿糖、氨基酸尿、肾小管酸中毒，严重患者可合并肾功能不全。

5.血液系统表现　肝豆状核变性患者血液系统表现主要为血管内溶血，Coombs试

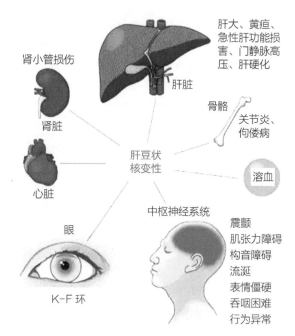

图7-5　肝豆状核变性受累器官及主要症状

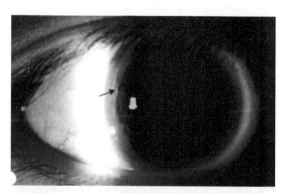

图7-6　K-F环：裂隙灯下见角膜边缘铜沉积[1]

验阴性，可为肝豆状核变性的唯一表现，也可继发于肝衰竭。

6.肌肉骨骼　指关节、腕关节、膝关节、脊柱、肩关节及髋关节是肝豆状核变性的骨骼肌肉损害最常见的部位，临床表现为关节疼痛、屈伸困难，长期可导致关节畸形。X线表现为骨密度明显降低。

【临床分型】[5]

1.肝型　表现为转氨酶升高、急性或慢性肝炎、肝硬化、肝衰竭等肝脏受累的肝豆状核变性。

2.神经型　有上述神经系统表现，可伴有肝脏损害。

3.其他类型　以肾脏、血液系统或骨骼肌肉系统损害为主的肝豆状核变性。

【实验室检查】[7.8]

临床常以常规检查（包括血常规、尿常规、肝功能、肾功能、电解质、血脂、心肌酶谱、血气分析等），影像学检查（包括头颅 MRI、骨骼 X 线片、腹部 B 超）及眼科检查评估患儿脏器受累情况。铜代谢指标测定是明确是否为肝豆状核变性的关键检查，包括血清铜蓝蛋白、24h 尿铜、肝铜检测。肝豆状核变性患者血清铜蓝蛋白明显降低，< 200mg/L 需考虑肝豆状核变性，< 80mg/L 强烈提示肝豆状核变性。24h 尿铜间接反映血中非铜蓝蛋白结合铜水平，肝豆状核变性患者 24h 尿铜高于正常，≥ 100μg/24h，需注意小年龄患儿及轻症患者 24h 尿铜可低于 100μg/24h。正常人每克肝脏铜含量不超过 50μg，肝豆状核变性患者肝脏有大量铜沉积，每克肝脏铜含量明显升高，> 250μg/g（肝干重）。需注意铜在肝内分布不均，活检误差可能造成漏诊。

对于高度怀疑本病的患儿，可行 *ATP7B* 基因测序以明确诊断。

【诊断和鉴别诊断】

1.诊断　肝豆状核变性的诊断需要结合患者的临床表现、查体（角膜 K-F 环）、血清铜蓝蛋白及 24h 尿铜等综合判断。2003 年 Ferenci P[5] 等提出了肝豆状核变性的评分，具体见表 7-5。

2.鉴别诊断[7]　肝豆状核变性患者临床表现不特异，累及多个脏器系统，发病年龄跨度大，从 9 月龄至 72 岁均有报道，临床对不明原因肝功能损害或神经精神症状患者需注意肝豆状核变性可能。肝豆状核变性导致的急慢性肝炎临床表现无特异性，但若合并急性黄疸或溶血性贫血应首先考虑肝豆状核变性。另外，青少年发病以精神行为异常

表 7-5　肝豆状核变性的评分	
临床症状及体征、化验检查	评分
K-F 环	
有	2
无	0
神经系统症状及体征	
阴性	0
轻度	1
严重	2
血清铜蓝蛋白	
> 200mg/L	0
100 ～ 200mg/L	1
< 100mg/L	2
肝铜（无胆汁淤积）	
> 250μg/g 干重	2
50 ～ 250μg/g 干重	1
< 50μg/g 干重	0
罗丹宁阳性的颗粒	
阳性	1
阴性	0
24h 尿铜（无急性肝炎者）	
正常	0
1 ～ 2ULN	1
> 2ULN	2
正常，但青霉胺激发试验 > 5 ULN	2
Coombs 阴性溶血性贫血	
有	1
无	0
ATP7B 基因检测	
未发现变异	0
一条染色体变异	1
两条染色体变异	4

评分 ≥ 4 分时，诊断成立；评分为 2 ～ 3 分时疑似肝豆状核变性；评分为 0 ～ 1 分时不考虑肝豆状核变性，其中，ULN 为上限值

为主要症状的患者易被误诊为单纯的心理或精神疾病。血清铜蓝蛋白检测目前已广泛应用于临床，可作为肝豆状核变性的筛查指标，血清铜蓝蛋白 < 200mg/L 即需考虑肝豆状

核变性的可能，＜80mg/L 强烈提示肝豆状核变性的可能。但需要注意，6 月龄以内婴儿血清铜蓝蛋白水平非常低，可随年龄增长而逐渐升高，3 岁后血清铜蓝蛋白水平可达 300 ～ 500mg/L，故 3 岁以内患儿血清铜蓝蛋白水平下降需结合临床表现、24h 尿铜等综合判断[8]。另外，肾病综合征、其他原因导致的肝损害、Menkes 病患者血清铜蓝蛋白降低，需要注意鉴别。

血清铜蓝蛋白主要在肝脏合成，在慢性病毒性肝炎、病毒性肝炎肝硬化、肝衰竭、药物性肝损伤、脂肪肝等肝脏疾病患者中均可观察到血清铜蓝蛋白水平的下降，其中肝衰竭患者合并血铜蓝蛋白降低最为显著，既往有研究显示 69.9% 的肝衰竭患者存在血铜蓝蛋白降低，需与肝豆状核变性相鉴别，需结合 24h 尿铜、血清铜检测结果进一步判断。另外，非肝豆状核变性的肝病患者血铜蓝蛋白水平与血白蛋白、前白蛋白水平呈正相关，而肝豆状核变性患者血铜蓝蛋白水平与血白蛋白、前白蛋白水平无明显相关性，故患者血铜蓝蛋白水平降低时需关注同期血白蛋白、前白蛋白水平协助判断[10,11]。

既往研究表明，肾病综合征、肾小球肾炎、糖尿病肾病患者肾小球基底膜受到损害后，基底膜负荷电位改变，使携带负电荷的铜蓝蛋白从基底膜漏出增多。故肾脏损害患者需要注意鉴别铜蓝蛋白降低的原因，结合临床症状及 24h 尿铜等其他实验室检查，区分以肾脏病变为首发改变的肝豆状核变性及原发肾脏损害引起的血铜蓝蛋白降低[11]。

Menkes 病是 ATP7A 基因变异导致的一种罕见的 X 连锁隐性遗传病。ATP7A 位于 X 染色体 Xq21.1，ATP7A 基因变异导致小肠上皮细胞铜转运机制障碍，体内铜缺乏，铜相关性酶的功能缺陷引起多系统功能障碍。患者血清铜蓝蛋白明显降低，24h 尿铜降低，临床特点主要包括抽搐和神经系统损害、结缔组织异常、毛发改变。男性患者通常在出生后数月发病，并于早期儿童期死亡[12]。对于血清铜蓝蛋白降低的婴幼儿患者，需注意 Menkes 病的可能，结合临床表现、血清铜、尿铜结果可帮助鉴别诊断。

【治疗】

1.低铜饮食　避免食用含铜量高的食物，如贝类、坚果、巧克力、蘑菇和动物内脏。

2.药物治疗

（1）络合剂：如青霉胺、二巯丙磺酸钠、二巯丁二酸钠、二巯丁二酸。目前应用最多的络合剂为青霉胺，主要作用是促进尿铜排出。剂量为 750 ～ 1000mg/d，从 250mg/d 开始逐渐加量，每 3 ～ 4 天增加 250mg，至尿铜较治疗前明显增高，最大剂量 2000mg/d，儿童剂量为 20 ～ 30mg/（kg·d），儿童维持量一般为 600 ～ 800mg/d。青霉胺不良反应较明显，37% ～ 50% 神经型患者用药后可发生神经系统症状加重，故严重肢体痉挛、畸形、严重构音障碍的神经型患者不推荐使用青霉胺。其他类型患者在使用青霉胺治疗过程中也常出现恶心、呕吐、食欲缺乏、发热、中性粒细胞减少、血小板减少、血尿、蛋白尿等不良反应。长期用药可引起多种自身免疫疾病和血液疾病。约 30% 的患者因不能耐受药物副作用而停用青霉胺。1982 年，美国 FDA 指定曲恩汀作为青霉胺的替代药物，剂量和使用方法同青霉胺，推荐用于轻、中、重度肝损害和神经精神症状的肝豆状核变性患者及不能耐受青霉胺的肝豆状核变性患者。此药对铜的络合作用较青霉胺弱，不良反应较青霉胺轻，目前国内尚未上市[3,4]。

（2）锌剂：如硫酸锌、醋酸锌、葡萄糖酸锌等，主要作用是诱导金属硫蛋白，减少铜在肠道的吸收。用量：（以锌元素计）5 岁以下患者 50mg/d 分 2 次口服，5 ～ 15 岁患者 75mg 分 3 次口服，成人剂量 150mg/d，分 3 次服用。锌剂副作用少，主要为胃肠道刺激，目前主要推荐用于症状前患者、仅转氨酶升高的儿童肝型患者、妊娠期患者。

3.肝移植治疗　适应证为爆发性肝衰竭、络合剂治疗无效的严重肝型患者。存在严重神经精神症状的肝豆状核变性患者其神经系统损害不可逆，故不推荐肝移植治疗[10]。

4.治疗监测　肝豆状核变性患者需要终身治疗，治疗的目的是改善临床症状及生化指标，治疗监测包括定期复查铜蓝蛋白、24h 尿铜评估铜代谢情况及肝功能、神经系统影像学检查等评估病情变化，另外，需要注意监测药物副作用，特别是应用青霉胺治疗的患者，注意定期监测血常规、尿常规、凝血功能、肾功能等[6]。

【遗传咨询】

该病的遗传方式为常染色体隐性遗传，父母是致病基因的携带者，子代 1/4 患病，1/2 为致病基因携带者，1/4 不携带致病基因。男女发病的机会均等。

【预防】

若生育过该病患儿的父母建议再次生育时进行产前诊断。

（王　峤　巩纯秀）

【参考文献】

[1] 冯丽,文茂瑶,王万琴,等.126 例 Wilson's 病患者临床特点分析.四川大学学报医学版,2016（1）:128-130.

[2]Ofliver E A F . EASL Clinical Practice Guidelines: Wilson's disease. Journal of Hepatology, 2012, 56（3）: 671-685.

[3] 梁秀龄,杨任民,吴志英,等.肝豆状核变性诊断与治疗指南第十一届全国神经病学学术会议论文汇编,2008: 4-8.

[4]Chen J C, Chuang C H, Wang J D, et al. Combination therapy using chelating agent and zinc for Wilson's disease. J Med Biol Eng, 2015, 35（6）:697-708.

[5]Peter, Ferenci, Karel, et al. Diagnosis and phenotypic classification of Wilson disease. Liver International, 2003, 23（3）: 139-142.

[6] 方峰.儿童肝豆状核变性的长期治疗与随访管理.临床肝胆病杂志,2017,033（010）: 1936-1938.

[7]Isabel R C K . Wilson's disease: a review of what we have learned. World Journal of Hepatology, 2015, 7（29）:2859.

[8]Roberts E A , Schilsky M L . A practice guideline on Wilson disease. Hepatology, 2003, 37（6）:1475-1492.

[9]Xie J J , Wu Z Y . Wilson's Disease in China. Neuroence Bulletin, 2017（03）:73-80.

[10] 曹海霞,陈源文,范建高.结合临床实践解读肝豆状核变性诊疗指南.中华肝脏病杂志,2014（22）:572.

[11] 戴伟良,李炜煊,苏锡康.测定血清铜蓝蛋白水平在肝病患者中的临床价值.中国医药导刊,2010, 012（004）:645-646.

[12] 王峤,丁圆,王静敏,等.3 例 Menkes 病患儿的临床与 ATP7A 基因分析及 1 例产前诊断研究.中国当代儿科杂志,2014, 16（6）:624-628.

第四节　低磷性佝偻病

【概述】

低磷性佝偻病（hypophosphatemic rickets）是一组以肾脏排磷增多引起低磷血症为特征的骨骼矿化障碍性疾病。该病主要表现为骨骼畸形、身材矮小、牙齿异常及骨痛等。目前已经明确的致病基因有以下几种：① X 连锁显性遗传性低血磷性佝偻病（XLH），*PHEX*（X 染色体上内肽酶同源的磷调节基因）基因失活突变；②常染色体显性遗传性低磷性佝偻病（ADHR），*FGF23*（成纤维生长因子 23）基因功能获得性突变；③常染色体隐性遗传性低磷性佝偻病（ARHR），*DMP1*（牙基质蛋白 1）基因突变引起 ARHR1、*ENPP1*（核苷酸外焦磷酸酶 / 磷酸二酯酶 1）基因突变引起 ARHR2，*FAM20C*（序列相似家族成员 20）基因突变引起 ARHR3；④伴高钙尿症的遗传性低磷性佝偻病（HHRH），*SLC34A3*（钠磷共转运蛋白 Ⅱ 型溶质转运家族 34）基因失活突变引起的常染色体隐性遗传性疾病；还有肿瘤相关性低磷性佝偻病（TIO）。其中 XLH 是低磷性佝偻病最常见的类型，本节主要介绍该病。

【流行病学】

XLH 是遗传性低磷性佝偻病的最常见类型，约占 80%，每 100 000 例活产婴儿中有 3.9 例发病，其发病率为（1.7 ～ 4.8）/100 000[1-3]。目前我国对该病的发病率尚无统计。

【遗传学】

XLH 属于性染色体显性遗传疾病，其致病基因为 PHEX，该基因由 22 个外显子组成，有 2247 个碱基，编码 749 个氨基酸的跨膜内肽酶。全长的 PHEX 蛋白包括一个短的包浆区，一个跨膜结构域，一个长的胞外区，后者包括一个 Zn 指结合域及 10 个高度保守的半胱氨酸残基。在人类基因突变数据库（HGMD 数据库，http://www.hgmd.cf.ac.uk/ac/gene.php?gene=PHEX&accession=CD012700）已有 588 余个 PHEX 基因致病突变位点被报道，其中 208 个错义或无义突变、98 个剪切突变、4 个调节区域、118 个小缺失、72 个小插入、12 个小缺失插入、60 个大缺失、12 个大插入、4 个复杂变异，不同人种突变类型有所不同。对于 PHEX 基因突变在外显子的分布频率，目前观点尚不一致，部分研究未发现热点突变[4]，另一些研究发现突变更多地集中在外显子 3 ～ 5、外显子 8 ～ 9、外显子 14 ～ 22[5-7]。关于 XLH 患者表型与基因型的相关性也存在争议。

【发病机制】

PHEX 基因功能缺陷导致 FGF23 在体内的堆积。FGF23 是体内重要的磷调节因子，是由骨细胞及成骨细胞分泌的，其活性形式为全段 FGF23（intact FGF23，iFGF 23），被降解为 N 端和 C 端片段后则失去活性。iFGF23 抑制近端小管上皮细胞钠 - 磷共转运体蛋白（NaPi-Ⅱa 和 NaPi-Ⅱc）的表达，减少对磷的重吸收，导致经肾脏磷丢失增多[8]。此外，其抑制 1α 羟化酶同时促进 24 羟化酶作用，导致 1,25（OH）$_2$D$_3$ 的合成减少，使肠道吸收磷水平下降，进而引起骨骼矿化障碍，最终导致 XLH 的发生。但是 PHEX 基因功能丧失如何导致 FGF23 上调的机制目前尚不清楚。

【临床表现】

XLH 患儿主要临床症状是步态异常、下肢畸形和生长缓慢，大于 3 岁患儿可有牙周脓肿[9]。6 月龄时骨骼畸形明显，1 岁后会出现行走缓慢、步态蹒跚、进行性下肢畸形（膝内翻或膝外翻、胫骨扭转、胫骨股骨弯曲等），膝关节和踝关节远端干骺端变宽，肋软骨连接处增厚，生长速度减慢[10]。骨骼畸形优先发生于生长速度快的部位（尤其是股骨远端、胫骨远端和桡骨远端），还会影响肋软骨连接处，导致肋串珠和郝氏沟体征。非匀称性矮小是由于四肢骨生长受限，而躯干生长相对正常[11]。牙齿异常可表现为牙脓肿、釉质发育不全、牙髓腔扩大等。

成人 XLH 患者在确诊前的典型表现是身材矮小、骨软化、骨痛、骨关节炎、假性骨折、僵硬、牙根病及牙周炎（牙龈炎症）[12]。成人表型的听力受损可能与内耳及耳软骨囊骨化不良有关。

【实验室检查】

1. 生化检查　低磷血症，出生后 3 ～ 4 个月血清磷水平可能在正常范围内[13]。血清钙浓度通常在正常低限，尿钙降低，碱性磷酸酶（alkaline phosphatase, ALP）升高，全段 FGF23 水平升高[14]，甲状旁腺激素水平通常在正常范围的上限，甚至略有升高，1,25（OH）$_2$D$_3$ 水平较低或正常，肾小管磷重吸收率（TmP/GFR）是肾磷酸盐消耗的评估指标[15]。

2. 影像学表现　佝偻病的特点是长骨干骺端增宽和模糊，呈毛刷状、杯口样改变，见图 7-7。与继发性维生素 D 或钙缺乏的佝偻病相比，XLH 患者的骨皮质常出现增厚，缺乏骨吸收的特征。成人与儿童影像学特征不同，表现为假性骨折、脊柱、髋关节和膝关节的早期骨关节炎（关节边缘骨赘生物或关节软骨狭窄）和（或）附着点病变（如韧带附着处的骨增生或韧带钙化）[11]。

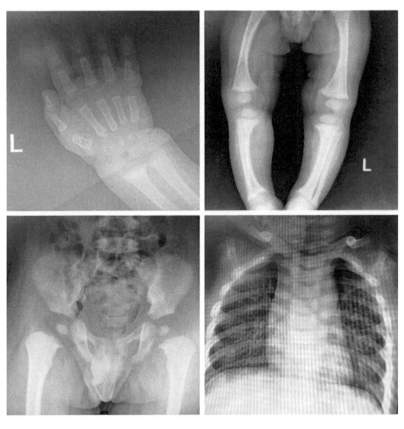

图 7-7　骨质稀疏，肋骨头膨大；长骨干骺端呈杯口状，临时钙化带消失，边缘可见毛刷状改变，骺板增宽；骨干弯曲；双侧股骨近端骨质形态欠佳；双侧胫骨尺桡骨可见少许层状骨膜反应

【诊断和鉴别诊断】

1. 诊断　临床上在排除维生素 D 或钙缺乏后，根据佝偻病临床和（或）影像学特点、生长缓慢、血磷降低可以考虑 XLH 的诊断，建议进一步行 *PHEX* 基因检测明确诊断。如果无法进行基因分析，全段 FGF23 水平升高和（或）XLH 家族史阳性也支持 XLH 诊断。出生后 1 周的新生儿可以通过 XLH 家族史阳性、ALP 升高、血清磷降低和（或）*PHEX* 基因突变获得诊断。需要注意的是，全段 FGF23 正常并不能排除 XLH[16]，因为 FGF23 水平受很多因素的影响，特别是磷酸盐摄入量和维生素 D 治疗[17]。

2. 鉴别诊断　无 XLH 家族史的儿童通常在出现佝偻病的体征和症状时就诊，注意与其他低磷性佝偻病、维生素 D 缺乏引起的营养性佝偻病相鉴别，具体见表 7-6[17]。

【治疗】

1. 常规治疗　确诊后应立即开始口服磷酸盐和活性维生素 D（骨化三醇或阿法骨化醇）联合治疗。

（1）磷酸盐：婴幼儿和学龄前儿童的元素磷初始剂量为 20 ～ 60mg/（kg·d）、根据佝偻病、生长发育改善情况及 ALP、甲状旁腺激素水平进行调整，关于最佳剂量尚无共识。口服磷酸盐后血清磷酸盐水平迅速升高，但在 1.5h 内会恢复到基线浓度。因此，应多次口服，ALP 水平高的患者建议每日 4 ～ 6 次,ALP 降至正常后频率可减至 3 ～ 4 次 / 日。临床改善不明显可逐渐增加磷酸盐剂量，但应避免超过 80mg/（kg·d），以防止发生不良反应。如果出现胃肠道不适和甲状旁腺功能亢进，应减少剂量和（或）增加频率。轻型表型的患者（如经家庭筛查诊断的婴儿）使用低剂量治疗。空腹血清磷水平不宜作为治疗有效的指标。

（2）活性维生素 D：骨化三醇或阿法骨化醇可以预防继发性甲状旁腺功能亢进，增

表 7-6　遗传性或获得性低磷性佝偻病的发病机制及实验室特点

疾病	基因位点	Ca	P	ALP	UCₐ	Uₚ	Tmp/GFR	FGF23	PTH	25(OH)Dᵃ	1,25(OH)₂D	发病机制
PTH升高的佝偻病和（或）骨软化症（钙缺乏性佝偻病）												
维生素D或钙缺乏	NA	N, ↓	N, ↓	↑↑↑	↓	多变	↓	N	↑↑↑	↓↓, N	多变	维生素缺乏
维生素D依赖性佝偻病1A型(VDDR1A)	CYP27B1 (12q14.1)	↓	N, ↓	↑↑↑	↓	多变	↓	N, ↓	↑↑↑	↓	↓	1,25(OH)₂D合成受损
维生素D依赖性佝偻病1B型(VDDR1B)	CYP2R1 (11p15.2)	↓	N, ↓	↑↑↑	↓	多变	↓	N	↑↑↑	↓	多变	25(OH)D合成受损
维生素D依赖性佝偻病2A型(VDDR2A)	VDR (12q13.11)	↓	N, ↓	↑↑↑	↓	多变	↓	N, ↓	↑↑↑	N	↑	VDR信号受损
维生素D依赖性佝偻病2B型(VDDR2B)	HNRNPC (14q11.2)	↓	N, ↓	↑↑↑	↓	多变	↓	N	↑↑↑	N	↑	VDR信号受损
维生素D依赖性佝偻病3型(VDDR3)	CYP3A4 (7q21.1)	↓	↓	↑↑↑	↓	多变	?	?	↑↑↑	N	↑	1,25(OH)₂D失活加速
由于FGF23水平升高和（或）信号传导异常导致肾小管回吸收降低诱发的低磷性佝偻病和（或）骨软化症												
X连锁低磷血症(XLH)	PHEX (Xp22.1)	N	N	↑, ↑↑	↓	↓	↓	↑, N	N, ↑ᵇ	Nᶜ	Nᶜ	FGF23在骨的表达升高
常染色体显性遗传性低磷性佝偻病(ADHR)	FGF23 (12p13.3)	N	↓	↑, ↑↑	↓	↓	↓	↑, N	N, ↑ᵇ	Nᶜ	Nᶜ	FGF23蛋白降解异常
常染色体隐性遗传性低磷性佝偻病1(ARHR1)	DMP1 (4q22.1)	N	↓	↑, ↑↑	↓	↓	↓	↑, N	N, ↑ᵇ	Nᶜ	Nᶜ	FGF23在骨的表达升高
常染色体隐性遗传性低磷性佝偻病2(ARHR2)	ENPP1 (6q23.2)	N	↓	↑, ↑↑	↓	↓	↓	↑, N	N, ↑ᵇ	Nᶜ	Nᶜ	FGF23在骨的表达升高
Raine综合征(ARHR3)	FAM20C (7q22.3)	N	↓	↑, ↑↑	?	↓	↓	↑, N	N, ↑ᵇ	Nᶜ	Nᶜ	FGF23在骨的表达升高

（续 表）

疾病	基因位点	Ca	P	ALP	UCa	UP	Tmp/GFR	FGF23	PTH	25(OH)D[a]	1,25(OH)$_2$D	发病机制
骨骼纤维异常增殖症（FD）	GNAS（20q13.3）	N，↓	↓	↑，↑↑	↓	↑	↓	N，↑	N，↑[b]	N	N[c]	FGF23在骨的表达升高
肿瘤相关性低磷性佝偻病（TIO）	NA	N，↓	↓	↑，↑↑	↓	↑	↓	N，↑	N，↑[b]	N	N[c]	FGF23在肿瘤细胞表达升高
皮肤骨骼低磷血症综合征（SFM）	RAS（1p13.2）	N，↓	↓	↑，↑↑	↓	↑	↓	N，↑	N，↑[b]	N	N[c]	不详
Osteoglophonic 发育不良（OGD）	FGFR1（8p11.23）	N	↓	↑，N	N	↑	↓	N	N，↑[b]	N	N[c]	FGF23在骨的表达升高
低磷性佝偻病伴甲状旁腺功能亢进症	KLOTHO（13q13.1）	N	↓	↑，↑↑	↓	↑	↓	↑	↑↑	N	N[c]	不详；KLOTHO启动子异位
原发性肾小管磷酸盐消耗导致的低磷性佝偻病和（或）骨软化症												
伴高钙尿症的遗传性低磷性佝偻病（HHRH）	SLC34A3（9q34.3）	N	↓	↑（↑↑）	N，↑	↑	↓	↓	↓，N，↑	N	↑↑	肾近端小管NaPi2c功能缺失
X 连锁隐性遗传性低磷性佝偻病	CLCN5（Xp11.23）	N	↓	↑（↑↑）	N，↑	↑	↓	多变	多变	N	↑	肾近端小管CLCN5功能缺失
低磷血症伴肾钙质沉着症（NPHLOP1）和范科尼综合征（肾小管酸中毒 II 型）（FRTS2）	SLC34A3（5q35.3）	N	↓	↑（↑↑）	↑	↑	↓	↓	多变	N	↑	肾近端小管NaPi2c功能缺失
胱氨酸病和其他遗传形式的范科尼综合征（FRTS）	CTNS（17p13.2）	N，↓	↓	↑（↑↑）	N，↑	↑	N，↓	N，↑[d]	N，↑[d]	N	N[c]	胱氨酸在近端小管中的蓄积
医源性的近端肾小管病变	NA	N	↓	↑（↑↑）	多变	↑	↓	↓	多变	N	↑	药物毒性

N，正常；↑，升高；↑↑，非常高；↑（↑↑），或↑↑↑，可能变化范围很广。1,25（OH）2D，1,25-二羟基维生素 D；25（OH）D，25 羟基维生素 D；
ALP，碱性磷酸酶；Ca，血清钙水平；FGF23，成纤维细胞生长因子 23；NA，不适用；P，血清磷酸盐水平；PTH，甲状旁腺激素；TmP/GFR，最大肾
小管磷重吸收率；UP，尿磷；Uca，尿钙；VDR，维生素 D 受体。
[a]：据报道，健康儿童中维生素 D 缺乏症的患病率高达 50%；[b]：PTH 可能会适度升高；[c]：相对于血清磷酸盐水平低；[d]：取决于慢性肾脏疾病的阶段

加肠道对磷酸盐的吸收。骨化三醇的初始剂量为 20 ～ 30ng/（kg·d），阿法骨化醇为 30 ～ 50ng/（kg·d），或者大于 1 岁可用经验治疗剂量，骨化三醇 0.5μg，每日 1 次，或半衰期长的阿法骨化醇 1μg，每日 1 次。大剂量的活性维生素 D 促进生长和骨愈合，但与高钙尿症和肾钙质沉积的风险增加有关[19]。相反，活性维生素 D 剂量不足通常与肠道钙吸收低、尿钙排泄低、持续性佝偻病和高 ALP 和（或）甲状旁腺激素水平有关。活性维生素 D 剂量应根据 ALP 和甲状旁腺激素水平及尿钙排泄量进行调整。

（3）钙剂：钙摄入量应保持在正常年龄范围内。由于骨量和矿物质含量通常不会降低，并且有高钙尿症的风险，因此不建议服用钙剂[20]。

（4）常规治疗的不良反应：常规治疗会增加尿钙排泄，导致肾脏钙质沉着症，据文献报道 XLH 患者中比例高达 30% ～ 70%[19,21]。肾脏钙质沉积程度与磷酸盐平均剂量有关，但与骨化三醇剂量及治疗持续时间无关[19,21]。出现高钙血症或高钙尿症时，应减少活性维生素 D 剂量，噻嗪类利尿剂联合或不联合阿米洛利可阻止肾钙质沉着症的进展[22]。继发性甲状旁腺功能亢进可加重尿磷排出并促进骨吸收，其原因是 FGF23 和磷酸盐补充剂对甲状旁腺细胞的长期刺激，以及 FGF23 抑制 1,25（OH）$_2D_3$ 水平，尤其是对于未接受活性维生素 D 治疗的患者[23]。相反,过多的维生素 D 治疗和（或）口服磷酸盐不足导致的甲状旁腺激素水平降低，可能会降低骨转换率，影响佝偻病的愈合和生长。因此，应调整治疗方法（降低磷酸盐剂量，上调活性维生素 D 剂量），使甲状旁腺激素水平保持在正常范围内。辅助治疗拟钙剂（西那卡塞）可降低血清甲状旁腺激素和 FGF23 水平，并增加 TmP/GFR[24]，但尚未获得该适应证的许可，并可能发生低钙血症和 QT 间期延长的副作用[25]。如果调整了活性维生素 D 剂量并予以钙剂治疗后，仍存在散发性甲状旁腺功能亢进，应考虑行甲状旁腺切除术。

2. Burosumab 治疗　2018 年欧洲药品管理局和美国 FDA 批准人源化抗 FGF23 单克隆抗体 Burosumab（旧称 KRN23）用于 1 岁以上儿童及成人 XLH 患者。两项对 65 名 1 ～ 12 岁严重 XLH 儿童进行随机开放性临床试验表明[26-28]：Burosumab 增加了 TmP/GFR，从而使血清磷水平上升至正常范围的下限；1,25（OH）$_2D_3$ 水平升高；佝偻病的严重程度显著改善；线性生长速度和功能活动度略微增加；其最常见的不良反应是注射部位反应、头痛和四肢疼痛。治疗的起始剂量为 0.4mg/kg，皮下注射，每 2 周 1 次，然后按需增加剂量，使血清磷酸盐达到正常水平（最大量为 2mg/kg 或 90mg）。此单抗不能与口服磷酸盐和活性维生素 D 联用，也不能用于重度肾功能障碍者。且 Burosumab 非常昂贵，成本效益和长期疗效有待进一步研究[29]，目前不作为常规治疗手段。

3. 生长激素治疗　给予生长激素可以改善 XLH 患儿的短期生长[30]。一项 6 例患者的长期研究显示其能增加最终身高[31]。另一项为期 3 年的研究显示其可使预期成人身高有所改善，但未能纠正身体比例不协调，甚至有可能加重不协调[32, 33]。目前不推荐 XLH 患者使用生长激素治疗。

4. 监测　每 3 个月复诊监测身高和血清钙、磷酸盐、ALP、PTH 和肌酐浓度，以及尿钙 / 肌酐比值。使用磷酸盐和活性维生素 D 治疗的患者，最初应每年接受肾脏超声检查，以评估肾钙质沉着症。上述剂量治疗很少发现疾病进展，待肾钙质沉着症的程度稳定后，将这些检查的频率降至每 3 年 1 次。为调整药物剂量，求最佳效果和尽量减少副作用，每 2 年行股骨远端和胫骨近端的 X 线检查，可以排除佝偻病再现并确定骨龄。

【遗传咨询】

为 XLH 患儿提供遗传咨询，特别对过渡期和计划妊娠的家庭。检测 *PHEX* 基因突变的方法可用植入前基因诊断或产前诊断。该病的遗传咨询遵循 X 染色体显性遗传性疾病。

【预防】

该病目前尚无有效的预防措施，建议生育时进行产前诊断。

（魏丽亚）

【参考文献】

[1]Beck-Nielsen S S, Brock-Jacobsen B, Gram J, et al. Incidence and prevalence of nutritional and hereditary rickets in southern Denmark. Eur J Endocrinol,2009, 160（3）:491-497.

[2]Endo I,Fukumoto S,Ozono K, et al. Nationwide survey of fibroblast growth factor 23（FGF23）-related hypophosphatemic diseases in Japan: prevalence, biochemical data and treatment. Endocr J,2015, 62（9）: 811-816.

[3]Rafaelsen S, Johansson S, Ræder H, et al. Hereditary hypophosphatemia in Norway: a retrospective population-based study of genotypes, phenotypes, and treatment complications. Eur J Endocrinol,2016, 174（2）: 125-136.

[4]Jap T S, Chiu C Y, Niu D M, et al. Three novel mutations in the PHEX gene in Chinese subjects with hypophosphatemic rickets extends genotypic variability. Calcif Tissus Int,2011,88（5）:370-377.

[5]Christie P T, Harding B,Nesbit M A, et al. X-linked hypophosphatemia attributable to pseudoexons of the PHEX gene. J Clin Endocrinlo Metab, 2001, 86（8）: 3840-3844.

[6]Xia W, Meng X, Jiang Y, et al. Three novel mutations of the PHEX gene in three Chinese families with X-linked dominant hypophosphatemic rickets. Calcif Tissue Int,2007,81（6）:415-420.

[7]Brachet C, Mansbach A L, Clerckx A, et al. Hearing loss is part of the clinical picture of ENPP1 loss of function mutation. Horm Res Paediatr, 2014,81（1）:63-66.

[8]Burckhardt M A, Schifferli A, Krieg A H, et al. Tumor-associated FGF23-induced hypophosphatemic rickets in children: a case report and review of the literature. Pediatr Nephrol, 2015,30（1）:179-182.

[9]Chaussain-Miller C,Sinding C, Septier D, et al. Dentin structure in familial hypophosphatemic rickets: benefits of vitamin D and phosphate treatment. Oral Dis,2007 13（5）: 482-489.

[10]Haffner D, Waldegger S. In Pediatric Kidney Disease. 2nd ed.Berlin:Springer-Verlag ,2016:935-972.

[11]Che H, Roux C,Ftcheto A, et al. Impaired quality of life in adults with X-linked hypophosphatemia and skeletal symptoms. Eur J Endocrinol,2016,174（3）: 325–333.

[12]Biosse Duplan M, Coyac BR, Bardet C, et al. Phosphate and vitamin D prevent periodontitis in X-linked hypophosphatemia. J Dent Res,2017,96（4）: 388-395.

[13]Penido M G, Alon U S. Hypophosphatemic rickets due to perturbations in renal tubular function. Pediatr Nephrol,2014,29（3）: 361-373.

[14]Linglart A,Biosse-Duplan M,Briot K, et al. Therapeutic management of hypophosphatemic rickets from infancy to adulthood. Endocr Connect,2014,3（1）: R13-R30.

[15]Brodehl J, Krause A, Hoyer P F. Assessment of maximal tubular phosphate reabsorption: comparison of direct measurement with the nomogram of Bijvoet. Pediatr Nephrol,1988, 2（2）: 183-189.

[16]Yamazaki Y Okazaki R, Shibata M, et al. Increased circulatory level of biologically active full-length FGF-23 in patients with hypophosphatemic rickets/ osteomalacia. J Clin Endocrinol Metab,2002,87（11）: 4957-4960.

[17]Endo I,Fukumoto S, Ozono K, et al. Nationwide survey of fibroblast growth factor 23（FGF23）-related ypophosphatemic diseases in Japan: prevalence, biochemical data and treatment. Endocr J,2015,62（9）: 811-816.

[18]Carpenter T O,Shaw NJ,Portale AA, et al. Rickets. Nat Rev Dis Primers ,2017,3: 17101.

[19]Keskin M, Savas-Erdeve S Sagsak E, et al. Risk factors affecting the development of nephrocalcinosis, the most common complication of hypophosphatemic

rickets. J Pediatr Endocrinol, Metab,2015,28（11-12）: 1333-1337.

[20]Beck-Nielsen S S, Brixen K, Gram J,et al. High bone mineral apparent density in children with X-linked hypophosphatemia. Osteoporos Int,2013,24（8）: 2215-2221.

[21]Rafaelsen S, Johansson S, Ræder, H,et al. Hereditary hypophosphatemia in Norway: a retrospective population-based study of genotypes, phenotypes, and treatment complications. Eur J Endocrinol,2016, 174（2）: 125-136.

[22]Seikaly M G, Baum M. Thiazide diuretics arrest the progression of nephrocalcinosis in children with X-linked hypophosphatemia.Pediatrics, 2001,108（1）: E6.

[23]Carpenter T O, Olear EA,Zhang JH, et al. Effect of paricalcitol on circulating parathyroid hormone in X-linked hypophosphatemia: a randomized, double-blind, placebo-controlled study. J Clin Endocrinol Metab,2014,99（9）: 3103-3111.

[24]Ræder H, Shaw N, Netelenbos C,et al. A case of X-linked hypophosphatemic rickets: complications and the therapeutic use of cinacalcet. Eur J Endocrinol,2008,159（suppl 1）: S101-S105 .

[25]Warady B A, et al. A randomized, double-blind, placebo-controlled study to assess the efficacy and safety of cinacalcet in pediatric patients with chronic kidney disease and secondary hyperparathyroidism receiving dialysis. Pediatr. Nephrol, 2019, 34: 475–486.

[26]Carpenter T O, et al. Burosumab therapy in children with X-linked hypophosphatemia. N. Engl. J. Med, 2018, 378: 1987-1998.

[27]US Food & Drug Administration. CRYSVITA （prescribing information）. FDA.gov https://www. accessdata.fda.gov/drugsatfda_docs/label/2018/ 761068s000lbl.pdf, 2018.

[28]European Medicines Agency. Crysvita. Annex I -summary of product characteristics. EMA https:// www. ema.europa.eu/en/documents/product-information/ crysvita-epar-product-information_ en.pdf, 2018

[29]Collins M. Burosumab: at long last, an effective treatment for FGF23-associated hypophosphatemia. J. Bone Miner. Res,2013, 33: 1381-1382.

[30]Seikaly MG, Brown R, Baum M. The effect of recombinant human growth hormone in children with X-linked hypophosphatemia. Pediatrics, 1997, 100（5）:879.

[31]Baroncelli GI, Bertelloni S, Ceccarelli C, et al. Effect of growth hormone treatment on final height, phosphate metabolism, and bone mineral density in children with X-linked hypophosphatemic rickets.J Pediatr, 2001, 138（2）:236.

[32]Haffner D, Nissel R, Wühl E, et al. Effects of growth hormone treatment on body proportions and final height among small children with X-linked hypophosphatemic rickets. Pediatrics, 2004, 113（6）: e593.

[33]Saggese G, Baroncelli GI, Bertelloni S,et al. Long-term growth hormone treatment in children with renal hypophosphatemic rickets: effects on growth, mineral metabolism, and bone density. J Pediatr, 1995, 127（3）:395.